Japanese Journal of College Mental Health

大学のメンタルヘルス VOL.2

2018年10月

JN211942

Contents

巻頭言

大学生に見られるメンタルヘルスの近況に思う

龍谷大学短期大学部　須賀　英道

　日本における精神疾患患者の状況がこの四半世紀で激変していることは、多くの精神科医が思うところである。特に、大学生の診療に携わっていると、精神疾患の時代の流れに触れる中で最先端にあることが自覚される。それは大学生が精神疾患の初発年齢期に当たることでもある。

　まず、統合失調症の減少である。これについては別誌[1]に記しているが、軽症化による見かけ上の減少との見方がある。不安・緊張、不眠、ひきこもりなど前駆症状からの早期治療介入によって精神病症状の顕在化が抑えられていることである。しかし、もっと大きな要因は文化的背景の変遷かもしれない。精神病症状の表現型は帰属文化圏の情報に影響を受けやすい。従来の集団社会への帰属意識や社会的絶対性価値観が、過剰な情報量と多様性を生み出す現代社会の中に埋没し、目立った症状の表出性の意味が失われたともとれる。このことは何も統合失調症に限られたことではなく、気分障害にも言える。双極性障害のⅠ型からⅡ型へのシフト、そして、そもそも従来の内因性が見られないことである。うつ病については、現代型、非定型などと言われる中で最近の学生に多いのは、むしろ元来の就学目的が見えない人達である。目的がないことによるモチベーションの低迷から日常生活での生活リズムの乱れが生じ、見かけ上うつ状態になっている。ここにみられるうつ状態は、抑うつ気分よりむしろ、興味・関心低下、意欲減退であり、生活空間の中に安定し自尊心に繋がる自己肯定感を持てない自分への不安感が最も多い。ここではディメンジョナル診断概念からの不安障害と重なりがあるのも当然であり、不安障害の学生が最も多い状況にあると言えよう。そして、その不安障害においても、一時よく見られた過呼吸タイプのパニック障害から、ゼミ講座などでの状況適応への回避サインととれる嘔気症状を示す社交不安タイプの学生が増えている。ここには、生活環境そのものがface-to-faceのコミュニケーション構造からSNS等を媒体としたコミュニケーションに変貌してきたことが大きいだろう。

　こうした傾向にほぼ並行して見られるのが発達障害の増加である。社会的視点に発達障害を指標としたフィルターが加わり、精神科医がこのフィルターを診断に用い始めたことがその最たる要因である。従来の「変わり者」といった一般人の感覚的判断が「発達障害」というエビデンス指向性の医学的ネーミングに置き換わり、その数を増やしたという見方である。そこでは診断的には、操作的に一定数の発達障害の特性を持ち、幼少時から生活にも支障が見られることが条件とされるが、実質上はこの診断枠が独り歩きし、バブル的に拡大したことは否めない。発達障害としてのグレーゾーンにある学生が非常に多いことがこの現れである。

　しかし、診断枠が広がり増えたという見方だけでなく、その特性を持つ人達が増えているのも事実である。これは既述したようにコミュニケーション様式が変わり、face-to-faceで用いた非言語性コミュニケーション手法の必要性が相対的に下がり、家族や地域・社会環境との関わりにある発達過程において試行錯誤的にそれが学習される機会が減ったとも考えられる。このことはレポートが書けず単位を落としたことで医療機関にかかり、作文能力が低いとの評価からLD診断を受けている学生が多くみられることからもわかる。このように学生が横断的視点からの発達障害診断を受けることが増えているが、作文能力については初等・中等教育の期間での学習量が減り、受験教育

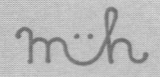

に見られるような白黒明確な回答を示す方向性が重視されていることが伺える。そして、学生全入学の時代に入った今では、入学可否に作文能力が問われず、入学後に各授業のレポート、卒業論文などの時点でその弱点が浮き彫りにされているのである。

　前世紀まではそれなりに全分野に均等にある能力を持つ人が大学受験のフィルターを抜けていた。裏を返せば、フィルターを抜けなかった人達は、それぞれの居場所を求め、家業や仕事などに就いていた。さらにその居場所も一次産業や二次産業が多く、現代社会にあるようなコミュニケーション力が必要とされる空間でもなかったと言える。つまり、何らかのコミュニケーション的弱点を持ちながら、社会環境の中で受容され、その弱点（特性）は表出してこなかったのである。

　学生の生活様式ですっかり変わったものとして、スマホが必需品となったことがある。コミュニケーション様式が、非言語性が相対的に低下したことのほかに、LINEやFacebookでの自己存在確認やインスタグラムでの自己アピール、ツイッターでの他者誹謗など、多種のコミュニケーション窓口が作られ、学生側もこれらを使い分ける状況になっている。こうしたネット環境を生活の必須条件とする中で、ネットに対する依存症が増え、ネットの中で錯綜する膨大な情報によって新たな概念も生まれていく。多様性という言葉もその１つであり、LGBTという性的多様性の流れも生み出している。そこには、疾患概念も文化的背景の変化の下で変わることを示しているだろう。今、激増していく発達障害も、次の時代には別の評価を受けるのは間違いない。それは、人口比においてかなりの割合の人口層になることで、例えば障害者年金が破綻するなど、従来の価値判断では社会が動かなくなることも考えられるからである。

　最後に、最近の傾向を映すととれる１ケースを紹介し、終えようと思う。

　入学時より４年間診てきた統合失調症の患者である。高校時から自己臭漏洩気分があり、入学後対人性緊張が強く、周囲が「臭い」と言い、タオルで押さえるといった妄想知覚、批判性幻声が見られ初診となった。比較的低用量の抗精神病薬で軽快。サークル活動や就学意欲も高まり、就職試験に合格した。卒業が決まり、授業出席が必要でなくなった頃から、ネットを見る時間が増える。そこで目にしたADHDに関するネット情報から、自分は元来ADHDに違いない。幼少時期の落ち着かなさや、不注意・忘れ物の多さなど全て当てはまると言う。ADHD専門クリニックへの転院を求めた。その時点でASRSを見ると、驚くことに全て非常に頻繁との自己評価である。この時点で別の精神科医が診ると、学生の話す生活史や評価尺度からADHD診断となるかもしれない。精神病症状も発達障害性によるものとみなされるかもしれない。しかし、これまでの４年間、そして入学までの状況についても、そうした本人からのコメントは全く無く、生活支障も見られていない。これをどう考えるのか。ここにヤスパースの了解不能性を感じ、統合失調症を再認したのであり、「了解」についての見解に発達障害概念が入っていることに時代の変遷を感じたのである。

１）須賀英道：統合失調症の減少と軽症化はあるのか. 精神医学 59: 1019-1027, 2017

大会報告

第39回 全国大学メンタルヘルス学会総会

テーマ

大学教育とメンタルヘルス
支援上の課題を考える

会 期　2017年12月14日〜15日

場 所　愛知教育大学　本部棟第一会議室
（愛知県刈谷市井ヶ谷町広沢1）

共 催　一般社団法人
国立大学保健管理施設協議会

後 援　独立行政法人　日本学生支援機構
文部科学省

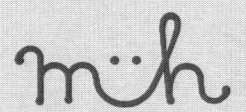

大学のメンタルヘルス　Vol.2

$$\boxed{\text{大 会 報 告}}$$

大 会 風 景

開会式

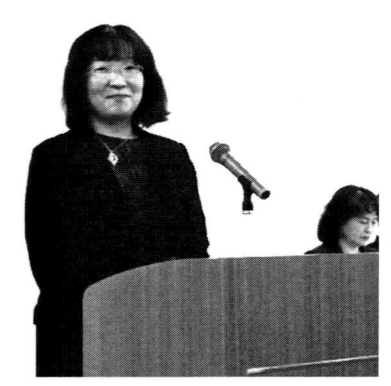

開会の辞／大会長　田中生雅
（愛知教育大学　健康支援センター　教授）

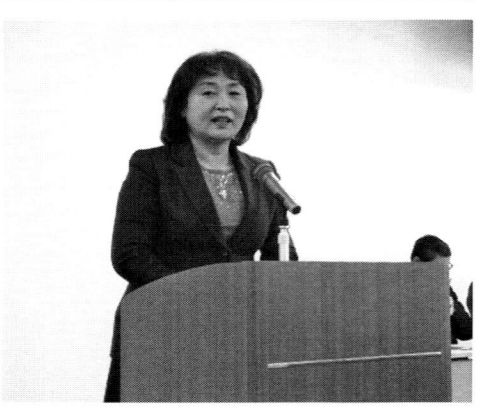

挨拶／後藤ひとみ
（愛知教育大学　学長）

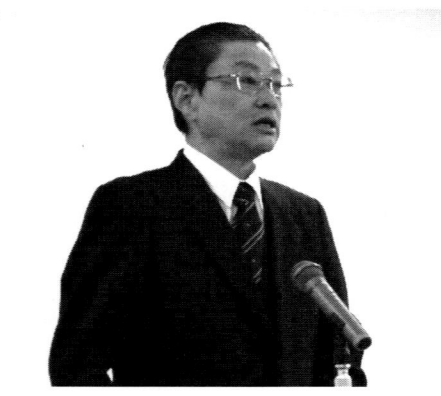

挨拶／佐々木徹郎
（愛知教育大学　健康支援センター長）

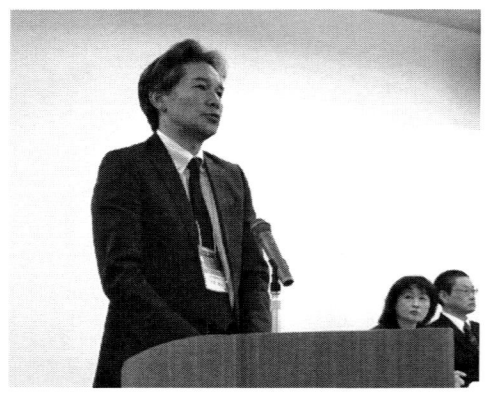

挨拶／安宅勝弘
（全国大学メンタルヘルス学会　理事長）

ランチョンセミナー

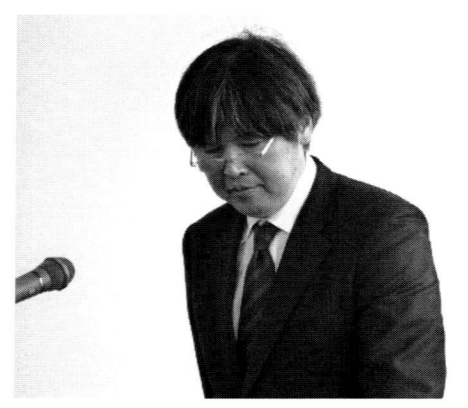

田中優司先生
（愛知教育大学　健康支援センター）

教育講演

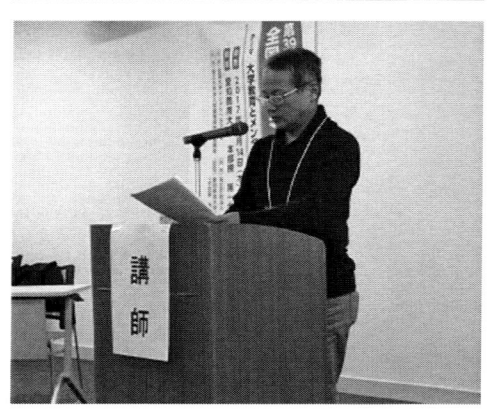

小川豊昭先生
（名古屋大学大学院
精神健康医学・総合保健体育科学センター）

シンポジウム風景

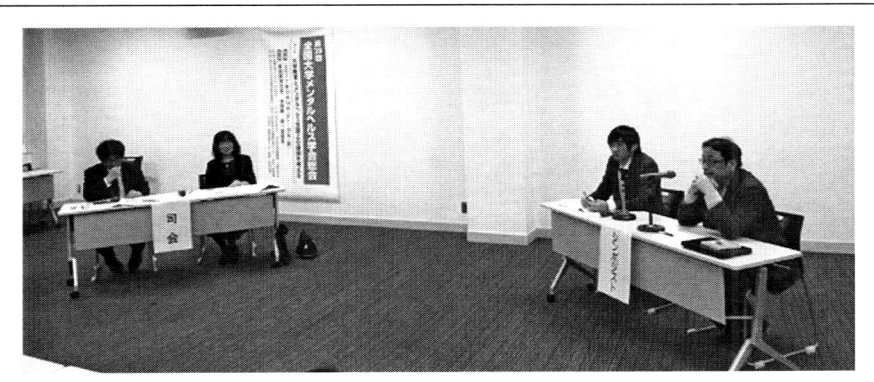

［左から］
司会／渡辺慶一郎先生（東京大学）、田中生雅（愛知教育大学）、シンポジスト／堀田
亮先生（岐阜大学　保健管理センター）、祖父江典人先生（愛知教育大学　心理講座）

特別講演

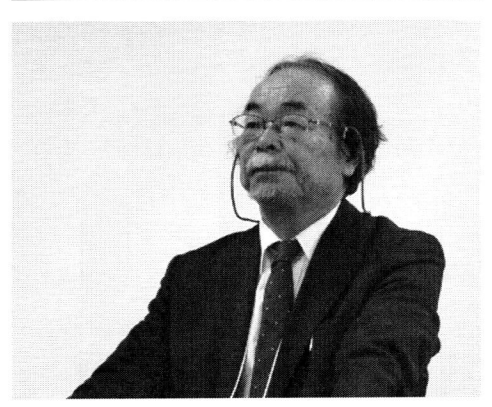

影山任佐先生
（郡山精神医療研究所　顧問・
　東京工業大学　名誉教授）

クロージング・スペシャル・セミナー

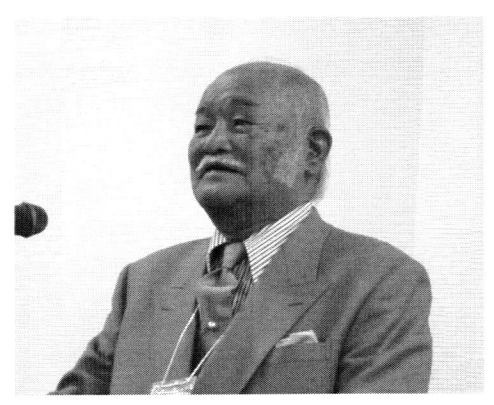

渡辺久雄先生
（愛知みずほ大学大学院　教授・
　愛知教育大学　名誉教授）

閉会式

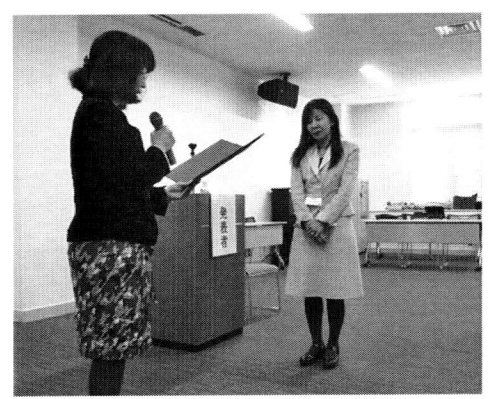

岡庭賞表彰／岡本百合先生（広島大学）

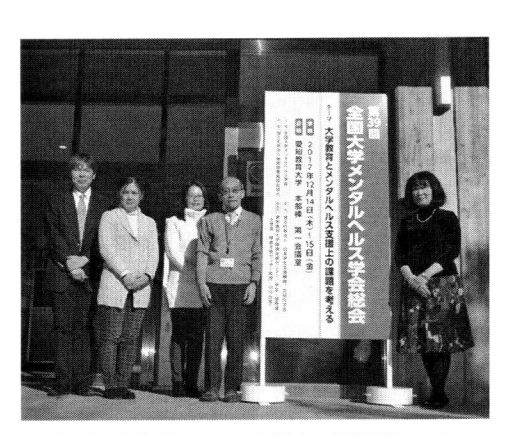

運営／健康支援センターと学生・国際課のスタッフ

大会報告

第39回全国大学メンタルヘルス学会総会 （愛教大大会）報告

　第39回全国大学メンタルヘルス学会総会は、愛知教育大学健康支援センター、学生・国際課を事務局として、2017年12月14日（木）、15日（金）の２日間にわたり愛知教育大学本部棟第一会議室にて開催されました。大会を開催するにあたり、本大会にご参加いただいた多くの皆様、ご発表・ご講演や司会の労をおとりいただいた皆様、また共催いただいた全国大学メンタルヘルス学会、ご後援を賜りました文部科学省、独立行政法人日本学生支援機構、大会運営に参加協力いただいた全国大学生協共済生活協同組合連合会ならびに愛知教育大学生協の皆様、健康支援センターのスタッフ、学生・国際課の皆様、有志としてご協力下さった常葉大学　佐渡忠洋先生に心より感謝申し上げます。

　愛知教育大学は明治６（1873）年創立の愛知県養成学校以来140年余りの歴史を有する教員養成大学です。本学担当での全国大学メンタルヘルス学会総会開催は、1986年（昭和61年）の第７回大会（旧全国大学メンタルヘルス研究会　大会長　渡辺久雄先生＜現　愛知教育大学名誉教授＞）以来２度目となりました。前回から31年の月日がたち、この間に全国の大学を取り巻く環境や学生および教職員のメンタルヘルスも変わってまいりました。

　愛知教育大学健康支援センターでは、専任教員として、内科医師と精神科医師を擁し在学中の学生、大学構成員の教職員に関する健康管理を担当しております。日々の活動の中で数多くのメンタルヘルスの問題については、センターの医療専門職と非常勤の臨床心理士とともに誠意ある対応に努めております。最近の大学生の話題としては、アルコール等に関連した学生トラブル、中には犯罪に相当するものもあり、もう一翼に発達障害学生への支援対策があり、これらの話題は全国の大学でも今日的課題となっていると考えます。このような今日的話題について、本大会を通じて考える機会となるよう、大会のテーマを「大学教育とメンタルヘルス支援上の課題について考える」と致しました。

大会では、国立大学保健管理施設協議会メンタルヘルス委員会休退学調査研究班の最新の報告、学生の理解を深めるための講演、今後の学生支援や教職員の健康支援につながる話題提供や演題発表など、現在志向の企画に力を注ぎました。

　１日目には、教育講演として、名古屋大学の学生相談総合センター長として大学生のメンタルヘルスの問題に取り組んでこられた小川豊昭先生に「院生および研究者に多く見られる軽度高機能発達障害の診断と問題点」のご講演をお願いしました。同日のシンポジウムでは、「発達障害学生支援に関するUpdates〜発達障害のある学生に必要な修学支援とその方法〜」を企画し、一昨年米国の障害者支援について研修され、岐阜大学で研修を踏まえたアクションプランを策定、実践をされ

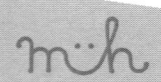

ている岐阜大学保健管理センターの堀田亮先生、そして文部科学省委託事業として発達障害に関する教職員育成プログラムを推進され、ミュージカル「それぞれの星の下で」の制作、学校現場の教師のための教材DVD「先生のための発達障害―再現ドラマ風」の制作を手掛けてこられた愛知教育大学心理講座の祖父江典人先生から発達障害学生支援に関する最新の情報をお話して頂き、会場の皆様とのディスカッションを試みました。また、交通事故や脳血管障害等の後で修学能力や修業能力の低下から大学内で適応できなくなる事例が学生、教職員とも少なからずみられることから、ランチョン・セミナーでは神経内科を専門とする、愛知教育大学健康支援センターの田中優司先生に高次脳機能障害をテーマとして、原因や症状、リハビリ等神経心理学的側面からレクチャーをお願い致しました。

　2日目は、全国大学メンタルヘルス研究会で長く会長としてご活躍された、現在郡山精神医療研究所顧問・東工大名誉教授の影山任佐先生、そして現愛知みずほ大学大学院教授、愛知教育大学名誉教授の渡辺久雄先生をお招きし、影山先生からは、大学保健管理センター職を退任後にライフワークとして進めていらっしゃる研究より「人間学を求めて　−精神医学と犯罪学の狭間で−」の特別講演、愛知教育大学の名誉教授でもある渡辺先生からはクロージング・スペシャル・セミナーとして「効果的な援助治療について」の演目で、これまでの研究や渡辺先生が開発され実践をされた多角的課題解決療法についてお話を頂きました。

　12月中旬に入り寒波と日本海側の大雪の空模様があり心配しましたが、当日の愛知教育大学は好天に恵まれ、当日は全国から106名の参加者迎え、好評、盛会のうちに終えることができました。大会一般研究発表から最優秀演題として表される第2回岡庭賞には、15年前の大学生の臨床像との比較から最近の大学生の抑うつ像を明らかにする研究結果を報告された広島大学の岡本百合先生の「大学生の抑うつについて：15年前との比較から」が選ばれました。

　皆様におかれましては、今後も大学メンタルヘルスに関する研究や業務に取り組み、さらなるレベルアップにご尽力いただければと切に願います。最後になりますが全国大学メンタルヘルス学会の今後の発展を記念して、報告のあいさつとさせていただきます。

第39回全国大学メンタルヘルス学会総会

総会長　愛知教育大学健康支援センター教授　　**田中　生雅**

愛知教育大学健康支援センター長　　**佐々木徹郎**

人間学を求めて

― 精神医学と犯罪学の狭間で ―

影山任佐

郡山精神医療研究所顧問・東京工業大学名誉教授

日本犯罪学会理事長・昭和女子大客員教授

はじめに

人間学（Anthropology）[43, 44]は私の若いときからの問題意識である。宇宙と人間が最大の謎で、大学では学生たちに、家族や子どもや孫たちにもそう語ってきた。この二つのテーマは根底において相互に関連する[44]。人間学は、2012年の大学退任以降ライフワークと思い定めた幾つかのテーの一つともなっている。これまでの仕事と現在とりかかっているものの基盤にあるこのテーマを基軸に、専門とする精神医学と犯罪学の二つの領域における、端緒に就いたばかりではあるが、現在進行中の私の仕事の一端を紹介し、これらが多少なりとも会員に役立つことがあれば、と願い、筆を執った。

1．なぜ人間学か？

筆者は今年2月で70歳の古希を迎えた。これまで、本学会や拙論、拙著において、現代若者の心理や行動を理解する為に、主として自己心理学[37]、自己愛の病理等を基盤に学生や非行青少年の心理と行動の理解と実践、講義等を行ってきた。この過程で、「自己の病理（エゴパシー）の時代」[16]、「空虚な自己の時代」[17]、「ポスト（超）・のび太症候群」[18]、「人間力と志」[31]、「Hokekan modelの世界への発信」[31]、「共感に基づく医学、Empathy Based Medicine（Mental Health）」[31]（これは、既に言われていたEvidence, Ethics Based Medicineとともに頭文字をとって、医学、医療にとって重要なTriple E's と筆者は言ってきた）、「自己確認型非行・犯罪」[16, 20]、そして、自閉症学生に端を発して1996年に提唱し[15]、その後医療と生活等支援の学内から地域までの包括的サービスとして展開してきた「トータルケア＆サポート・システム」[15,21,31,35]の構築などの鍵概念や用語を提唱し、これらを基本モデルとして、活動を行ってきた（これらの主要論文は幾つかの論文著作集として拙著[19, 22, 23, 31, 35]に収録されている）。また主として世界の共同主観的存在構造論[10]を基盤に統合失調症の精神病理学考

察を行い、「暗殺の病理学」を展開し、『暗殺学』[13]等を論述してきた。またアルコール犯罪の異常酩酊の研究に若年時に従事し、『アルコール犯罪研究』[14]等を著し、アルコールという単一の原因物質を病因にしながら、これが，嗜癖，酩酊という意識障害、さらには急性や慢性の中毒性精神病、人格障害や認知症状態という広範囲な精神障害を呈する事態に接することによって、精神障害を急性の意識野と慢性の人格の構造的解体水準として把握している、フランスの碩学 Henri Ey（1800-1977）の Organo-dynamisme[3]（器質・力動論:この理論モデルの生理学的テーゼ的には有機・力動論と、病理学テーゼ的には器質・力動論と呼ぶべきことを筆者は提唱した[32]）に若年時から強い関心を持った。

還暦を過ぎ、古希を迎える年齢になり、これらの仕事をしてきた私の包括的視点を明らかにし、この視座からこれまでの仕事の再把握、再検討と統合化を行い、さらにはこれを土台とした新しい今後の私の取り組みを構想し、実践してみたいと考え始めた。このような批判的再把握抜きに、私の今後の活動、生き方はありえない、と思えた。この視座に人間学を私は据えた。というのも精神医学にせよ、犯罪学にせよ、究極的には人間が人間を対象とする学問であり、探究者の世界観及び人間観がこれらの理論と実践の基盤、背景には、少なくとも潜在的にはある。この基盤、背景となっている人間観を自覚し、己の人間学として多少なりとも明示化し、学的に深め，体系化することが、自分のしていること、生きていることの意義や方向を今後はより明確にしてくれることが期待できる、と考えている。科学と人間学の融合、統合が重要である。「科学を欠いた犯罪学（精神医学）は殆く、人間学を欠いた犯罪学（精神医学）は罔（くら）い」[31, 35]。

2．統合人間学と有機・精神力動論的人間学

筆者[32, 34]は近年、フランスの碩学 Henri Ey（1900-1977）の精神医学的統合理論モデル Organo-

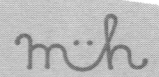

dynamisme の成立（1930年代）と展開を分析し、仏国の研究者とも意見交換を行い、この理論の名称にある organo と dynamsme の<-：ハイフン>は脳・心の分節的連関を示すもので、この理論の中核的考想であることを明らかにするなどフランス本国でも指摘されなかった幾つかの重要な筆者独自の知見を多少なりとも明確にしたつもりである。ここでは紙幅の関係で、また本論と直接関係はないので、詳細は割愛せざるをえないが、興味ある方は拙著等[32, 34]を参照されたい。Ey[3] の Organo-dynamisme の根本にある出発点でもあり中心問題を Oraganodynamisme-psychodynamisme と定式化した[32, 34]。つまりは心・脳（身体）は有機体のスペクトル的連続の両端にありながら、動的展開のなかで相互に分節的連関をしめすという、弁証法的運動のなかで、階層的進化（個体発生論）と組織解体（病理学）を示すというのが Ey の理論モデルの基本発想である、と規定した。Organo-dynamisme をこの基本的発想の原点に立ち戻り、これを「器質（有機）・精神力動論」（Organo-*psycho*dynamisme）として捉え、これを基盤とする「有機・精神力動論的人間学」（Anthropologie organo-*psycho*dynamique）の可能性について試論的に素描した[34]。これは bio-psycho-social な全体的な統合的人間学、「統合人間学」（Integrative A.）の有力なモデルの一つになりうるのではないか、と期待している。有機・力動論を有機・**精神力動論**として再定式化することのメリットは、心・脳問題を過度に基軸に置きすぎ、また器質因論のドグマに陥ったと筆者には思える Ey の理論に心因論と社会因論をより明確に導入し、その理論モデルとしての全体性と統合性を高めることにある。Ey の理論モデルは根幹はしっかりしているが、誤解を恐れずに言えば，華やぎに欠ける嫌いがある。いかにも Ey らしく、ペダンチックなところはあるとはいえ、全く浮薄なところがないところが私には好ましく思える。とはいえ、社会精神医学や比較文化精神医学、病跡学等に対しては Ey は意識的に道を閉ざしている。有機・精神力動論として再定式化することによって、Ey の理論モデルのもっている豊かな潜在的可能性がさらに開けることが期待できる。また私がこれまで従事してきた研究や実践の基盤の一つとなっていた自己心理学、広くは人格障害理論や対人関係論、さらには統合失調症論の四肢構造論等[10, 13, 19]との包括的接合、統合化の可能性が一段と高まり、Ey の理論モデルのさらに広く、深い展開が可能となるものと考えている。こうして有機・精神力動論的人間学は bio-psycho-social でより全体的な統合的人間学、「統合人間学」（Integrative A.）のモデルの一つになりうる。さらに付言すれば、bio-psycho-social も個体発生論的な通時軸、時間順序としては、また基盤性を考慮すれば、bio-socio-psychological と云うべきではないか、と思う。また共時的、横断的連関としては、これら3項は相互に連関し、影響し、首飾りのような連鎖状形成している、と考えるべきである。

詳述する紙幅がないので、論述を一挙に進めたい。Ey の理論は後期[2]において実存的、人間学的色彩を強めている。個体発生論（ontogenèse）から存在論（ontologie）への移行である。「脳とは生きた身体の中での心的胎児（embryon psychique）の新たな誕生である」。人間存在の生成という意味で、「心的身体、意識、そして脳は同義語で」、「心的身体の固有運動は生命に実存を与え、世界内存在様式を与える」。人間は共時的現在野を生き、成長発展する過程で、世界のモデルを我がものとし、価値システムを通時的に形成し、意識的となり、人格を所有するようになる。つまり人間とは、人間の身体の組織化、階層構造＝種的個体発生、とその頂点（心的身体）における個の個体発生（心的身体＝遺伝＋自己組織化＝物的＋心的＝自然的＋文化的＝無限の開放系）から成っている。そして、意識とは無意識の否定であって、精神障害は意識の否定であり、つまりは、意識（＝無意識の否定）の否定であって、結果として無意識が肯定的（＝陽性的）に出現する。実存とは意識、人格の上部構造、共時軸（意識野）と通時軸（人格の軌跡）に対する垂直軸（無意識，意識，実存）であって、実存とは自由への道を歩む者であって、その限りにおいて、意識存在の解体、すなわち精神障害とは「自由性の病理学」（pathologie de la liberté）であって、脳とは、選別（choix）、選択（sélection）、志向性（intentionnalité）、そして、「自由性の器官」（l'organ de la liberté）である（Ey, 1975）[2]（Ey の Sartrien の面目躍如の観がある）。

以下の論述と関係するので、ここで強調しておきたいのは、Ey の理論モデルには Ey 自身その名前のみだが引用している哲学者 Nicolai Hartmann（1882-1950）の構想（「実在的世界の構造」（Der Aufbau derRealen Welt）（1940）[9]）の影響があることを拙著[34]で指摘した。

このHartmann によれば、実在的世界は大きく、4層ないし4段階に分けられ、各層は各々独自の構造（Bau）と法則（Gesetzlichkeit）を有している。つまり下部の層は上部の層を条件づけるが、上部の層は下部の層に完全に決定され、還元されるものではない。自然は2層（生物<das lebendige>と無生物<das

Leblose>）つまりは、有機体（ds Organiche）と非有機体（無機体）（das Unorganische））から構成される。精神（Geist）は２層、つまりは「心的存在」（das seelische Sein）と「精神的存在」（das geistige Sein）から構成される。

Eyの「心的存在」（être psychique）の、少なくとも用語はHartmannの「心的存在」（das seelische Sein）から着想した可能性を筆者は疑っている。

ところで筆者はかつてその著書[17]において、次のように述べた。人間の本質は二つのプログラムによって構成される。つまり生物学的、遺伝的プログラムによって、ヒトとなり、第二のプログラム、自ら選び、作り出す「実存的プログラム」、つまりは「人生のプログラム」によって、ヒトは人間となり、人生の主人公になるのだ、と。これは筆者が触れてきた「志と人間力」[31]の問題とも重なり、Ey[2]の次のような主張とも関聯している。

「大脳は特定の何者かになる可能性を引き出すことによって、遺伝的プログラム（le programme génétique）を統合する理想（un idéal）ないし実存的プログラム（un progrmme existentiel）を含意する限りにおいて、自由性の器官そのものである」

前述したHartmannの主張をも考慮すれば、人間の本質とは、bio-psycho-social な実在世界の全層から構成され、各層は独自の構造と法則を有しているとはいえ、上層は下層に決定ではなく、条件付けられている。人間とはこの条件を越えた、自由と実存への道を歩む存在であると言えよう。臨床的には、後述するように、生物学的、社会的（家族的、文化、歴史的）に条件付けられながら、これに完全に決定されるものではなく、未来に向けてのプログラム、人生の意味と目的を自ら決定する、相対的ではあるが、超越的自由を有している、ということが極めて重要である。これは筆者の従来の考想と合致している。筆者の「統合人間学」のモデルの一つと想定している「有機・精神力動論的人間学」の、現在時点ではあるが、このことがその重要なテーゼの少なくとも一つとなっている。このことの重要性は後述する犯罪の統合理論と実践において明らかとなろう。

3. 「総合犯罪学」と「統合犯罪学」： HirschとMarunaの犯罪理論と脳科学モデルとの統合の試み

「総合犯罪学」（Comprehensive Criminology: CC）と「統合犯罪学」（Integrative C.: IC）とは筆者が提唱し、その後定義と定式化を試みてきたものである[24-

[30]。2011年に神戸で開催された国際犯罪学会世界大会の全体会の基調講演[24]で筆者が初めてその構想に触れた。学会開催国日本から世界に向けて、あたらしい学問の将来的方向性とモデルを提示しようとしたものである。その動機、背景、目的や意義、さらには当時これらの用語なり概念は英国の犯罪学事典[41]や独仏米教科書等[8、39、40]には調査した限りでは，少なくとも明示しているものは殆どなかった（見落としがあるかもしれないが）ことなどは拙論[33]に詳述しているので、ここでは割愛する。「総合犯罪学」、「統合犯罪学」の定式は各々、Table 1とFig. 1のようにまとめられる。また両者は後述すようにスペクトル的移行関係にある [Fig. 2]。

「総合犯罪学」（CC）は方法論的多元主義[6]で、多面的（多学問的）、多次元的、多要因的という３つのアプローチで成立している [Table 1]。理論と実践も包括的で総合的なもので、その統一視座となる人間学も包括的で、多元的な「総合人間学」[25、38]である。一方，犯罪学の統合化をめぐっては種々の議論がありうる（Gregg Barak：Integrating Criminologies, Allyn & Bacon, Boston,1998）。筆者の提唱する「統合犯罪学」（IC）は方法論的統合主義[6]で、犯罪の統合理論とこれに基づく統合的実践からなり、その統一的視座にあるのが「統合人間学」[33、34、36]である [Fig. 1]。犯罪の統合理論は既に bio-social と、psycho-social な「部分的統合理論」はある[25-40]。しかし、bio-psycho-social という本来的「全体的統合理論」は筆者が以下のような試案的モデルを提示するまで未だ現存していなかった。この真の統合理論と統合人間学、そしてこれらに基づく統合的実践論は新たに構築する必要があった。

Table 1. Definition of the "Comprehensive Criminology" (J. Kageyama, 2013)

Theory and Practice: Pluralism/Eclecticism
1. Multidisciplinary Approach
2. Multidimensional(Bio − Psycho − Social) A.
3. Multi-elemental(offender,victim, society) A.

Comprehensive Anthropology: Pluralism/Eclecticism

Integrative Criminology=Integrated Theory/Practice· Integrative Anthropology

Fig. 1　Definition of the "Integrative Criminology" (J. Kageyama, 2013)

ところで総合犯罪学（CC）は、折衷主義[6]と部分的統合理論を介して統合犯罪学（IC）とはスペクトル的移行関係にある。これらは犯罪学の包括的アプ

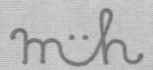

```
        Comprehensive Criminology   <----Spectrum---->   Integrative Criminology
              Pluralism/Electicism                          Integrationism
        Multidisciplinary Approach      Partial Integrated Theory      Total Integrated Theory
          Multidimensional A.     (bio-social, psycho-social theory.)      (bio-psycho-socia theory)
          Multi-elemental   A.                                      (Kageyama's Model, 2017)
                  (offender, victim, society)      <life-course criminology>
```

Fig. 2　Spectral relations between Comprehensive Criminology and Integrative Criminology
(J. Kageyama, 2017)

ローチのスペクトル的両端を形成している [Fig. 2]。総合犯罪学（CC）の定式化なしに統合犯罪学（IC）の定式化は不可能である。以下、拙著等[33, 36]で、「臨床犯罪学」の立場から具体的に統合犯罪学のモデル（Kageyama's model, 2017）を試論的に例示したので、以下簡単に紹介したい。

1）Hirschi らの「犯罪の一般理論」（1999）[7]と修正理論（2004）[11]

Gottfredson と Hirschi は[7]あらゆる犯罪の発生論、一般理論」（general theory）で「低自己統制」を強調した。後のこの修正理論（Hirschi, 2004）[11]では、犯罪抑止的「社会的絆」（social bonds）の重視（愛着と信念、活動参加心と向上心＜人生の目標＞）と犯罪発生因的「低自己統制」（low self-control）との拮抗関係が提示された。そして低自己統制の主な「原因」は「効力のない育児」、家族・環境因と Gottfredson ら[7]は考えていた。

しかし、低自己統制は家庭環境因のみによるものだろうか？

2）低自己統制の脳科学モデル

低自己統制を行動心理学的に規定すれば、「即座の満足のみを求め、これを先延ばしできない」ということになろう。最近の脳科学的知見によれば、ヒトの段階での実験で、脳内「セロトニンの量が少ないと、少し先に得られる報酬よりも、目先の報酬を選びやすくするような脳の活動がみられる」ことが明らかになった、という。そしてセロトニンの量が少ないと線条体の短期予測を行う時に活動する部位が活発になっているという（Newton 別冊「脳と心」, pp. 48-49, 2010）。これは研究者によってうつ病モデルとされているが、筆者の目からは、「低自己統制」モデル、犯罪の一般理論の脳科学的基盤となりうるものでもあるように思える。これは先のプログラム形成ができないということにも関係している。長期展望をもたない、これに規制されない、短慮だ、という事態でもある。脳内セロ

トニンの増大は現在の SSRI（選択的セロトニン再取り込み阻害薬）が有効性であると期待される [Fig. 4]。

3）Maruna（2001）の「シナリオ理論」（犯罪停止・離脱理論）（回復＜救済＞のシナリオ＜Theory of Redempsion Script＞

英国リバプールの 65 名の犯罪者と元犯罪者の面接による研究において、Shadd Maruna（2001）[42]が注目したことには、常習的犯罪が青少年期のある時期に停止（離脱）する群と持続する群に二群に分けられるが、両群の唯一の違いは、彼らの犯罪生活の認知的理解が極めて異なっているということであった。ある時期になってくると、我々の全てが、我々が何者であるのか、何をするのか、どこに向かうのか、ということの「意味を理解」させてくれる「ライフ・ストーリィ」ないし「物語」（narrative）を持つことで、意味づけを求めている。Maruna によれば、犯罪者のこの二つの群では彼らの長期の犯罪性を説明するために彼らの採用した物語ないし「シナリオ」（scripts）が異なっていた。とりわけ停止者群は「ひどく荒涼とした生活史の中で事を成し遂げる」、「理由と目的とを見いだす」ことが可能であるという人生の物語を抱くことができた群であった。それは犯罪学理論における「回復（救済）のシナリオ理論」（Theory of Redempsion Script）である。つまり将来の人生シナリオを運命的で、変更不可能と見なしている群（犯罪持続群）と変更可能と見なしている群（犯罪停止群）が存在している。人生の転機には人生のプログラムの組み替えが不可欠でもある。どのような人生のプログラムに組み替えるのかは決定的に重要である。次のようなことも、シナリオをプログラムの一種と見なせば、プログラムの組み替えの一環と見なすことも可能であろう。人生のシナリオや目標、つまりは「人生のプログラム」の構築は、人間的実存、不利な条件に規定されながらの人間的自由性の証、逆境に対する態度や価値、目的決定のありかたの一つとしても理解可能であろう。つまりは自由性の問題、実存的人間学と深く関わっている。Maruna

はナラティヴ、自己同一性などの理論との接合と同時に、彼は自身のシナリオモデルとFrankl[5]の実存分析に強い親和性を感じている。そしてこのFrank自身が己の実存分析の基盤としているのが、二人の哲学者、つまり哲学的人間学の創始者Max Scheler[44]であり、前述したNikolai Hartmannである。我々の有機・精神力動論的人間学はEy、Hartmann、Frankl、Marunaと共有する地盤を有していることは明らかである。それは人生のプログラムの選択、変更にかかわる相対的自由性である。既存の不利ないかなる生物学的、社会的条件に制約されながらも、完全にこれに服従することなく、また決定されることなく、これを改変、価値や意味を実現していくプログラム形成、態度決定が可能な自由を人間は作動できるということに他ならない。この点は重要なので、また後述する。

　付言しなければならないことはMarunaの理論モデルで犯罪停止、人生の修復、やり直しにとって重要なことは二つある。一つは言うまでもなく、「回復（救済）のシナリオ」の存在である。もう一つは、犯罪者へのピアサポート的役割、同じ犯罪者を同じく犯罪から離脱させるための支援活動等の生産的な、期待されている社会的役割を果たしているという生きがい、目標を

もち、実行し、達成していることである。これには、「個体的力と社会的力はともに犯罪離脱過程において決定的役割を果たしている」[42]。とはいえ、Marunaは個体的力よりも社会的力をより重視しているが、これはHirschiの「社会的絆」とも連動することがらで、Hirschiの修正一般理論とMarunaのシナリオ理論の統合性はこのことで一層高まっている[Fig.3-1]。このための介入は社会療法の一つでもある。この点でも前述した犯罪の統合理論に基づく処遇方法のbio－psycho－social全体の統合的全体性がより明確になっている[Fig.3-2、Fig.4]。

> Brain model of low self-control(decrease of serotonin)(2010)-Low self-control theory(Gottfredson & Hirschi1990)-Condemnation script theory (Maruna Sh; 2001)

Fig. 3-1　An Integrated Theory Model of Crime

> The Integrated Theory and Prcatice(ex. Psychiatric Treatment Integration<Frank's Common factors model of psychotherapy, etc.) － Integrative Anthropology

Fig. 3-2　A Model of Integrative Criminology
(Kageyama J, 2007)

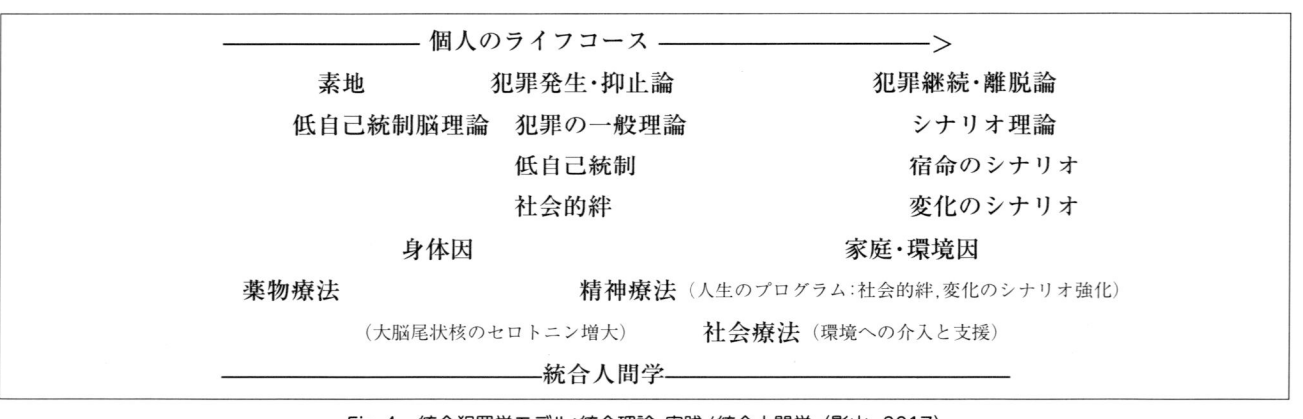

Fig. 4　統合犯罪学モデル：統合理論・実践／統合人間学（影山, 2017）

4．精神科統合療法と包括的、統合的地域精神医療への道：統合犯罪学の処遇理論モデルの提示

　器質・（精神）力動論的治療法は必然的に心身の双方を複眼的に見ながら、身体的、精神的療法の統合化を試みることになる。この理論モデルでは、精神は身体とスペクトル的移行と段階的構造をもったものとみなされており、意識と無意識の力動において、条件反射制御法[12]から認知行動療法、精神分析、実存分析[5]まで、包括する精神療法の統合的アプローチを許容するものとなることは当然であろう。

　重要なことは、各種精神療法的技法の違いはあっても、治療成績に大きな差がないという報告が蓄積されてきていることである[4, 45]。薬物治療に習熟しながら、精神療法の基本的共通点を抑えつつ、各人得意とするものを、患者のニーズに合わせて、習得し、実践し、技法の向上を図りながら、医療と心理社会的支援と連携、連動させる中で、各専門家、実践者との協同的包括的アプローチのシステムを構築していくことが肝要と私は考えてきた。もちろんこのようなことは理念的にはともかく、実践的には種々の大きな困難があり、言うまでもなく個人的資質や能力の限界を超えた

ものである。しかし精神医療の目指すところはここにしかない、と信じている。統合的心理（精神）療法も20世紀末頃には提唱され、1991年にはこのための専門雑誌（Journal of Psychotherapy Integration）も出されている[46]。筆者と同じような統合論的傾向が世界的に高まってきていると考えてよいだろう。これには科学史的考察が必要と感じる。

精神療法の統合的アプローチ[4、45]とは、精神療法の学派の垣根を越えた、患者のニードに寄り添ったより効果的な治療法を模索していこうとする開放的アプローチで、Arkowitz H[1]はこれを三つに分類している（①理論的統合、②共通要因アプローチ、③技法的折衷主義　最近では④同化的統合が一般的に加えられて４分類　になっている[45]）。この中の精神療法の共通要因アプローチ（common factors approach）（Frankら[4]）について触れておきたい。

共通要因アプローチとは種々異なる学派の精神療法が共通して具えている基本的な治療要因こそが重要と考え、これらを明らかにしようとするものである。精神療法の１世紀以上に及ぶ歴史の中で、ある特定の学派が全般的に優れた治療成績を挙げたという実証的データはない[4]。治療効果の大部分のものは、治療法の違いというよりも、むしろ各学派に共通な要因によってもたらされている可能性がある。このような前提からFrankら[4]は、各学派の精神療法に共通している以下のような基本的治療的要因を挙げている。

あらゆる精神療法は、治療者と患者の間の関係を規定する特定の場面設定と概念的枠組みから成っている。採用される技法がどのようなものであれ、治療者の仕事は、この関係の中で、患者の症状と問題を明確化し、希望を喚起し、成功ないし統御の体験を促進し（つまり前述した低自己統制の改善）、情動を喚起することである。②そうした活動がもたらす主要な効果は、自分自身ないし環境を変化させることについての患者の無力感を緩和することである（これは前述した犯罪離脱に必要なMarunaの「変化のシナリオ」の促進要因と把握可能である）。これは「志気の低下」（demoralization）の改善である。③心理療法は応用行動科学よりもレトリック（雄弁術）との間に密接な結びつきがある。

つまりあらゆる精神療法の効果ある共通要因として挙げられていることには、前述した筆者の犯罪統合理論モデルの重要要因の一つである低自己統制に改善をもたらし、「回復と変化のシナリオ」を促進することが期待される。精神療法の統合的アプローチの共通要因モデルは私の統合犯罪学の理論と統合人間学と合致

した処遇、実践的モデルの一つとなる大きな可能性を有している。

精神医学統合理論（その有力なモデルの一つが本書で論じた「器質・精神力動論」）を探究しながら、これを基盤とする精神医学的療法の構築と実践的錬成こそが今後筆者がめざすものである。それは身体的、精神的、社会的療法を統合した療法で、「精神科統合療法」（Psychiatric Therapy（Treatment）Integration；PTI）と名づけておいた[35、36]。これは筆者の今後追究すべき重要な課題の一つとなった。「精神科統合療法」（PTI）を、拙著[31]等で触れた「トータルケア＆サポート・システム」、即ち地域精神医療、福祉、教育、司法等と必要な連携をし、理論的に錬成し、精神医療現場で実践していくこと、つまりは「統合的地域精神医療」（Community Mental Health Integration）[35]こそが筆者のまさしく「人生のプログラム」の一つなのである。

以上から筆者の臨床犯罪学の立場からの、ライフコース的統合犯罪学の可能的な一つの具体的モデルを例示的に定式化し[Fig.3-2]、これをさらに詳細に示すと[Fig. 4]のようになる。即ち、犯罪促進的な「低自己統制」は家庭での養育のみならず、脳の尾状核のセロトニン減少という身体的素地の上に形成されうる。少年期の犯罪（非行）発生はこの「低自己統制」と犯罪抑止的「社会的絆」（向上心、社会参加、人生の目標等）との拮抗が破綻して生じる（Hirschiの修正「犯罪一般理論」）。犯罪の防止には、脳に作用する薬物療法による素地的低自己統制の脳内機序改善（大脳尾状核のセロトニン増大には現存の抗うつ薬の一種SSRI＜選択的セロトニン再取り込み阻害薬＞の効果が期待される）に加えて、精神療法の統合的、共通要因的アプローチによる低自己統制の改善と社会的絆（人生の目標等）の強化とが期待される。この精神療法は青少年期における犯罪の持続と離脱に強い影響力を持つ人生のシナリオ（Marunaのシナリオ理論）に影響を与え、「変化のシナリオ」を促進する可能性がある。そして、以上の理論と実践的介入、治療の基盤となり、統一的視座となっているのが、「統合人間学」であり、その一つのモデルである「有機・精神力動的人間学」である。さらにはこれに、社会的絆強化、福祉的支援等の社会療法やサポートシステムが連携している。

前述したように、Eyの理論モデルには彼自身がその著書において引用しているNicorai Hartmann（1882-1950）[9]の「実在的世界の４層（無機物、有機体、こころ、精神）説」（Der Aufbau der Realen Welt, 1940）の影響が認められる。とりわけ、この４層の関

係について、Hartmannは上位層の下位層への還元説を否定し、下位層による上位層の因果的決定論を排し、上位層の下位層への条件的依存を認めながらも、上位層の相対的自律を認めている。彼の哲学と、哲学的人間学の創始者Max Scheler（1874-1928）[44]との哲学に影響を受けている「実存分析」の提唱者VE Frankl（1905-1997）[5]は「決定論であるにもかかわらず存在する自由」を主張している。Maruna自身もその著書[42]で、犯罪・非行停止（離脱）群の救済（回復シナリオ形成過程の一つとしてこのFranklの不利な条件に対する態度決定等の自由論を引用している。こうして、H Eyの理論モデル（従って筆者の有機・精神力動論的人間学）、とりわけ、その実存論はN Hartmannの実在的世界4層説を介してFranklの実存分析と繋がってくるように思われる。有機・精神力動論的人間学とFranklの実存分析やロゴテラピーとの関係についてより掘り下げた考察が今後は必要となる。人間は器質的因果性の、さらには心理的因果性の汎決定論的線型理論を超えて、人間的実存、精神的自由により価値に従って人生のプログラム、自己の物語を形成し、共同社会においてこれを実現し、未来に向けて生きていくことが可能な存在である。われわれ精神科医の役割とは身体的、心理的、そして社会的療法を統合しながら、実存的、人生のプログラムの実現を被治療者とともに共同作業的に進めることにほかならない。それは患者が人間としての自由の道を歩み始めることに他ならない。

さいごに

　以上、筆者の幾つかの学問的構想と理論モデルの考想、これの具体的モデルの提示をしてきたが、実践活動を通じてこれらのさらなる錬成が私にとっての重要課題である。とくに高い志のある若い人たちと進めて行ければ本望である。最後に付言しておきたいことは、精神療法においては先ほどの共通要因を念頭において、自分に合致した一つの技法を身につけ、先達の講演、著作から、関心を強く惹かれたもの幾つかを取り入れることが肝要と考える。患者のニーズに合わせつつ、自分にあった、と思う技法に習熟することが肝要である。どの技法でもしっかりしたものであれば、治療成績に大差はない、ということを念頭において、あまり種々の技法に振り回されたり、過度の名人芸きどりの精神療法講話にまどわされすぎるのは賢明とはいえない。タレントの着ている派手な服が自分に似合うはずもない。他人のものはあくまで参考にしかならない。皆さんが長年実施し、身についている一つの技法

に実践的な反省を加え、患者から学ぶ姿勢があって、たえずバージョンアップしていく努力があれば、精神科臨床医としてはまずは十分すぎると言える。私自身は、今後はストレス専門外において、支持的精神療法や笠原嘉先生（精神科と私．中山書店、東京、2012）のEy理論風に心身両面の二重見当識的配慮をした外来小精神療法を基本に、転移と逆転移に留意しつつ、これまでの己の自己心理学的方向性に実存分析的方向性を加味する。そして条件反射制御法や認知行動療法的手法を随時取り入れる、ということを今は考想し、精神科統合療法の体系化を夢見ながら、実践しつつある。最近は精神科臨床ほど興味深く、面白いものはない、と以前にもまして感じている。最後に若い学徒、会員に贈る言葉を次に掲げ、筆を置く。

　「すべての学は真理に対する愛に発し、真理に基づく勇気を呼び起こすものでなくてはならない」（三木清）

引用文献

1 ）Arkowitz H：Integrative theories of therapy. In :Wachtel PL &and Evolution. Messer SB（Eds.）Theories of Psychotherapy: Origins and Evolution.pp227-288, 1997

2 ）Ey H;Des idées de Jackson à un modèle organo-dynamique en psychiatrie,Privat,Toulouse, 1975（大橋博司, 三好暁光, 浜中淑彦, 大東祥孝：ジャクソンと精神医学．みすず書房．東京, 1979）.

3 ）Ey　H: Organodynamisme（1974）（inN. Sillamy, Dictionnaire de psychologie, Bardas, p. 483-485, 1980 et 1983）（影山任佐「Eyを読む」[17]）資料4として翻訳紹介）

4 ）Frank JD, FrankJB: Persuasion and Healing:A Comparative Study of Psychotherapy. Johns Hopkins University Press:, 1991 (1961, 1973)（杉原保史訳：説得と治療：心理療法の共通要因。金剛出版．東京，2007）

5 ）Frankl VE: Ärztliche Seelsorge Grundlagen der Logotherapie und Existenzanalyze. 11 Auflage, dtv, München, 2005

6 ）Ghaemi SN: The Concepts of Psychiatry A Pluralistic Approach to the Mind and Mental Illness. The Johns Hopkins University Press, Baltimore, 2003（村井俊哉訳：現代精神医学原論.みすず書房．東京，2009）

7 ）Gottfredson MR, Hirschi T：A general theory of crime. Stanford University Press, Stanford, CA, 1990（松本忠久訳：犯罪の基礎理論．文憲堂，東京，1996）

8 ）Göppinger H: Kriminologie, Beck München, 1976

9 ）Hartmann N: Der Aufbau der Realen Welt. Dritte Auflage, Gruyter, Berlin 1964 (1940)

10）廣松渉：世界の共同主観的存在構造．勁草書房．東京，1972

11) Hirschi T:Self-control and crime. In RF Baumeister & KD Vohs (Eds.):Handbook of self-regulation:Research, theory, and applications. pp537-552, Guilford Press, New York, 2004

12) 生駒貴弘、岡田和也、長谷川直実、その他:物質障害に対する条件反射法の効果に対する統計的検証.犯罪社会学研究42:142-154, 2017

13) 影山任佐:暗殺学.世界書院,東京、1984

14) 影山任佐:アルコール犯罪研究.金剛出版,東京,1992（2017, オンデマンド版）

15) 影山任佐:自閉症の学生.国立大学等保健管理施設協議会編，学生と健康，pp. 239-240, 南江堂，東京，1996.

16) 影山任佐:エゴパシー:自己の病理の時代. 日本評論社，東京，1997

17) 影山任佐:空虚な自己の時代.NHK出版（NHKブックス），東京，1999.

18) 影山任佐:超のび太症候群. 河出書房新社，東京，2000

19) 影山任佐:犯罪精神医学研究:犯罪精神病理学の構築をめざして. 金剛出版，東京，2000

20影山任佐:自己を失った少年たち:自己確認型犯罪を読む. 講談社選書メチエ，東京，2001

21) 影山任佐:キャンパス・メンタルヘルスへの現代的課題，その理念と実践 – SRO運動の展開とトータルケア＆サポートシステムの構築. 大学と学生68: 6 -16, 2009.

22) 影山任佐:罪と罰と精神鑑定. 集英社インターナショナル，東京，2009.

23) 影山任佐:犯罪精神病理学—実践と展開—. 金剛出版，東京，2010

24) Kageyama J: Comprehensive Criminology, Criminal Psychopathology, Actual State and Future: The Book of Abstracts. Plenary Sessions,pp.22-23, 16th World Congress, International Society for Criminology, 2011.

25) 影山任佐:日本犯罪学会理事長就任に当たって−総合犯罪学と統合犯罪学−.犯罪誌 78: 91-92, 2012

26) Kageyama J: Criminal Psychopathology, Actual State and Future:from Comprehensive Criminology to Integrated (Integrative) Criminology. Act. Crim. Japon, 78:131-138, 2012

27) Kageyama J.: Greetings from the Chair of the Conference (A Global Approach to Comprehensive and Integrated (Integrative) Criminology):日本犯罪学会設立100年記念大会. プログラム・抄録集, pp. 7 -10, 2013

28) 影山任佐　大会長講演　日本犯罪学会百年，その歴史と展望—新たな犯罪学をめざして—総合犯罪学と統合犯罪学—日本犯罪学会設立100年記念大会プログラム・抄録集, pp. 60-63, 2013

29) Kageyama J:Comprehensive Criminology, from Japan to the World. Acta Crim. Japon. 80（3）: 74-80:74-80, 2014（日本犯罪学会百年，その歴史と展望—新たな犯罪学をめざして:拙著『犯罪学と精神医学史研究』＜2015，金剛出版＞に所収）

30) Kageyama J (Chair and Discussant): Comprehensive Criminological Approach to Child Abuse. 17th World Congress (ISC:International Society for Criminology, 11, August,2014, Monterrey, Mexico)

31) 影山任佐:犯罪学と精神医学史研究. 金剛出版，東京，2015

32) 影山任佐:Ey を読む　蘇る H. E y—器質・力動論の現代的意義と展望—. Ey 著（影山任佐・阿部隆明訳）:幻覚Ⅴ.器質・力動論２. pp 230-569, 金剛出版，東京，2017

33) 影山任佐:「総合犯罪学」と「統合犯罪学」（統合理論・統合人間学）:影山任佐:犯罪学と精神医学史研究　Ⅱ. 金剛出版，東京，2017

34) 影山任佐:器質・力動論と有機・精神力動的人間学. 影山任佐:犯罪学と精神医学研究　Ⅱ. 金剛出版，東京，2017

35) 影山任佐:犯罪学と精神医学研究　Ⅱ. 金剛出版，東京，2017

36) Kageyama J:Promoting "Comprehensive Criminology" and "Integrative Criminology". Acta. Crim.Japon., 84: 2018（in press）

37) Kohut H:The Analysis of the Self.International University Press, New York, 1971（水野信義，笠原嘉監訳，近藤三男，滝川健司，小久保勲訳:自己の分析. みすず書房，東京，1994）

38) 小林直樹（編）:総合人間学の試み—新しい人間学に向けて—.学文社，東京，2006,

39) Léauté J:Criminologie et science pénitentiaire. PUF, Paris, 1972

40) Lilly, FT Cullen & RA Ball:Criminological Theory- context and Consequences（5th edition）. Dage, Thausand Oakes, London, 2011（影山任佐監訳　藤田眞幸・小林寿一・岩井宜子等訳）:犯罪学— 理論的背景と帰結—. 金剛出版，東京，2013）

41) Maguire M, Morgan R, Reiner R:The Oxford Handbook of Criminology. Oxford University Press, Oxford, 2007

42) Maruna Sh:Making Good-How Ex-convicts Reform and Rebuild Their Lives-. american Psychological Association,Washington, D. C., USA, 2001

43) 三木　清:哲学的人間学（1935）. 三木清全集18巻，岩波書店，東京，1968

44) Scheler M:Die Stellung des Menschen im Kosmos（1927）（亀井裕・山本　達訳:宇宙に於ける人間の地位（シェーラー著作集[13]，白水社，東京，2002

45) 杉原保史:総合的アプローチによる心理援助，よき実践家を目指して. 金剛出版，東京，2009

46) Wachtel PL:From eclectism to synthesis: Toward a more seamless psychotherpiutic integration.Journal of Psychotherapy Integration 1（１）:43-54, 1991

In Search for Anthropologie: Psychiatry and Criminology

Prof. Dr. Jinsuke KAGEYAMA (MD., Ph. D.)

President of The Japanese Association of Criminology, Professor Emeritus of Tokyo Institute of Technology

Since World Congress in Kobe[24], I have advocated constructing "Comprehensive Criminology" (CC) and "Integrative Criminology") based on science and anthropology. I defined the modern criminology as "Comprehensive Criminology" that is consisted of three approaches (pluralism/eclecticism; multidisciplinary, multidimensional and multi-elemental) whose unified perspective is pluralistic anthropology [Table 1]. I defined "Integrative Criminology" as, Integrated Theory/Practice·Integrative Anthropology [Fig.1]. It, I think, could be derived from the Comprehensive Criminology and the relations between comprehensive criminology and integrative criminology show a spectral shift [Fig. 2]. The integrated theories of crime are consisted of the partial (bio-social, psycho-social) and the global (bio–psycho-social) ones.

On the other hand, I reformulate French psychiatrist Henri Ey's integrated theory of psychiatry, Organo-dynamisme[2] as Organo-psychodynamisme. Ey thought that human being is the evolution of organism, and the mind and the body are the two ends of the one organic spectrum structure. Ey perceived human brain as the organ of freedom and psychic disturbance is the pathology of freedom. I try to create one model of integrative anthropology from ontology of the Organo-psychodynamisme as Anthropologie organo-psychodynamique (organo-psychodinamic A.). With Ey, We think that for man, genetic program is necessary and determined by nature; the second program, that is an existential program decided by himself is very important for human existence. Hirschi's social bonds[7, 11] and Maruna's script model[42] could be the effects of decisions of human existence. How to do against the adversity of life is one problem of his existential decision. This is also a script change (Maruna) of his life. The orgno-psychodynamnic anthropology as one model of integrative anthropology is the basic perspective of integrated theory of crime.

I[36] propose organo-psychodynamic treatment as a model of Psychiatric Treatment Integration (PTI) which is integration of physical (drug), psychological and social therapies. One important component of PTI is the integrative approaches to psychotherapy[1,5,45,46] one of which is common factors approach (Frank & Frank)[5]. Common factors model could improve demoralization and promote self-control[5]. The improvement of demoralization could promote Maruna's script change and Hirschi's social bonds. Furthermore, social therapy and support could promote social bonds. They could collaborate to prevent crime and promote desistance from criminal life. My model of integrated theory, PTI and orgno-psychodynamic anthropology could construct a model of integrative criminology [Fig. 3-2].

Key words: comprehensive criminology, integrative criminology, anthropology, organo-dynamism, organo-psychodynamism, psychiatric treatment integration (PTI), common factors model of psychotherapy.

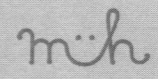

効果的な援助、治療について

渡辺久雄

愛知みずほ大学大学院教授・愛知教育大学名誉教授
東海学園大学名誉教授・日本実存療法学会顧問

精神的心理的援助、治療について、数多くの学派、立場が現存しているが、効果的援助や、治療をしていると率直に言えるのはどのくらいあるだろうか。

4本の柱を立てて論ずるが、Iは筆者が、大学、大学院でどのような仕事をしてきたかについて述べる。それは、高校までの教員は先人の業績について話すが、大学の教員は、それに自分のやった仕事を加えて、学生に講義をするからである。IIはどのように、精神療法研究をしてきたかについて。IIIはその研究成果を基に、治療した5症例。IVは結論である。

I

愛知教育大学1971（昭和46）年6月〜2001（平成13）年3月

大学赴任前の県立病院での薬物依存の治療経験を報告。[1] 24歳男性、大学中退し無職。18歳ごろから睡眠導入剤ハイミナールを常用し始め、同薬12錠とビール1本半ほど飲み、運転事故を起こし、同乗者死亡。1年半の刑をうけ仮出所後1週間で同薬をのみ始めた。入院治療は難渋したが、「治そうと考えてくれてのことだから、反抗的な態度や治療をはかどらせないような行動はとらないようにしようと思った。ほのぼのとした嬉しい気持ちになった」と言う。これが顕著な治療的変化である。退院後、着実な生活をした証として、長男は医師になった。

『大学生のためのメンタルヘルスI』[2] は、精神健康を実体概念として把握したので、それを中心に、青年期の基本問題として、性と自殺をとりあげ、故沢田氏と鈴鹿氏に、6章のうち1章ずつ書いてもらった。

『大学生のためのメンタルヘルスII』[3] は、現代社会の諸相、子どもの8症例、大学生の10症例、大人の8症例を挙げ、その症例から教えられることを示し、精神健康と精神不健康の其々のレヴェルを明示した。

精神療法の展開期における一治療的実践[4] については後述する。

①人間という素晴らしい賢さと、驚くほどの愚かさを併せ持つ多元的存在に対して、一つの理論に基づく精神療法のみでは通用しないのは当然である。②病者、クライエントが少しでも納得できる効果的な援助、治療をしたいという問題意識のもとで開発したのが、多角的課題解決療法（以下DTOPと略す）であった。従来の精神療法では、治療不可能と思われた2症例について、DTOPによる治療報告をした[5]。

学生時代に発症した心身症の2症例の10年後の予後を調査し、①挫折は成長、発展の礎となりうる。②身体症状として表出されている無意識レヴェルの意味の治療的活用を指摘した[6]。

東海学園大学2001（平成13）年4月〜2011（平成23）年3月

DTOPの成立のプロセスと、その実際について述べた[7]。

よく生きるヒント[8] は、知っておきたいメンタルヘルスの基礎知識、新しい基本的論理規範の提唱、自己理解の重要性、よく生きるためのキーワード、よく生きるとはについて、45ケースを挙げながら論じた。

精神療法における「劇的な」治癒機転[9] については後述する。

今どきの大学生として、アニメ、ゲームに夢中になることで、仮想的幼児的万能感、有能感が生成され、それが対人関係をはじめ、現実の諸問題への対処を困難にしていることを指摘し、大学生へのミクロ的、マクロ的対策を提案した[10]。

円形脱毛症、過換気症候群、神経性過食症に対して、DTOPにより3課題ずつ提起された治療過程と治療結果について述べ、心身症に対するDTOPの意義として、①多面的問題を持つ心身症者に対して、一人の治療者のみで治療可能、②症状の改善のみでなく、精神健康の増進が可能であることを指摘した[11]。

愛知みずほ大学大学院　2011（平成23）年4月〜2018（平成30年）3月

従来の精神療法では治療がきわめて困難と思われた2症例を含めた学生の5症例について、DTOPによる治療過程を詳細に報告し、転帰についても述べた。近年メンタルヘルスの基盤として、睡眠、休養、過労防止が指摘されているが、それに自己発見を加える必要があるとした[12]。

なぜ精神療法は効果があるのかについては後述する[13]。

なぜ精神療法は効果があるのか、その解明プロセスとその結論について述べた[14]。

DTOPが日本人になぜ効果があるのか、日本文化の観点からの考察は後述する[15]。

Ⅱ

精神科医になって間もなく、精神療法の素晴らしさを教えてくれた、27歳の男性に出会った。彼は「人が変な目で自分を見る。頭がボーッとして何もする気がおきない」と訴え、統合失調症として入院し、インスリンショック療法、電気ショック療法、薬物療法を受けたが改善せず、退院して2週に1度の外来通院以外は、家で寝たきりの生活であった。治療関係の持ち方に典型的な統合失調症と相違するように思われたので、入院を勧め入院した。十分な時間が提供されるなかで、彼は過度な性的体験について語り始めた。高卒後、よく街娼と遊び、同居していた親戚の女性と関係を持っていたが、その女性が家を離れてから、自慰行為にふけるとともに、主訴が出現してきたことが判明。しかし、終局的治療能力は治療者にあるという心的態度が明らかになった。しかし、治療同盟の主役は、治療者ではなく病者自身であることを感動的に認識したことにより、治療は一挙に進捗し、「本能が理性を押さえていたが、これからは強い理性を持つことにより、本能を押さえつけコントロールできると思う」と言って退院、その後、タクシーの運転手となった[16]。

頭部外傷後の外傷神経症で根底に脳症をも否定できない2症例が、やはり感動的体験後に、新たな＜あゆみ＞を可能にしていった[17]。

1966年（昭和41）年、第63回日本精神神経学会総会でのシンポジウムの一つは、精神療法における治癒機転であった。シンポジストの一人として、前述した病者が治療同盟を自らリードしなくてはならぬと感動的に自己決定する体験を、治療的一致協働体験と名付けて、そのための治療要因5つを報告した[18]。

治療対象を神経症に限定し、治療的一致協働体験に重要な治癒機転が内在しているとして、それが生起する4つの治療状況と、その治癒像には、共通して自己理解の深化、問題解決能力の育成、豊かな対人関係の構築があることを示した[19]。これが学位論文である。精神健康を仮説概念ではなく、実体概念として認識したのが、メンタルヘルス活動の原点となった。

その後、精神療法関連の学会の運営委員、編集委員となり、論文を提出したら、その学会の有力者が、「渡辺さんの論文は私が見る」といった。査読者の一人がOKと言っても、彼はノーと言い続けて、「水曜日の夕方から（東京で）研究会をやっているから」と告げたので、決然とその学会を去った。

顕著な治療的変化を生起させる、治療的一致協働体験は、野球で言えばホームランで、そんなにでるものではないので、ヒットに相当する着実な治療的変化に注目するようになった。

病者、クライエントの病態レヴェルとともに、＜何を求めているか＞＜どのような問題があるのか＞の把握につとめ、その精神的心理的問題から、当面の治療目標を課題として設定し、病者、クライエントが、その課題を受け止め、担い、治療についての責任を分担していくことを課題協働体験とした[4]。

一つの課題が解決されると次の課題が示され、治療終結までに数課題が提示される。課題が解決されるにつれて、治療同盟は強固となり、病者、クライエントが主体者となってゆく。従来の精神療法では、治療はほとんど不可能であった2症例を提示し、課題協働体験を積み重ねていく治療法をDTOPとして報告した[5]。

治癒機転の解明は難渋したが、成田に精神分析学会会長講演で、精神神経誌の治癒機転についての第2報[19]をとりあげてもらったので[20]、拍車がかかり、顕著な治療的変化が生起して、治療終結後30年以上経過した5人を調査したところ、治療前とは別人のような生き方をしていることが確認されたので、劇的な治癒機転を構成する、次の5つの治療変化を明示した。[9] ①情動覚醒、②治療者への共感、③共感に基づく自己省察、④治療者との問題意識の一致、⑤治療者について意識変革。

Fonagy[21]は、他者の心を読み取って、ひるがえって自分のことを考えることを、reflective function と言ったが、これは前述の②と③に該当し、提起された課題を受けとめ、担い、解決してゆく課題協働体験をしてゆくことは④で、強化された治療同盟を病者がリードしてゆくことで⑤が可能になり、自己効力感を高めて、生活上直面する様々な問題を対処してゆくCoping functionが育成されてゆく。精神療法が病者、クライエントを別人のごとく新生させる効果があるの

は、上述した2つのfunctionを生起させるからである[13] [14]。

DTOPが、なぜ日本人に効果的か、土居[22]の甘えなどを含めた日本文化の観点から考察した[15]。

Ⅲ

A　26歳　男性　大学院生　心身症

大学院博士課程終了までに論文を2つ書かないといけないが、一つは書けたが、もう一つが書けない。大企業の面接もある。最近ストレスがかかっているので、動悸、発汗、胸やけが続いていると浮かぬ顔で来院。性格は几帳面、神経過敏、頼まれると断れない。こだわりとずぼら。軽い抗不安薬を処方し、「自分を知る良いチャンスだね、自分についてよく考えてごらん」という課題を与えた。2日後、別人のように、ニコニコ笑いながら入室。「面接通りました」「この5年間に、バランスを崩してゆく何人かの先輩がいたので、自分に強がって生きてきたが、自分について考えよと言われ、弱い自分を受け入れた方がよいかなと思った」。3週間後、「大企業に本決まり」「他人に寛容になった気がする」。4回の面接で治療終結。

B　26歳　男性　会社員　うつ病

大学院修了し、入社して3年目。来院1か月前から、仕事でのケアレスミスが多くなり、何もする気がなくなった。朝特に気分が悪いので、出勤したくないと訴えて来院。性格は、真面目、几帳面、凝り性、責任感が強く、完璧主義という。うつ病の為、1か月間の休養、加療が必要との診断書を書く。（2）「仕事を押し付けられることが多かった」完璧主義のマイナス面を考えて欲しいという課題を提示。（3）「寝つきが悪い」と言うので、眠剤を少し変更。（4）「眠れる」「（完璧主義のプラス面は）何事も手を抜かない、（マイナス面は）こなせなかったときの反動が大きい」「プライドが高いので、無茶をしてもやる」。（6）「（マイナス面は）失敗するのが厭」「失敗への対処の仕方が分かってなかった。人に相談することが必要」。（8）「仕事を背負い過ぎた、無茶しすぎた」。（9）大分回復してきたが、まだ1か月休養、加療が必要という診断書を書く。（10）「自分のできること以上のことをしようとした」。（13）「0から一気に100までしたかった」「これからは適切なホーレンソウ」。（15）「仕事をつめこみすぎた」初診後55日で復職可能の診断書を書く。（18）「会社の規約ですぐ戻れない」。（20）「完璧主義の良い悪いを把握してなかった」「自分の力以上のことを一人でしようとした」「これからは上司と相談して、出来ることをできる範囲でやってゆく」。（22）「会社は早い復

職に驚いている。休憩も午前、午後とうまく取るようにしている」、週大体2回通院し、3か月半で治療終結。

C　40歳　男性　会社員　適応障害

Cについては以前に報告した。[13]有名大学を卒業し就職。真面目に仕事をしてきたが、X-7年、仕事がたまり、上司から厳しく言われ、食欲不振、不眠、軽い希死念慮もあり、4か月休職。復職当初は仕事量は半分だったが、X-5年、2人でやっていた仕事を一人で始めた。X-3年、関連会社の社長から仕事上融通が利かないなら、お前を殺すぞと脅され、上司からも厳しく言われ、人と話すのが怖くなり、食欲不振、不眠、うつ状態、希死念慮もあり休職した。主治医はうつ病として、抗うつ薬6種類1日22錠、眠剤2錠を処方していたが、2年経過しても無気力状態は続いていた。X-1年、主治医から復職に備え人と話すのがよいと言われ、カウンセラーと面接するようになった。8か月面接したが、時間を間違えたり、来なかったり、復職の意欲は伝わってこなかった。大量の薬物を服用し、休職満了期限まで2か月半しかないので、会社はCさんの復職は無理だと考えていた。しかし、カウンセラーはなんとかできないかという気持ちで、筆者に診察を依頼した。

（1）「コミュニケーションが怖い」「関連会社の社長から、バカヤロー、殺してやると言われ、上司との間でサンドウィッチになり、死のうと思うくらいだった」と弱々しい表情で述べる。主治医はうつ病としての病状が改善しないので、薬がどんどん増え、驚くほど大量になっていたが、ストレッサーが明確であるので、適応障害と診断した。強迫傾向があることが明らかになった。第1の課題は、殺してやると言われたときにどんな受けとめ方をすればよかったか考えておくことであった。それと毎回3～6錠飲んでいた抗うつ薬1錠のみにすること、そして30分は歩くように伝えた。1週間後（2）「気分はまだ変わっている感じがない」と言うが、軽い微笑を見せる。「殺すぞと言われたとき、軽い冗談ぐらいに思っておけばよかった」。第2の課題はコミュニケーションがなぜ怖いかを考えることであった。薬は夜だけ軽い抗うつ薬と眠剤1錠ずつ、1時間は歩くように勧めた。1週間後（3）「学生の頃は無理なことを言われたとき、笑ってはぐらかしたが、X-8年頃予想外の怒られ方をした、怖くなって全部の期待に応えないといかんと自分を追い詰めたが、相手によって使い分けが必要」。第3の課題は苦手な人とどう付き合うかを考えることであった。3週間後（4）「薬はのんでない、1～1.5時間歩いている」「苦手な人には気にしないようにするしかない、皆か

ら良く思われたい気持ちがあった」。2週間後（5）「人からの言われ方が恐怖だったが、気にしないようにする」「我慢が足りず、逃げ出していた」。3週間後（6）「開き直った感じ、休職の原因、原因への対処を整理できた」「周りの目を異常に気にして、仕事を抱え込んでいたが、上司に相談して一つずつさばいていけばよかった」「（殺すぞと言った男について）そういう人は居ますよね、自分はダメと思っていたのが薄らいできた」。1日24錠のんでいた抗うつ薬と眠剤は服用しなくなり、無気力、注意散漫は改善し、なぜ休職したかについての理解が可能になったので、本人に若干の不安はあるが、復職可能と判断、退職直前に復職できた。治療終結して8年経過したが、役職も上がり、元気に勤務している。

D　19歳　女性　学生　思春期妄想症

以前、Dについて報告した。[12] 17歳の時、授業中に本人の視野に入ってくる人を不快にするという加害妄想を持ち始めた。その妄想の為講義中でも視野に入る学生を苦しめていると悩み、悲観的となり希死念慮を持っている。生きているという実感がないと言う。入学後苦しいので、精神分析的精神療法を7回うけたが、貴女は男性に興味あることを打ち消しているという解釈が症状に何の関係もないと思って治療を止めたと言う。「私の視野に入ってくる人が気分を悪くするので死にたい」と硬い表情で訴える。弱々しい外観。「大学入試の時は横髪を垂らしていたので合格できた」「入学後、講義の時に自分の視野へ入ってくる人が落ち着かずイライラして苦しんでいるように見えるので申し訳なく、生きている感じがしなくなった」。第1の課題はカタルシスの体験であった。ここでは何を話しても良い、どんなことでも思ったことを話しなさいと言われ、Dさんは苦しみや悩んでいることを心を開いて話すことによって落ち着いてきた。「他人が話しているのを聴くと、自分のことを話しているんじゃないかと思ってしまう」と言うので、錯覚しやすいところがあるのではないか、そこを考えてみようというのが第2の課題となった。「嫌われたと思っていた人が話しかけてきて驚いた」「人が見ている気がして、そちらを見たら見ていなかった」「どうも自分は、ちょっと敏感なところがあるんじゃないか」と日常体験を通して気づいてきた。理解のない両親への陰性感情を表明する中で、家で父親が視野に入ってくるとソワソワするが、母親はそうではないと言うので、視野の影響が相手によって違うのはどうしてだろう、これを考えてみようというのが第3の課題となった。「嫌われることを恐れている人には視野の影響が多い」ことに気付

くとともに、父親への強い陰性感情を表明した。そこで両親との関係を考えてみるというのが第4の課題となった。父親にひどく怒られ家出したことが数回ある。「私が口答えすると、父が私の首を絞めたので、父を殴り殺してやりたいと思った」と考えられない過激な言葉が出てきた。「両親が私の憂鬱な気分の原因だったと言ってやりたい」と両親への陰性感情を明確に表明するようになった。本人が心配していた教育実習を無事終えることができ自信を持った。最後の課題は、性格上の問題点であった。「錯覚しやすい、受け身的だがプライドが高い」「一つの失敗ですべてがダメだと思ってしまう」「以前、自分は他人の視線を意識し過ぎて、迷惑をかけているのでないかという思いが強くなって、どんどん悪循環になり、心配し過ぎていた」。あれだけ嫌悪していた父親を、欠点を持った人間として受け入れるようになり、自分が何か人のためにできないか考えるようになった。卒業して養護学校に非常勤として勤めるが、体力的に無理だと考え、合格がきわめて困難な試験に挑むが不合格となり、会社に勤めそこで知り合った人と結婚した。

E　64歳　男性　無職　不安障害

高卒後、工場で働くようになったが、「人の視線が気になる」と訴え来院。治療の結果、「不自然にふるまって窮屈になっていた」「視線が怖かったのは、人からどう見られているか気になったから」と言えるようになり、治療終結。30数年ぶりに来院。63歳まで働いて退職したが、妻と一日中顔を合わせるようになり、妻から「自分勝手」「お金に執着している」と、繰り返し言われるようになって、精神的に不安定で、不安な気持ちが強くなったと訴える。2回目の診察の後、薬局で、処方された薬の2分の1の量はあるか、4分の1の量はあるかと、くどく尋ねているとのことなので、入室してもらい、「良いと思って処方しているが、それが不満なら、ここで診る必要はないから、他の病院へ行きなさい」と告げた。彼は驚いた顔をして退室。4週間後、ニコニコしながら入室。「自分はつくづく自分勝手な人間だと分かった」「人のことを全く考えなかった」「人のことをまず考えるようになったら、何やっても楽しい」「生きてこんな時が来るとは思わなかった」「朝、名古屋の方を見て、渡辺先生守ってください、夕方、無事終わりました、ありがとうございました。と先生を拝んでいる」と言う。その後、「価値観が変わった、お金より人との絆を大事にする」と言っている。

以上の5症例に共通しているのは、Fonagy[21] が指摘した、他者の心を読み取って、ひるがえって自分の

ことを考えるreflective functionと、問題に直面した時に対処してゆくcoping functionとが生起していることである。筆者には、故人となった2人の反面教師と3人の先生がある。教育分析をしていただいた元精神分析学会会長、故山村道雄先生、適切な助言をいただいた元九大総長、故池田数好先生と3人目は患者さんである。

Ⅳ

結論として、3点を挙げたい。

1　精神療法、心理療法による効果的な援助、治療は、それが病者やクライエントに、reflective function（自他理解機能）とcoping function（対処機能）とを生起させたとき、可能になる。

2　DTOPの特徴は、①病者、クライエントに治療責任を分担させる。②治療者に依存しにくい。③自己理解を進捗させる。④対処能力を育成する。⑤上述した2つのfunctionを生起させる。

3　今大会のテーマ「大学教育とメンタルヘルス支援上の課題について考える」のキーワードとして、①自己理解、②他者理解、③対処能力を指摘したい。

引用文献

1）渡辺久雄. 薬物依存の治療経験. 精神経誌　1974：76：415-423.

2）渡辺久雄. 沢田丞司,鉅鹿健吉　大学生のためのメンタルヘルスⅠ　医歯薬出版　東京1985

3）渡辺久雄. 大学生のためのメンタルヘルスⅡ　医歯薬出版　東京1990

4）渡辺久雄. 精神療法の展開期における―治療的実践―　精神療法1992：18：335-341.

5）Watanabe,H. Therapeutic experience of diversified task – oriented psychotherapy in Japan　Int J Psychother 1999 4：205-211.

6）渡辺久雄. 大学生のメンタルヘルスと心身症 心身医学2000：40：229-235.

7）渡辺久雄. 多角的課題解決療法―成立のプロセスとその実際　精神療法　2002：28：53-60.

8）渡辺久雄. よく生きるヒント―45ケースから学ぶ　朱鳥社　東京2003.

9）渡辺久雄. 精神療法における「劇的な」治癒機転―長期予後調査によるその検証　精神医学2005：47：187-193.

10）渡辺久雄. 今どきの大学生―健康管理の視点から　CAMPUS HEALTH 2009：46：3-8.

11）渡辺久雄. 心身症と多角的課題解決療法　精神療法　2009：35：371-376.

12）渡辺久雄. 忘れられない学生たちと多角的課題解決療法　精神療法　2012：38：245-251.

13）渡辺久雄. なぜ精神療法は効果があるのか　精神療法　2013：39：579-586.

14）渡辺久雄. なぜ精神療法は効果があるのか―解明のプロセスとその結論 全人的医療2014：13：15-24.

15）Watanabe,H. The effectiveness of Diversified Task – oriented Psychotherapy in Japan J Psychother Integr 2015：25：267-274.

16）渡辺久雄, 伊藤克彦. Hebephrenie を疑われた神経症の症例研究　精神経誌　1965：67：384-385.

17）渡辺久雄, 伊藤克彦. 外傷神経症治験例にみられた治癒機転　精神経誌　1965：7：1258-1259.

18）渡辺久雄. 精神療法における治癒機転に関する一考察（第1報）精神医学1967：9：243-247.

19）渡辺久雄. 精神療法における治癒機転に関する一考察（第2報）精神経誌1970：72：32-60.

20）成田善弘. 共感、解釈、自己開示：他者と出会うということ　精神分析研究 2003：47：225-232.

21）Fonagy,P. An attachment theory approach to treatment of the difficult patient Bull Meninger Clin 1998：62：147-169

22）Doi,T. The anatomy of dependence International Kodansha Tokyo 1971.

大学院生、研究者に多く見られる高機能自閉スペクトラム症者
― その診断と問題点 ―

小川豊昭

名古屋大学大学院精神健康医学・総合保健体育科学センター

1.　高機能自閉スペクトラムの天才たち

ここでは、ヴィトゲンシュタイン、フォン・ノイマン、ジュリア・クリステバなどを取り上げてみたい。(講演では他にも身近なノーベル受賞学者たちを取り上げたが、割愛する。)

まずヴィトゲンシュタインを見てみよう。ヴィトゲンシュタインはオーストリアの哲学者で論理学者である。彼は生涯孤独にさいなまれ自殺を考えていたが、彼の論理学は極めて独創的で思想界にインパクトを与えたといわれている。彼の思想の本質は、この現実世界は言語と論理の世界と等価だというものである。彼は、この世界に突然産み落とされた宇宙人、あるいは昆虫のようなもので、知能と道具としての言葉だけを持っているという状況と考えることができる。他者や共同体の中でその一員であるという感覚を一切持たない部外者である。その彼が、この世界をどう理解したらいいのかと苦闘したのが彼の「論考」などの論理哲学である。彼は、まったく一人だけが使用する個人的言語は可能かと思索しているが、彼の住む世界はまさにこの個人的言語の世界であって、たまたま周囲の人が使う言語でもあったというだけのことである。このようなあり方はまさに自閉スペクトラム者の住む世界を極端に推し進めたものといえる。彼は、若いころにノルウエー山小屋にこもって執筆した論理学に関する論文で学位を取得することを考え、ムーアを通して大学当局へ打診したことがある。しかし、規定によると、学位論文にはきちんと註が付いていなければならない(どこまでが先行する研究の引用で、どこからがオリジナルな研究かを示すため)。そのため、ヴィトゲンシュタインの論文は規定を満たさないので通過しないとの返事がムーアから寄せられた。ヴィトゲンシュタインは「どうしてそんなくだらない規定があるのか」「地獄へ落ちたほうがマシだ」「さもなければあなたが地獄へ落ちろ」とムーアを罵倒した。この一件でヴィトゲンシュタインは友人と学位を一挙に失い、取り戻すのは実に15年後のこととなる。ヴィトゲンシュタインは、哲学的問題を解決したと考え興味を失い、30代にはスイスの田舎で小学校教師となった。彼なりに一生懸命取り組み、熱心に教えたが、児童がルールを守らないと容赦のない体罰を加えたため、父兄から弾劾されて辞めざるを得なかった。彼自身に悪意はなく、正しいことをしたまでなのだろう。彼はこのエピソードにひどく傷ついたといわれているが、生徒や父兄にも深い傷跡を残したはずである。

次にフォン・ノイマンを取り上げてみる。ハンガリー出身の数学者でコンピューターの創始者と言われている。広島、長崎の原爆開発にもかかわっている。暗算と暗記にずぬけており、IQは300といわれている。当時の数学者が何か月もかかった問題を瞬時に暗算で解いたという逸話もある。私は、彼は高機能自閉スペクトラム者の一つの極限の姿を示していると考えている。これは、いわば衣笠のいう重ね着症候群の中で正常者の衣をかぶっているケースといえる。

衣笠の重ね着症候群とは、人格障害やうつ病と見えるケースで、長く精神分析的精神療法を行ってもほとんど変化のないものがあるという経験から見出された一群の自閉スペクトラムである。すなわちベースが自閉症でその上に他の人格障害のパーソナリティーが乗っているのである。いわばこの重ね着症候群の一つとしてベースは自閉症であるがその上に一見正常者のパーソナリティーが乗っているということである。ベースが自閉症者である場合、自然な自明性や共感や雰囲気になじむということがないのであるが、それを知的に補うことで正常者のようにふるまうのである。どのようにして正常者のようにふるまうかというと、二つのメカニズムが機能していると考えられる。

一つは、ふるまいのマニュアル化であり、もう一つは他者の気持ちのシミュレーションである。この二つともスムーズに機能するためには非常に高い知能が必要となる。自閉スペクトラムの採用するマニュアルとは、たいていはあまり精緻なものではなく、声を掛け

られたらニコニコしてうなづくとか自慢はしないとかいうレベルのものであるが、怒ったりせずニコニコしているとほとんどの共同体でいい人だということで受け入れられるものである。ただ、これでは夫婦などの緊密な関係はうまくいかないのは、当然である。一方の他者の気持ちのシミュレーションは、「相手の身になって考える」という仕方である。「相手の身になって考える」は正常者の他者理解ではないかと反論される方もいるかもしれないが、このように相手の立場に自分を置いてみてその状況を再現しシミュレートするのは自閉系の人のやり方である。正常者は、自分の子供が駆けてきて目の前で転んで顔面を岩にぶつけたら、自分の顔に激しい痛みを感じるのである。そこでの経験は、ダイレクトであることがわかる。ところが現象学の創始者であるエトムント・フッサールは、間主観性がどのように可能であるかを論じて、類比的対化という概念を提出している。これはそもそも人間が他者の主観を認識するのにどうしているかという議論で、自分を他者の位置においてペアを作り類比しているというのである。はっきり言って、こんな理論を作るということだけでもフッサールが自閉スペクトラム者であることがわかる。

さて、フォン・ノイマンに戻ろう。高校時代、彼は同窓生たちによるとみんなから好かれようと懸命に努力しており、いばるそぶりや自分の殻に閉じこもって周りを無視するようなことは無かったと報告されている。好かれようと懸命に努力というのは、思春期には大いにありうることであるが、そもそも雰囲気の読めない彼は仲間関係のやり取りを子細に観察して、こういう態度をされたときは、このように答えるというような精緻なマニュアルを作って蓄えていったと思われる。彼は、研究者仲間の中では、いつもジョークを連発して周囲には笑いが絶えなかったという。とても明るい良い人を演じていたのであるが、実際は、無数のジョークを暗記していて、連発していたにすぎないのである。実際、親密な関係である夫婦関係は破たんして離婚へ至っている。彼の伝記で注目するべきなのは、運動が全く駄目だったという点である。これは、多くの自閉スペクトラム者の特徴である。身体としての言語が自然に使えないのと同様に自分の身体を自然に使えないのである。とはいえ、身体を徹底して道具として使うことで超人的なレベルに達することもある。ロシアバレーのニジンスキーはそのようなタイプではないかと思う。それについては、ここでは詳しく述べない。

最後に言語学の天才、ジュリア・クリステバを取り上げてみる。ブルガリア出身で若いころは美人で有名なフランスの記号論、思想家、精神分析家である。難解で膨大な著書を表している。彼女自身は全く自閉スペクトラム的なところがなく、実に伸びやかな人である。しかし、二つの点で自閉との関連を指摘しておきたい。一つは、記号論について非常に難解な著書を書くという点である。単に頭がいいというだけではなく、記号論という無味乾燥なもので この現実世界をとらえることにそれほど熱中したという動機を疑うのである。先に言語学者に自閉系が多いことを述べたが、彼女についてもその印象を受けるのである。それは、彼女がしゃべるのを聞いたときの違和感から私が直観するものである。彼女は、話すときに自然な間合いとか抑揚がなく、完璧で非常に複雑なフランス語を機関銃のように話すのである。いかにも頭の回転の速い優れた学者という印象であるが、何か奇妙な印象を受けた。コンピューターが高速でデーターを打ち出している印象である。

もう一つここで述べたい点は状況証拠であり根拠のない結び付けであることをお断りしておきたい。クリステバは、フランスの前衛小説家のフィリップ・ソレルスと結婚して一粒種の息子がいる。すでに中年になっていると思うが、この息子は自分の排泄の世話もできない重度の自閉症であるという。これは、我々のもとに留学していたフランス人男子学生がかつてクリステバ家で子守のバイトをしていたことで教えてもらった事実である。ここで言いたいのは、勝手な推理であるが、小説家と記号論学者のカップルのどちらもが言葉と非常にかかわりの深い仕事であるのに、その子供が全く言葉を持たないという点である。すなわち自閉的遺伝傾向と言語の問題が両極端の形で出ていると考えると面白いと思うのである。ちなみに、クリステバが記号論を論じていたころは何か尋常でない複雑な論理を展開する人という印象があった。しかしその後彼女が精神分析に転向してからの著作ははっきり言って凡庸である。すなわち言語を情緒や感情という身体に結び付けた次元を扱うようになってからは自由を失ったといえる。

以上、自閉系の天才を取り上げて、そこで自閉スペクトラム者の特徴をいくつか取り上げて簡単に触れておいた。ここでそれをもう一度整理しておきたい。

＊ヒステリー性の欠如。面接がだめ。女性との関係が苦手。地味で暗い印象。離婚率は８割といわれている。

＊明るい子供のような印象。「くりっけろっ」という

直観診断。目がくりっとしていて、ケロッとした表情である。

＊言葉がうまく使えないか、あるいは、言語学に非常に興味を持つという言語との特異な関係。道具としての言語と身体としての言語ともいえる。

＊重ね着症候群の中の健康なパーソナリティーとの重ね着。ビオンなどイギリスの対象関係論者は人格の中の自閉的部分と健常な部分という言い方をして、どのような人にも両面があって健常者と自閉スペクトラム者との間にはなめらかな移行があると考えている。私は土台が自閉かどうかで断絶があると考えている。すなわちどれほど正常に見えても土台が自閉の人たちがいるということを指摘したい。特に研究者などの知的に優れた人に多く見られることも指摘しておきたい。

＊健常者を装う自閉スペクトラムの二つの戦略として、マニュアル化とシミュレーションのあることを述べた。すなわち自然な自明性がないので、状況ごとに細かくやり方を記したマニュアルを作るというやり方で代わりにするのである。ブランケンブルグの「自然な自明性の喪失」という著書はあまりはやらなくなったが、この事態はまさに自閉スペクトラム者の住む世界のことである。自明性とは、ほんのちょっとした普通なら当たり前にわかる些細なことというがそれをマニュアル化すると膨大な量のものとなるのはわかるであろう。ちなみに、私の考えでは、自閉スペクトラム者では超自我が存在せず、マニュアルがその機能を果たしているようである。そのためどれほど正常にふるまい正常者のように見えても、このタイプの人の精神分析を行うと全くうまくいかない。無意識がないのである。無理に行うとそのような表層の正常者のパーソナリティーがはげ落ちて、患者は自分が全く他の人との結びつきのない異質な存在であり身動きもできない、土台のない奈落の底に落ちるような体験をすることになる。すなわち正常を装っている自閉スペクトラムには精神分析は禁忌である。ではどうすればよいか。権威的にしつけるようにするか、あるいはほめて育てるである。この点については、また後に述べる。

2．自閉スペクトラム者のいくつかの例

　講演では、私自身が治療にかかわったケースを下記のタイトルで話した。いずれも興味深いケースであるが、プライバシー保護のためにタイトルを挙げるにとどめる。題から少しは内容を想像できるであろうか。

a．世界をシステム化する研究者

b．装置を子供たちと呼ぶ女性研究者

c．漢字が読めない研究者

3．実際のトラブルケース

a．ホテルで女性学生にテレビドラマの場面を演じたD教授

b．気が付くと学生を殴っていた准教授

c．ストーカーの研究員

d．同僚の不正を追及し続ける教授

e．上司の言葉で傷ついたと執拗に賠償を求める女性研究者

f．脈絡のない人生を送る高学歴女性

4．結論およびまとめ

　以上、ここで取り上げた自閉スペクトラム症者たちは、実に様々でこれらをひとくくりにするのは難しいと思われるかもしれない。しかし、すべてに共通する独特の印象がある。これを言葉にするのは難しい。人間的厚みがなくしばらく診察をしてなじんでくるとへばりついてくるのである。また治療を続けても全く変わらないというのも特徴であろう。人間的なやりとりの後でも成長するということがないので、治療者としては徒労感を感じる。

　すぐに上で述べたケースIさんでは、「お前の責任だ」という言葉を何の疑いもなく真に受けて、自殺しようとしている。このように言葉を真に受けてトラウマへと至るし、女子学生を誘惑してケロッとしているD教授も、厚顔無恥のようでいてよく見るとどこか素直で裏のない子供のような憎めない性格である。彼らはいわゆる厚顔無恥というあり方の正反対といえる。すなわち自閉スペクトラム症の人たちは実にいろいろな表現型を取るが共通して言えるのは、面の皮が全く薄いということであり、他者の言葉が直接に貫いて傷つけるのである。この皮膚の薄さとまた人格の厚みの無さや裏の無さがまた一つの特徴である。

　次の特徴は、いったん思い込むと訂正不能という点である。それが強く出るとパラノイアのようであるし、ある対象に固着するとストーカーとなる。我々の経験した範囲では、ストーカーは、いずれも重大な結果をもたらし、自殺もすでに数例ある。いずれにせよ、自閉スペクトラム者は、訂正不能性を示しているのがわかると思う。これは、他者と意味のある相互作用がなく、自閉的唯我独尊の世界に住んでいるからである。他者との本当のかかわりがないので、他者から影響を受けて変化するという健常人では可能なことが不可能になってしまっているのである。他者との関りから学

んだり変化したりしないというのは、彼らに裏がない、あるいは心的空間がないというのと同じ事態の違う表現といえる。彼らには、心の広さすなわち矛盾をしまい込む空間がなくて、すべてが整合性の世界に生きている。整合的で矛盾のない体系には動きがない。変化の可能性がないのである。すべてが整合的な死の世界として最初から表に出ているともいえる。甲殻類型自閉スペクトラムの殻とは、整合的論理の殻のことで有り、不動の硬さがある。

　彼らにとって他者が主観を持って存在しているということが直観的には、感じられない。我々という共同主観の流れには入っていないため、いつの間にか排除されているのである。彼らにとっては自分自身に奥行きがないのと同様に他者にも奥行きがなく、社会的なレッテルや役割として存在している。ただ、密着するあたたかな存在としての他者も求めているので、他者とのつながりのない孤独を苦痛に感じることもある。また彼らは、まなざしを避けたりあるいは異常に見つめたりして、話す。それは、他者の存在が目に見えるだけの平面的な存在であるのに対し」、他者のまなざしの奥には得体のしれない暗黒を感じるからである。他者が怖いのは、こういう心理によると思われる。まなざしは、心の窓と言われたり、「目は口ほどにものを言う」ということわざにもあるが、人間は想像以上にまなざしによるコミュニケーションを行っている。場の雰囲気もまなざしによって伝わる。人は、まなざしによって集団無意識にちょうどコンピューターがネットに繋がるようにログインしている。

　正常者と自閉スペクトラム者が連続的なのか、断絶しているのかについて、私は、断絶していると考えている。ただ表にはほとんどわからない全く正常に見える自閉スペクトラム者もいるので、そのようなケースを含めるとおそらく人口の10から20パーセントが、ベースに自閉構造を持っていると思われる。それほど一般的な自閉性というものをわざわざ取り出して診断する理由はどこにあるのか。それは、抑うつにせよ不安発作にせよ神経症にせよ、ベースに自閉性がある場合は、いずれも慢性化して治療が困難である。慢性抑うつ一つをとってもこういう理解があると対応がしやすいといえる。

　遺伝性について、一言述べておきたい。私は教職員の診察で年間60人ほどの新患を見ている。その中で子供の相談というのもあり、ここ数年の子供の相談のケースのほとんどは自閉症かその関連の疾患である。ここ数年のケースですぐに思い浮かぶものだけで、5例ある。優秀な先生で実は子供が自閉だと打ち明けられたこともあった。研究マインドと自閉スペクトラムの素因が関連しているのは間違いないと思われる。

学生支援に内包される発達障害学生支援

堀田　亮

岐阜大学　保健管理センター

1　はじめに

　発達障害学生支援では、合理的配慮の提供という言葉からも、どこか"特別なこと"の必要性がイメージされやすい。しかし、発達障害学生支援と（障害のない）学生支援は果たして別物なのであろうか。この点について、本シンポジウムでは、「発達障害学生支援は特別なことなのか」、「発達障害学生支援の土台、基盤となるものは何か」、「発達障害学生支援では、どこまで（誰まで）が支援者か」、そして「発達障害学生支援と学生支援は別物か」という4つの問いを立て、2つのトピックを基に論じた。なお、本稿の内容に関係する利益相反はない。

2　岐阜大学の発達障害学生支援の現状と体制

1）岐阜大学の障害学生支援の現状

　日本学生支援機構が実施している「障害のある学生の修学に関する実態調査」によれば、本学で支援を行っている診断書無で配慮を受けている発達障害傾向のある学生数は平成28年度が15名、平成29年度が13名、診断書有の発達障害学生数は平成28年度が3名、平成29年度が14名となっている。同様に、精神障害学生数は、平成28年度が55名、平成29年度が81名となっており、全体を通して精神・発達障害に関する支援学生は増加傾向にある。

2）学生支援体制

　これまで岐阜大学では、保健管理センターが発達障害学生の支援の中核を担ってきた。現在は、精神科医（准教授）、臨床心理士（助教）と、2名の非常勤臨床心理士が学生の支援にあたっており、修学に困難を抱える発達障害学生本人の相談のみならず、授業担当教員、指導教員、学生の保護者へのコンサルテーションの機会も増えている。障害者差別解消法が施行された2016年以前より、日々の支援の中で、診断の有無に拘わらず、発達障害およびその傾向のある学生を支援し

てきたと言える。

　2014年8月には、障害学生支援室が設置され、現在では、常勤、非常勤各1名の支援員と、2名の事務補佐員が、発達障害を含む障害のある学生の支援にあたっている。2016年度からはサポートルームを通称として用い、学生が利用するにあたっての敷居を低くしたため、支援件数は設置当初に比べ、格段に増加している。

　一方で、医学、心理学をベースとした支援を行う保健管理センターと、教育学をベースとした支援を行う障害学生支援室とで、バックグラウンドの違う専門家が増えたことにより、支援の連携と棲み分けができるようになった。両者は常日頃から情報交換・共有、連携・協働体制ができており、同時並行して利用している学生も増えている。学生にとっても支援の入口（窓口）が増えたことで、より支援へのアクセスがしやすくなったという恩恵があると考える。

3　「日本の高等教育機関における障害学生支援に係るリーダー育成海外研修事業」から得た学び

　発達障害学生支援を行う上で、土台や基盤となる考え方にはどのようなものがあるであろうか。ここでは、著者が経験した海外研修での学びを基にまとめる。

1）研修の概要

　著者は、2016年10月24−28日、米国マサチューセッツ州ボストンにあるマサチューセッツ州立大学ボストン校地域インクルージョン研究所（Institute for Community Inclusion; ICI）で開催された「日本の高等教育機関における障害学生支援に係るリーダー育成海外研修事業」に参加し、研修を受ける機会を得た。審査により全国から3大学が選出され、各大学2名の計6名が研修に参加した。本事業は、日本財団からの助成金によって実施され、全国高等教育障害学生支援協議会（Association on Higher Education And

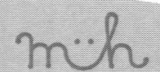

Disability Japan; AHEAD Japan）がプロジェクト・パートナーとして参画している。

研修内容の詳細は別稿[1]に譲るが，研修での講義や現地の専門家とのディスカッションは，驚きと刺激に溢れ，発達障害学生の修学支援を考える上で，大変有意義であった。そこで，本稿では学びのユニバーサル・デザインの導入，セルフ・アドボカシー能力の構築の観点から，発達障害学生支援の在り方を述べる。これらは，研修を受けて本学が策定，実践しているアクションプランにも組み込まれている。

2) 学びのユニバーサル・デザインの導入

研修では，ユニバーサル・デザインとは，配慮の必要性なしに，可能な限り全ての学習者が利用できる学習環境を計画，設計することと学んだ。例えば，全ての資料をデジタル・フォーマット化すること，口頭と書面といったように複数のチャンネルを用いて資料を提示すること，視覚的に情報が弁別できるように色分けシステムを用いることなどが挙げられる。

ここで大切とされているのは，すべての学習者が利用できること，デジタル化されていること，柔軟性があることの3点が網羅されていることである。そして，発達障害学生支援におけるユニバーサル・デザインを考える際は，発達障害学生が学びやすいような特別な環境を提供するのではなく，"すべての学生が利用可能な良い環境・教育"を提供し，学ぶことへの平等なアクセスを保証することが肝要である。つまり，すべての学生が学びやすい教育環境を提供できれば，それは自ずと発達障害学生にとっても学びやすい教育環境になるという発想であり，更に発展させるのであれば，その環境には情報の選択肢があって，自身の特性に応じて学習者が選択できることが望ましい。

本学では，学びのユニバーサル・デザイン導入に向けた学習会，研究会の立ち上げをアクションプランの一つに設定しているが，まだまだ全学的な取り組みとはなっていない。今後もFD/SDの開催等を通じて，ひとりでも多くの教職員の理解と参画を進めていく所存である。

3) セルフ・アドボカシー能力の構築

セルフ・アドボカシーとは，自身のニーズを説明する能力であり，自主的な意思決定を行うことである。自分の権利を自分で守ることは，大学生において求められる能力であり，発達障害者にとっても身につけることが重要であるとされている[2]。セルフ・アドボカシー能力の構築にあたり，本学では2つの視点が大切

であると考えた。

1つ目は，障害の有無に拘わらず，学生が「知ること」である。「知ること」には，障害に関する理解を深め，自身のニーズを把握し，学内外の支援機関を認知することが含まれる。これを達成するために，本学では新入生を対象に全5学部で実施されている初年次セミナーの講義時間の1回を保健管理センターと障害学生支援室で担当し，障害に関する用語，概念，定義の説明や，学内外の支援窓口の紹介を行っている。

2つ目は，障害の有無に拘わらず，学生が「体験すること」である。「体験すること」の有効性は，障害に関して学生が「自身にも関係のあること」という思い，考えを持つことにあると考える。これを達成するために，本学では保健管理センター，障害学生支援室，医学教育開発研究センターが主体となり，正課外で少人数制のグループプログラム「いこまいセミナー」を開催している。なお，「いこまい（行こまい）」とは，東海地方の方言で「行ってみよう」を意味し，誰でも気軽に参加してほしいとの願いを込めて命名した。この取組は2014年度から実施しており[3,4]，学生間の交流や日常生活や就職活動に役立つスキルの獲得といった成果が挙げられている。2017年度は，発達障害学生への支援を視野に入れた障害の疑似体験や就労に向けたライフプランニングに関するプログラムを開催し，障害の有無に拘わらず，参加した学生に発達障害について体験的な理解を促した。

これら2つの活動を通して，発達障害学生に対する特別なプログラムを提供するのではなく，「すべての学生に身に着けてほしい知識や情報」を提供し，当事者，支援者としての意識の涵養に努めることでセルフ・アドボカシー能力の構築を目指している。

4) 海外研修を通した学び：発達障害学生支援の土台、基盤となるものは

発達障害学生支援を行う上で，確かに，合理的配慮の提供には個別性があり，その学生個人に応じた支援を考える必要がある。しかし，支援の基盤づくり，予防的観点からは，障害の有無に拘わらず，すべての学生に対する働きかけが求められる。その中で，学びのユニバーサル・デザインの導入とセルフ・アドボカシー能力の構築は大変重要かつ有意義であることを強調したい。

4　シンポジウム「発達障害学生支援における大学と地域の連携体制構築をめざして」開催による支援機運の高まり

発達障害学生支援を行う上で、支援を行う者、部署はどこまで広げていく必要があるであろうか。次に、発達障害学生支援における学内外の連携について述べる。増加の一途をたどる発達障害学生に関する支援件数を学内の人的・物的資源だけで充分にカバーすることは難しいのが現状である。そこで、著者は発達障害学生の支援を地域の支援団体と連携しながら、ハード・ソフト両面の資源を有効活用し、推進していく方法を模索するために、シンポジウムを開催した。

1）シンポジウムの概要

本シンポジウムは、2017年9月10日（日）に本学サテライトキャンパスにおいて開催した。大学教職員、小中高教員、障害者支援団体、医療関係者、行政機関、企業関係者等、東海、北陸、関西の計8府県から107名の参加があった。前半はシンポジウム形式で、岐阜大学での支援から見るニーズと課題、初等中等教育からつなぐ高大連携の在り方、就労支援の現状と課題、青年期・成人期の発達障害支援をテーマに行った。後半は分科会形式で、高大連携、在学中支援、就労移行の3つのテーマに分かれて議論を深めた。なお、シンポジウム開催にあたり、平成29年度岐阜大学活性化経費（地域連携）の助成を受けた。

2）大学と地域の連携

近年、岐阜県では発達障害学生における様々な連携支援活動が芽吹いてきている。具体的には岐阜県発達障害者支援センターのぞみが主催する「青年期発達障がい自立支援プログラム研究会」に本学の教員が参加し、県下の医療機関や発達障害者支援団体と大学生を含む発達障害者のグループプログラムの開発に取り組んでいる。また、就労移行支援事業所と連携し、在学中にも利用可能な就職支援プログラムを実践しており、本学からも数名の学生が参加している。シンポジウムでも、これらの取り組みが報告された。

このような取り組み、そしてシンポジウムを開催したことで、大学と地域の支援関係者の間で、情報交換が活性化され、緊密な連携・協働体制が構築され、それぞれが持つ強みや資源が確認され、効果的な支援の実現に繋がったと考える。

大学と地域の連携を考えた際に大切にしたいことが3つある。1つ目は、「主役を決めること」である。支援対象者（発達障害学生）は何に悩み、必要な支援

が何なのかをまずは明確にする必要がある。「大学と地域が連携すること」が第一義になってしまうと、発達障害学生の声が反映されない支援になってしまう可能性もあるからである。2つ目は、「支援者同士が知ること」である。支援機関、部署には強みと弱みが存在するのが常であり、強みや資源を最大限に利活用することが効果的な支援の実現につながると考える。そのためには、支援者同士が互いの特長を知ることが必要である。3つ目は、「共通の目標を持つこと」である。支援ニーズを把握し、支援者同士の理解が深まれば、あとは支援の目標を定めることで有機的な連携に繋がると考える。

3）シンポジウムを経た先に

本シンポジウムは、継続、発展した連携支援の実現に向けたスタートとして位置づけ、開催した。今後は、高大連携、在学中支援、就労移行という3本柱で、支援のネットワークやプラットフォームづくりに取り組んでいきたい。シンポジウム開催後も、シンポジストは定期的に会合を持っており、発達障害学生支援における大学と地域の連携体制構築に向けて励んでいる。

5　おわりに

最後に、最初に立てた問いへのこたえを持って本稿のまとめに変える。「発達障害学生支援は特別なことなのか」は「特別なこととしないこと」が大切である。確かに、支援の個別性は認めるが、障害の有無に拘わらず、すべての学生にとって有益な支援を考えることができれば、ひいては発達障害学生にとっても有益な支援になると考える。「発達障害学生支援の土台、基盤となるものは何か」は「学びのユニバーサル・デザインの導入とセルフ・アドボカシー能力の構築」についてまとめた。「発達障害学生支援では、どこまで（誰まで）が支援者か」は「学内の支援機関はもとより、地域との連携の重要性」を述べた。そして「発達障害学生支援と学生支援は別物か」は本稿のタイトルにもあるように「発達障害学生支援は学生支援に内包されており、入れ子のような構造である」と考える。

引用文献

1）堀田亮, 舩越高樹.「日本の高等教育機関における障害学生支援に係る　リーダー育成海外研修事業」参加報告. 岐阜大学教育推進・学生支援機構年報 2017: 3: 258-267.

2）Brinckerhoff, L.C., McGuire, J.M., & Shaw, S.F. Postsecondary education and transition for students with learning disabilities. second edition. Pro-ed., Austin, TX. 2002.

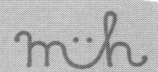

3）堀田亮，西尾彰泰，舩越高樹，石垣倫子，岩田英孝，加藤典子，服部三和子，山本眞由美．スキルアップグループセミナーの実践：保健管理センター・障害学生支援室・就職支援室が共催した学生支援の取り組み．岐阜大学教育推進・学生支援機構年報 2016：2：268-279．

4）堀田亮，舩越高樹，川上ちひろ．いこまいセミナーを通した学生支援の取り組み：多部局協働授業外グループプログラムの実践．岐阜大学教育推進・学生支援機構年報 2017：3：156-167．

「先生のための発達障害」DVD製作を振り返って

― 現実支援と心理支援の交点 ―

祖父江典人

愛知教育大学大学院教育学研究科学校教育臨床専攻

はじめに

　愛知教育大学教育臨床総合センター（センター長祖父江典人）においては、これまでさまざまな発達支援に関する文部科学省プロジェクトに取り組んできた。以下に、その代表的なものを挙げる。

　＊愛知教育大学における文科省受託事業（教育臨床総合センターHP掲載）

　　・文部科学省発達障害教職員育成プログラム開発事業（H26年度）

　　・文部科学省発達障害早期支援研究事業（H26、27、28年度）

　　・文部科学省発達障害理解推進研究事業（H26、27年度）

　文部科学省は、平成24年12月に「通常の学級に在籍する発達障害の可能性のある特別な教育的支援を必要とする児童生徒に関する調査結果」を発表し、「知的発達に遅れはないものの学習面又は行動面で著しい困難を示すとされた児童生徒の割合」を6.5％という推定値を弾き出した。この数値は、40人学級に換算すると、2、3人の子どもたちが発達特性を持つ可能性を示唆しており、通常学級における発達支援の必要性が喫緊の課題となった。文部科学省は、急ぎ対応に迫られ、上記発達障害プロジェクトの取り組みに繋がったのである。

　愛知教育大学は、積極的にこれらプロジェクトを受託し、教育臨床総合センターを中心に発達障害の現実支援に向けて研究事業を行った。

　以下に、その代表的な取り組みを紹介し、検討を加えたい。

　なお、これら事業の報告書ならびにDVD（発達障害ミュージカル、先生のための発達障害教材）などは愛知教育大学教育臨床総合センターホームページに掲載され、閲覧可能となっているので、参照いただきたい。

Ⅰ　現実支援を巡る取り組み

1．文科省発達障害事業を踏まえての現実支援に関する検討

1）発達障害ミュージカル『それぞれの星の下で』公演（平成27年2月15日、6月7日）

　愛知教育大学教育臨床総合センターでは、平成26年度、27年度と受託した理解推進研究授業の目玉として、発達障害ミュージカルの制作と公演が企画された。従来、発達障害に関する理解推進事業としては、専門家による講演や研修が定番化しているが、我々の事業においては学校現場の教員、児童生徒、父兄、一般の方々に情緒的に訴え、感動と主に発達障害に関する情動的理解が深まるような取り組みが検討された。その結果、発達障害劇を通しての理解推進活動が採用されたのである。

　そこで名古屋の劇団インクルーシブシアター（藤井奈緒美代表）とタイアップしながら、理解推進研究事業の拠点地域である豊明市教育委員会指導主事小崎真先生、拠点校である豊明中学校特別支援コーディネーター弓巾信明先生の協力を得、さらには愛知教育大学大学院学校教育臨床専攻の大学院生も参加しながら、シナリオ原案作りが進められた。その後、シナリオライター菊本健郎氏の手により、シナリオの完成を見た。劇団の俳優によるリハーサルが繰り返され、平成27年2月15日に豊明市文化会館小ホールにて、それぞれ定員300名の2回公演にまで辿り着いたのである。

　豊明市文化会館における公演は、2回公演共にほぼ満席の盛況であり、ミュージカルという芸術手法による啓蒙活動の反響の大きさが目の当たりにされた。新聞やテレビなどのマスコミも敏感に反応しニュースなどで報道され、観衆による感動のお便りも続々と大学当局に届くなど、公演は成功裏に終わった。

　さらに同年6月7日には、愛知教育大学講堂にて同じく2回公演各定員500名で行われ、こちらも大いに盛況な公演となった [資料1参照]。公演時のアンケート調査によると、「発達障害の人たちのことをもっと

資料1　発達障害ミュージカル愛教大公演パンフレット

ミュージカル

それぞれの星の下で

夜空埋め尽くす星の群れ
ひとつとして同じ星はなく
ひとりとして同じ人間はいない
でも　手をたすさえて生きている

<スタッフ>
企画・原案　愛知教育大学教育臨床総合センター
　　　　　　発達障害劇プロジェクトチーム
代表　センター長　祖父江　典人
学校教育臨床専攻
　M1院生
　小栗真衣　志賀梓　本田寛　森岡侑子
　M2院生
　浅尾奈未　近藤麻衣　白石梓
　牧島京　竹口沙綾　福田由麻
　アドバイザー　吉岡恒生
　（愛知教育大学障害児教育講座教授）
　　　　　　　豊田佳子
　（共和会共和病院　NPO法人アスぺ・エルデの会）

脚本・演出	菊本　健郎
演出補佐	岡田　一彦
音楽	大野　栄潤
歌唱指導	永野　佐織
振付	水野　杏南
舞台美術	岡田　保
照明	金子　康雄
衣装	中矢　恵子
音響	後藤　佳子
舞台監督	金子　康雄
	岩田　和丈
演出助手	西脇　瑞紀
	松本　広子
制作	藤井　奈緒美
	藤井　理夫

〈活動紹介〉
インクルーシブシアターでは、「誰もが相互に人格と個性を尊重し支え合い、人々の多様な在り方を相互に認め合える共生社会」に対する理解を広めることを目指して公演活動を行っています。

inclusive

「インクルーシブシアター」で検索　www.marunihon.co.jp
代表携帯090-2265-0384（担当　藤井理夫）info@marunihon.co.jp

企画・原案　愛知教育大学教育臨床総合センター
　　　　　　発達障害劇プロジェクトチーム
脚本・演出　菊本　健郎
制作　インクルーシブシアター

会場　愛知教育大学 講堂

2015年6月7日（日）　第1回13：00～
　　　　　　　　　　第2回17：00～

文部科学省 発達障害理解推進拠点事業

〈ストーリー〉
大学生の星男は愛知たちと同じ天文愛好会に入っている。一週間後に迫った学祭に向けて星男は、プラネタリウムの製作をしていた。ところが、ふざけあっていた仲間に壊されてしまう。星男は自分の感情を抑えることができなくなっていた。彼はある問題を抱えて生きていた。先輩の光のすすめで、星男と愛知は教育臨床ボランティアとして、小学校に行くことになるのだが……

理解したい」という方々が、2回公演共に90％を超えるなど、ミュージカルという芸術手法による啓蒙活動が、観客のこころに情動的な感動をもたらし、発達障害に関するポジティブな関心を高めたことが裏付けられた。

その一方でこうした劇手法による啓蒙活動は、人員や予算共に大規模な取り組みになるので、国による予算的なバックアップがないと、とても継続困難であることも明らかであった。したがって、平成27年度発達障害理解推進研究事業の修了とともに、惜しまれなが

らも本公演は幕を閉じられることとなった。

2）発達障害教材DVD『先生のための発達障害〜再現ドラマ風』（H28年度）

　翌年、愛知教育大学教育臨床総合センターは、発達障害早期支援研究事業を文部科学省から引き続き受託し、『先生のための発達障害〜再現ドラマ風』（DVD）の制作に取り掛かった。このDVDは、教育現場における発達特性を持つ子どもたちへの支援のサンプル作りを目的とした。すでに述べたように、通常学級における発達特性を持つ子どもたちの推定値が6.5％にも昇り、現場教員の抱える悩みや苦労は並々ならぬものがある。そうした現場教員に向けた現実支援のモデルケースの提供を目指したのである。

　すでに、愛知教育大学教育臨床総合センターは、発達障害ミュージカルの制作にあたって、劇団インクルーシブシアターと劇づくりに関しては経験を蓄積していた。したがって、今回もインクルーシブシアターと協同しながら、発達障害早期支援研究事業指定地域の豊明市教育委員会、指定校である豊明小学校の協力を得、さらには愛知教育大学大学院学校教育臨床専攻の大学院生の参加の下、『先生のための発達障害』の原案作りが進められた。原案をもとに、制作会社M304（小澤和哉代表）に依頼し、シナリオの完成を見、同時にインクルーシブシアターにより選考された俳優による教材DVDの具体化が進められたのである。

　なお、シナリオは、Wing,L.（1996）による発達特性の三つ組みの考え方に添い、積極奇異型、受身型、孤立型の３タイプを取り上げた [資料２参照]。

　また、撮影当日は、指定校の豊明小学校木村吉男校長も同席し、現場感覚ならではの役作りのアドバイスも加えられた。

3）発達障害DVD制作を通してみた現実支援の意義

　発達障害を巡る現実支援の意義としては、改めて述べるまでもなく、すでにさまざまに論証されている。愛知県においても、特定非営利活動法人アスペ・エルデの会がすでに15年以上に亘る活動を続けており、発達障害を持つ子どもたちへの本格的な支援に取り組んでいる。成果物も盛んに出版されている。

　これら現実支援の取り組みの基本理念を抽出すれば、以下のことにまとめられるだろう。

　　・行動特性からの支援の組み立て

　　・行動変容（現実適応）の目的

　　・早期支援の重要性

　本発達障害DVD制作に関しても、上記の理念を下に、教育現場における発達支援のモデルケースを提示したものであった。ただし、モデルケースであるだけに、実際の教育現場における発達特性を持つ子どもたちにそのまま適応すれば済むというものではなく、現場においては、モデル通りに行くものではないという批判も当然ありうる。しかし、多忙な現場教員からは、30分程度のコンパクトな支援DVDは時間の合間に見るにはちょうどよく、好評を博した。

　さて、筆者自身は、こうして微力ながら文部科学省発達障害プロジェクトに取り組み、現実支援の研究の一端を担おうとしてきたわけだが、筆者にはもう一方で精神科の臨床経験も積み重ねてきた一面がある。精神科に来院する患者の中には、発達障害の未支援例も少なくなく、成人するまで何の支援も受けないまま適

資料２　『先生のための発達障害〜再現ドラマ風』シナリオより一部抜粋

ドラマ①　積極奇異型　〜小学校4年生男子〜

問題編

【マユさん】
帰りの会をはじめます。
今日の良いことをした人を発表します。

私が気分悪い時に、
アズサちゃんが保健室についてきてくれました。

何か質問はありますか？

じゃあノリくん

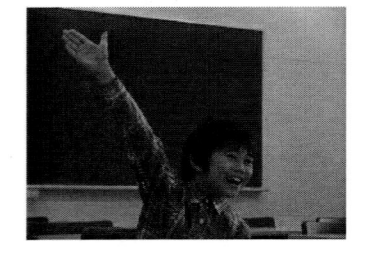

【ノリくん】
どういう風に気分が悪かったんですか？

僕があ、前にい、気分が悪かった時はあ、すごくお腹が痛くなってえ、
それからタカくんが保健室に一緒についてきてくれてえ、
それで僕はすごーくうれしい気持ちになってえ

【マサルくん声のみ】
それはノリの話じゃん！また始まったよ、誰か止めてよ！

【ノリくん】
あと！前にタカくんが気分悪そうにしているときにい、
僕があ、タカくんを一、保健室に連れて行ったこともあってさ
すごく心配だったんだけど、タカくんの体調がよくなったみたいでよかったです。

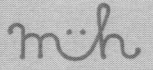

応困難に陥り、さまざまな問題や症状とともに精神科を訪れる。彼らへの心理面接において、彼らが社会適応まで至らずとも、どのようにして精神的に落ち着いていくかを付き合う中で、筆者は現実支援の取り組みからはあまり見えてこない発達障害支援の別側面を感じずにはいられない。

以下にその点を記し、検討を加えたい。

II　発達障害未支援例の心理支援

1　早期支援の未支援例——筆者の臨床経験から

以下に、筆者が病院臨床、学生相談などで心理面接を行った成人の発達障害未支援例の概略を示す。

1）積極奇異型

＊大学生男子：ストーカー
・女性に対するほれこみとコミュニケーションの一方向性
・共感的人間関係への強い希求
・電車への執着心への展開

＊20代女性：対人トラブルの頻出
・小学校からのいじめ、不登校、精神科病院入院歴
・他者への執拗な依存と破綻の繰り返し
・自然との繋がりによる内的な純粋さの発見

2）受身型

＊20代男性：引きこもり、解離
・教育実習中の破綻、生徒への指導の無力
・統合失調症様状態像の遷延化
・英語への関心→障害者枠での就労へ

＊20代男性：引きこもり
・受身的人間関係での疲れ
・感覚的な興味：味、形態への関心（視覚優位）
・料理や城への興味・関心を通したオフ会への参加

3）孤立型

＊20代男性：引きこもり、被害感
・人間や生き物は気持ち悪い。生暖かい感覚が嫌
・自己像：ダニ
・彫刻掘り、「可能性は0ではない」

＊20代女性：引きこもり
・日常生活での強いこだわり
・味覚への執着と容姿への強い不安
・グルメへの道

2　発達障害未支援例から学ぶこと

筆者が発達障害の未支援例から学んだのは、以下の点である。

1）適応することと自分らしさ

いずれの事例も、発達特性がもたらすさまざまなこだわりや困難さがあり、人間関係や現実適応にさまざまな支障をきたしていた。精神科臨床や学生相談においては、それらの問題を緩和するために、人間関係に焦点を当てて話し合われることが多いが、彼らの持つ特性ゆえに、その解決は困難な場合が少なくない。積極奇異型のように、人間関係を強く希求する場合でも、あるいは受身型、孤立型のように、人間関係から遠ざかろうとする場合でも、彼らにとって人との関わりは、とても疲弊する結果をもたらしやすい。適応のみに焦点を当て、成人した発達障害者に関われば、早晩支援する側もバーンアウトに似た無力感や徒労感に苛まれるかもしれない。発達障害者にとって、人間関係の適応ということは、それ自体ではとてもハードルの高い壁のようなものであろう。

ところで筆者は、上記の事例と関わりながら、彼らがいささかなりとも社会の中で居場所を見出していくプロセスに付き合ってきた。そこで見出されたのは、意外なことに、彼らの特性自体の中に、居場所のヒントがあったことである。

2）発達特性自体の持つ快感

発達特性は、社会や人間関係に適応するにあたっては、とかく障害になりやすいし、そう見られやすくもある。だが筆者が、上記未支援例と関わる中であらためて気づかされたことは、発達特性のこだわりは、それ自体彼らにとっては快感となっている、ということであった。電車にしろ、自然にしろ、英語にしろ、料理や城にしろ、彫刻にしろ、グルメにしろ、彼らはモノとの関係の中に、自らの快感を得ていたことであった。彼らの生きることの快感をもたらすものは、人間関係ではなく、主としてモノとの関わりの中に存していた。

しかも、それらの特性は、通常は"こだわり"として、周囲からはネガティブな視線を向けられることも少なくない類のものである。なぜなら、それらのこだわりは通常の興味や関心とはあきらかに違っているからである。たとえば味への執着であるならば、いつまでも食べ物を口の中に入れ、クチャクチャと噛んでいる所作は、周囲からは異様なものとみなされたりした。また、英語への関心も細かい語句や言い回しのこだわりとなるので、家族からはそんなことよりも少しでも外に出て身体を動かすようになど、否定的にみなされたりした。また通常の関心に近いものであったとしても、たとえば積極奇異型における自然への安らぎや電車への興味は、彼らの人への執着やストーキングの陰に隠

れ、看過されがちであった。

　筆者は臨床経験を積み重ねる中で、発達障害者の本来の"適性"あるいは生きることの歓びは、人との関係よりもモノとの関わりの中に見出されることも少なくないのではないかと考えるようになっていった。

3）モノとの繋がりからアイデンティティの芽の発見へ

　発達特性の関心の向かう先は、これらモノとの関係に本来志向性を持つのであろう。彼らは、鉄道、英語、料理、食べ歩き、電車、彫刻、城への関心など、モノへの強い偏向、嗜好を有していた。だが、それらの嗜好性が、幸運な場合には職業に結びついたり、興味関心を共有するオフ会への参加など、モノが人との関係の媒介役を果たすことも見られた。そこまで社会性に結びつかなくとも、少なくとも彼らにとって、人との関わりよりもモノとの関わりの方が平穏さをもたらすようであった。

　また、毎日騒擾的な人間関係のトラブルを繰り返していた積極奇異型の女性は、海を見ていると落ち着くという意外な一面を持っていたが、その一面は、自然の純粋さと通い合う彼女の純粋なこころの表れとして、その後彼女のアイデンティティの芽を形成していった。すなわち、打算のない心根を持つ、純粋さという自己肯定感は、少なからず彼女の失敗続きの人生の挫折感を和らげたのである。

　こうして彼らの発達特性やこだわりは、人間関係よりも彼らに心地よさや平穏さを体験させる性質を有していた。いわゆる彼らにとっての生きることの快感は、本来そこに存しているのであろう。さらに、それが時には、社会の中でのアイデンティティの芽を形成しうる可能性をも孕んでいるのである。

4）自分らしさの発見に繋がる心理支援

　筆者が述べてきたような発達障害者の"生きることの快感"の支援は、すでに発達臨床の経験豊かな臨床家ならとうに気付いていることである。木谷（2013）は、「高機能ASD者としての自分」と「人間としての自分」のバランスを適切に使い分ける生き方を可能にする支援が、社会に対する「自分らしく生きる」ことへの支援となることを論じている。また、吉田（2005）も、発達特性が"間違い"ではなく、"少数派"の生き方であり、その生き方の個性を伸ばすことを視野に入れた支援の必要を説いている。

　当たり前のことかもしれないが、本来人間が生きるということには、そこに自分らしい歓びがあるからこそ、苦しいことにも耐えられるし、生きていきたいと思うものなのだろう。社会にうまく適応することばかり考えていれば、それは息苦しさや閉塞感を強くし、生きることの快感には繋がりにくい。私たちは、発達障害の支援において、とかく彼らの持つ特性をネガティブな視線の下に置きやすかったりするが、そこにこそ彼ららしい生き方の根拠が存することも忘れてはならないのだろう。

終わりに——現実支援と心理支援の交点を目指して

　筆者の乏しい発達臨床の経験の中でも、現実支援と心理支援の兼ね合いやバランスは難しさも可能性も孕んでいるように思われる。可能性としては、現実支援は早期からなされた方が、無理なく彼らの適応や能力の幅を広げるように思われる。未支援例では、適応することの可能性がどうしても狭まってしまうことは避けられないだろう。その一方で、思春期以降の自我の芽生えが始まってからは、やはり適応支援ばかりでなく、彼らのアイデンティティの芽や自分らしさの育成の必要があるだろう。発達特性やこだわりの中にこそ、自分らしさを実感できる根が潜んでいることも珍しくはない。そうだからこそ、いたずらに人との関係性に参入し適応することばかりを考えるのではなく、平穏さを体験しうるモノとの関係や一人で過ごす時空間の確保が意外に彼ららしい過ごし方なのかもしれない。

　発達臨床が、現実支援と心理支援の両面に目配りがなされ、彼らの快感をもって生きることへの支援に繋がることを願っている。

引用文献

木谷秀勝（2013）:『子どもの発達支援と心理アセスメント』金子書房

Wing. L.（1996）:『自閉スペクトル——親と専門家のためのガイドブック』東京書籍

吉田知子（2005）:『あなたがあなたであるために』中央法規出版

参考文献

愛知教育大学教育臨床総合センターホームページ:http://www.rinsho-center.aichi-edu.ac.jp/

山崎晃資編（2015）:「自閉症スペクトラム障害の臨床を問う——見失われた精神療法的視点」精神療法Vol. 41, No 4、金剛出版

祖父江典人（2015）:『対象関係論に学ぶ心理療法入門』誠信書房

祖父江典人、細澤仁編著（2017）:『日常臨床に活かす精神分析』誠信書房

資料1　発達障害ミュージカル愛教大公演パンフレット

資料2　『先生のための発達障害〜再現ドラマ風』シナリオより一部抜粋

高次脳機能障害による学業や就業への影響

田中優司

愛知教育大学 健康支援センター

1 はじめに

「以前は普通に出来ていたことがどうしてもできない。」

脳血管障害や交通事故による脳外傷の後に、以前は普通にできていたことが、どうしてもできなくなる。退院後、以前との違いに少しずつ気がつく。外見上、ほとんど変化がなく、中には家族にすら変化を気づかれない。以前のようにできないことを、「努力が足りない」「怠けている」などと言われてしまったり、自分で思い込んでしまったりする。さらにはこうしたことを、真面目な人ほど一人で背負いこむ。

こうした出来事は、高次脳機能障害という見えない障害によって引き起こされている可能性がある。

2 高次脳機能障害とは

高次脳機能障害とは脳の損傷によって引き起こされる様々な神経心理学的な障害である[1]。主として、病理学的な観点よりも、厚生労働省による行政上の疾患区分として導入された概念である。高次脳機能障害には異なった原因による複数の疾患が含まれている。学術用語としては、脳損傷に起因する認知障害全般となる。巣症状として、失語、失行、失認のほか、記憶障害、注意障害、遂行機能障害、社会的行動障害などをきたし、その結果、日常生活や社会生活への適応に困難を有する。支援対策を推進する観点から、行政的にこの障害を「高次脳機能障害」、この障害を有する者を「高次脳機能障害者」と呼ぶ。

3 高次脳機能障害の原因

高次脳機能障害の原因の94%が、脳血管障害、脳外傷、脳腫瘍である[2]。

1）脳血管障害

脳血管障害は主に脳出血と脳梗塞に分けられる。高次脳機能障害の症状としては、特に失語症が多く現れる。その他の症状は、脳血管障害により傷害された部位によって様々である。

2）脳外傷

脳外傷の中で、最も多い受傷原因は交通事故である。他に高所からの落下や暴行などによっても脳損傷をきたし、高次脳機能障害を引き起こすことがある。脳外傷の特徴としては、損傷部位が広範囲に及ぶため、障害が複合的に発症することが多い。外力を受けた頭蓋の直下には、直撃損傷（coup injury）をきたし、反対側には反衝損傷（contrecoup injury）をきたしやすく、その多くは側頭葉や前頭葉にみられる。また剪断力が働いた場合には、比較的固定された脳幹上部や脳梁の神経細胞軸索に断裂をきたしやく、びまん性軸索損傷（diffuse axonal injury）をきたす。

3）脳腫瘍

脳腫瘍による高次脳機能障害の症状はその部位によって様々である。脳腫瘍が高次脳機能障害の原因に占める割合は4％程度である。

4）その他

その他にも、脳炎や低酸素脳症、アルコール中毒などによっても発症する。

4 高次脳機能障害の症状

高次脳機能障害では、主に記憶障害、注意障害、遂行機能障害、社会的行動障害などを認める[2]。

1）記憶障害

記憶障害とは、記憶全般に関する様々な障害のことである。記憶障害では、新しいことを記憶できなくなったり、また過去の記憶を忘れたり、知っているはずの人や物の名前が思い出せなくなったりするなどの症状が起きる。

（1）短期記憶障害

短期記憶障害では、脳に入ってきた新しい情報を覚えられない状態となり、何かを見たり聞いたりしてもすぐに忘れてしまい、日常生活や仕事が非常に困難になる。

（2）長期記憶障害

長期記憶は、記憶の時間によって、数分～数時間の間の近時記憶と、それ以上の時間から年の間までの遠隔記憶に分類される。また記憶の内容によって、陳述記憶と非陳述記憶に分類される。

陳述記憶とは、本人がこれまでに蓄えてきた過去から現在までの記憶のことであり、意識的に思い出し、他人に語ることができる記憶のことである。さらに陳述記憶は、エピソード記憶と意味記憶の二つに分けられる。エピソード記憶は、経験によって蓄積され、個人の経験やその時間的関係に関する記憶のことである。意味記憶は、学習によって得た知識であり、時間的標識をもたない一般知識に該当する記憶のことである。

非陳述記憶とは、繰り返しの練習によって体得した技術的な動作や、経験則に基づいた潜在的な記憶のことであり、言葉では説明できない記憶のことである。

高次脳機能障害による長期記憶障害では、非陳述記憶の方が障害されやすい。

2）注意障害

注意障害とは、集中力が低下し、仕事や勉強を長く続けることが困難になったり、外見的にもぼんやりすることが多くなったり、周囲が呼びかけても返事をしなくなったりすることである。また同時に二つ以上のことが出来なくなったり、考えられなくなったりする。さらに注意障害は症状の形によって、全般性注意障害、容量性注意障害、持続性注意障害、選択性注意障害などの四種類に分類される。

（1）全般性注意障害

全般性注意障害とは、注意機能が全般的に低下する。注意の持続・維持が困難になり、言語・記憶・思考等への統制が低下し、会話や思考が断片的でまとまらなくなり、また行動に一貫性がなくなる。また記憶や判断の誤りが生じ、錯覚や幻覚などを伴う。

発症原因は主に、右側大脳半球の前頭前野や頭頂葉領域の損傷による。

（2）容量性注意障害

容量性注意障害とは、一度に処理できる情報量の低下のことである。少ない情報量であれば、うまく処理できても、情報の処理効率が悪く、同時に複数のことを処理するのが困難になる。

発症原因は主に、大脳皮質の散在性もしくはびまん性損傷や皮質下損傷による。また前頭前野の損傷によっても起きる。

（3）持続性注意障害

持続性注意障害とは、持続的に注意を集中することが困難になることである。障害が軽度の場合には、比較的短時間の集中は可能ではあっても、長時間の集中ができなくなる。

発症原因は主に、大脳皮質全般の損傷や皮質下損傷であり、特に右大脳半球損傷後に起きやすい。

（4）選択性注意障害

選択性注意障害とは、関係のない刺激に注意を奪われやすくなり、目的をもった注意の方向づけが困難になる状態である。日常生活では、仕事中に他で物音や話し声が聞こえるとそちらに注意がそれて続けられなくなったり、会話中に話し相手の声と周囲の音が区別しにくくなり会話の理解がしにくくなる。

3）遂行機能障害

遂行機能障害とは、論理的に考えて行動するといったことができなくなり、また自分のした行動を評価や分析したりすることができなくなる状態である。日常生活では、自分で計画を立てられず指示してもらわないと何もできない、物事の優先順位をつけられない、効率よく仕事ができない、などが起きる。

4）社会行動障害

社会的行動障害とは、行動や感情を状況にあわせて、コントロールすることができなくなる状態である。具体的には、急に怒り出したり、泣き出したり、態度が子供っぽくなったり、場違いな行動や言動をするようになったり、ちょっとしたことにこだわったりしたりする。

5　高次脳機能障害の検査

高次脳機能障害は、神経心理学検査、および日常生活動作（activities of daily living（ADL））、生活関連動作（activities parallel to daily living（APDL））によって評価する。

全般的な簡易検査として、通常はミニメンタルステート検査（Mini Mental State Examination（MMSE））、長谷川式簡易知能検査（Hasegawa dementia rating scale-revised（HDS-R））が実施されることが多い。簡易な検査では正常範囲となり異常を捉えることが難しく、詳細な検査によって初めて異常

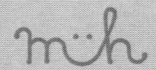

を捉えることができる。種々の検査を網羅して正確な評価をすることが大切である。

神経心理検査として、以下のものがある。

① 知能検査：Wechsler intelligence scale for children (WISC)-Ⅳ（Ⅲ）

② 語の流暢性

③ 注意機能の検査：Trail Making Test（TMT）

④ 言語的記銘力の評価：三宅式記銘力検査

⑤ 視覚的記銘力の評価：ベントン視覚記銘力検査

⑥ 聴覚的注意機能の検査：Paced Auditory Serial Addition Task（PASAT）

⑦ 注意や概念の転換の評価：慶應版ウィスコンシンカード分類検査（Keio Wisconsin Card Sorting Test（KWCST））

⑧ 記憶の検査：ウェクスラー記憶検査法（Wecheler Memory Scale-Reviced（WMS-R））

⑨ 前頭葉の検査：前頭葉機能検査（Frontal Assessment Battery（FAB）

⑩ 遂行機能障害の評価：遂行機能障害症候群の行動評価（Behavioural Assessment of the Dysexecutive Syndrome（BADS））

6 高次脳機能障害の診断

高次脳機能障害では、以下の診断基準が示されている[3]。

Ⅰ 主要症状等

① 脳の器質的病変の原因となる交通事故による受傷や疾病の発症の事実が確認されている。

② 現在、日常生活または社会生活に制約があり、その主たる原因が記憶障害、注意障害、遂行機能障害、社会的行動障害などの認知障害である。

Ⅱ 検査所見

MRI、CT、脳波などにより認知障害の原因と考えられる脳の器質的病変の存在が確認されているか、あるいは診断書により脳の器質的病変が存在したと確認できる。

Ⅲ 除外項目

① 脳の器質的病変に基づく認知障害のうち身体障害として認定可能である症状を有するが上記主要症状（Ⅰ-②）を欠く者は除外する。

② 診断にあたり、受傷または発症以前から有する症状と検査所見は除外する。

③ 先天性疾患、周産期における脳損傷、発達障害、進行性疾患を原因とする者は除外する。

Ⅳ 診断

① Ⅰ～Ⅲをすべて満たした場合に高次脳機能障害と診断する。

② 高次脳機能障害の診断は脳の器質的病変の原因となった外傷や疾病の急性期症状を脱した後において行う。

③ 神経心理学的検査の所見を参考にすることができる。

なお、診断基準のⅠとⅢを満たす一方で、Ⅱの検査所見で脳の器質的病変の存在を明らかにできない症例については、慎重な評価により高次脳機能障害者として診断されることがあり得る。また、この診断基準については、今後の医学・医療の発展を踏まえ、適時、見直しを行うことが適当である。

7 高次脳機能障害のリハビリテーション

リハビリテーションの目的は、機能の改善、代償手段の獲得、環境の改善である。

高次脳機能障害のリハビリテーションでは、自分自身が、現在の自分にどのような障害が残っているのかを気付くこと、つまり障害の認識を促すことがとても重要である[3]。

通常、頭部外傷後に一度低下した認知機能は、受傷後1年程度までは著しく改善する。その後、改善は鈍り、受傷後2年程度経過すると、ほぼ症状が固定する。したがって、受傷後1年程度までの時期が、高次脳機能障害に対するリハビリテーションの効果の最も高い時期である。

1）プログラム

リハビリテーションのプログラムとしては、医学的リハビリテーションプログラム（個々の認知障害の対処（認知リハビリテーション）、心理カウンセリング、薬物治療、外科的治療）、生活訓練プログラム、職能訓練プログラム、などがある。

これらの訓練では、障害そのものが対象ではなく、日常生活や職業で必要と考えられる技能を獲得することである。

2）留意点

リハビリテーションを行う際の留意点として、訓練課題の選択の問題がある。訓練課題は、本人の日常生活や職業に関連した現実的なものを採用したり、できる限り本人の興味や関心に合致するものを選択する。達成感が得られるよう課題の難易度を調整することが重要である。

訓練は段階的にすすめ、訓練効果を本人にわかりやすくフィードバックし、訓練意欲が維持されるよう努める。

また訓練環境の調整も大事であり、適切な環境によって効率よく訓練を実施できる。さらに訓練場面でできたことが日常生活に応用できるための対応が必要である。そのためさまざまな場所や状況で練習したり、訓練環境を家庭生活や職場の環境に類似して設定したり、家庭でも実行できるよう家族の協力を得ることが大切である。

8　学業や就業

高次脳機能障害者の学業や就業の上の配慮として、その人がどのような障害をもっているか、どのような問題点が起こりやすいかなどの特性をよく知ることが重要である[4]。

高次脳機能障害者を雇用もしくは職場復帰させるに当たり、会社側が悩むポイントの多くは職務内容の設定である。一般的には「手順に沿って一連の流れで遂行できる作業（定型作業）」、「判断を伴わないまたは判断基準が明確な作業」が向いている。しかし高次脳機能障害では個別性が高いため、「あなたに向いている仕事はこれです」と一概には言えない。職務内容を決定する際には、その人の障害の状況、職務経験・スキル、その人自身の希望、さらに会社が提供できる職務などを考慮する。

1）全般的なこと

就労を始めるにあたり、スケジュール帳やメモリーノートの活用が有効である。その人が1日のスケジュールや覚えておくべき事項を視覚的に把握しやすくなり、いつ何をすべきかが理解できる。また担当者がスケジュール帳やメモリーノートをその人と常に共有することで、その人が記載した事項に誤りがないか、確実に遂行されているかを確認でき、よりよい就業につなげることができる。

2）作業の進め方

作業の進め方としては、作業の定型化、作業マニュアルの作成、チェック表による作業の確認が大切である。

3）作業に対する指示の仕方

作業に対する指示の仕方は重要である。

① 作業は一つずつ行うようにする。高次脳機能障害者の多くは複数の作業を同時並行で行うことが苦手である。

② 口答での指示は端的かつ明確にする。その人が指示内容を理解しやすくなり、メモを取りやすくなる。

③ 指導担当者を決める。複数でもよいが、その際には指導や指示内容の一貫性が重要である。

④ 作業や仕事ぶりに対するフィードバックをきめ細かく実施する。フィードバックとは、結果の評価だけではなく、実際の行動や事実のほか、今後の課題点やほめられるべき内容などについて、改めてじっくりと話し合ったり、動機づけをしたり、今後の成長につながるアドバイスを与えることである。

4）働きやすい環境づくり

働きやすい環境づくりが重要である。

① その人の様子を見ながら就業時間の設定を段階的に延長する。

② こまめな休憩時間を確保する。

③ 職場の上司等による日常的な声かけをする。作業中に突然声をかけるのはできるだけ避け、作業のきりがいいときや休憩の時間などを活用する。

④ 定期的な面談や相談を実施する。不安などを受け止め、できていることをきちんと認めることで自信や安心感を与え、会社の中で役割をきちんとこなしていることをフィードバックする。その人の職場への帰属意識を醸成する。

⑤ 指導担当者や相談役などの役割を分担する。その人への役割を分担することで、一人（もしくは一部署）にかかる負担を軽減することも大切である。その人にも、誰に何を相談するのがよいかを明確にすることで安心感を与えることができる。

5）ポイント

一般的な対応が全ての高次脳機能障害者に当てはまるわけではないこと、その人の状況を見極めながらより良い配慮の方法を検討する必要があること、できないことよりもできることに目を向けて能力の活用を図ること、がポイントである。

9　高次脳機能障害の相談先

1）高次脳機能障害普及事業支援拠点機関

高次脳機能障害普及事業支援拠点機関では、高次脳機能障害に関しての相談を受けており、本人や家族の訓練、福祉制度・経済的補償に関する情報や手続きの紹介などを行っている[2]。

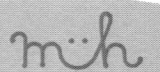

高次脳機能障害普及事業支援拠点機関の全国的な組織としては、一般社団法人高次脳機能障害ネットワークや国立障害者リハビリテーションセンターがある。それぞれの都道府県にも同様の組織がある。施設によって支援可能な内容が異なるので、確認されたい。

2）社会制度の利用

社会制度の利用はとても重要である。利用できる制度としては、精神障害者保健福祉手帳、自動車保険、労災保険、生命保険、障害年金、身体障害者手帳（失語症による音声・言語機能の障害、もしくは失語症による咀嚼機能の障害）などがある。上記の機関で相談されたい。

10　もう一つ先の話し

近年、日本では、大地震や局地的な豪雨などの自然災害を始めとした様々な災害が起きていて、その対策がすすめられている。そうした災害対策の中で、いわゆる災害弱者（災害時要援護者）への対策も行われるようになっている。災害時要援護者とは災害時の行動に支援を要する人々のことであり、一般的には、高齢者、障害者、難病者、外国人、乳幼児、妊婦、などが対象となる。各自治体では、災害時要援護者リストとしての台帳や個別支援計画を作成している。

高次脳機能障害者は、その特性から災害時の行動に支援を必要とする。高次脳機能障害者には、身体に麻痺がある方もいるが、一見して障害があることが分からなかったり、また本人自身が障害を認識していなかったりする場合がある。

災害対策は、災害が起きてから準備するのではなく、平時から備えておくことが重要である。特に大災害時には、様々な公共システムが動かなくなり、公助が入るまで時間がかかる。それまでの間は、自助や共助で乗り越えていくことが大切である。

家族や周囲の人が準備することとして、

① 地域の人（近所・民生委員など）にも本人の症状・特性を知ってもらうこと
② 本人の症状を説明するカードなどを準備すること
③ 普段通っている場所（作業所・会社など）と、もしもの時の対応を話し合っておくこと
④ 家族以外にも、もしもの時の対応を任せられる人を決めておくこと

などがある[5]。

本人と共に準備することとして、

① もしもの時の行動（約束）を決め、カード（あんしんカードなど）に記載し本人が携行すること

② カード（あんしんカードなど）に本人の症状や治療薬を説明し、本人が携行すること
③ 本人と、もしもの時の練習をしておくこと
④ 地元（地域）に居場所を作っておくこと
⑤ 家族会や安心できる第三者など、横のつながりを作っておくこと

などがある[5]。

災害対策は、地域で安心して生活していくために大切なものである。平時からの備えによって、発災時の被害をできる限り少なくしていけるようにしていきたい。

11　おわりに

高次脳機能障害について概略した。

これまで、高次脳機能障害は見えない障害といわれてきたが、この障害が見えるようになるには、高次脳機能障害の存在を認識することが重要である。

高次脳機能障害者が地域で安心して生活していくために、学業や就業の上で合理的な配慮をすすめることが大切である。

利益相反はありません。

参考文献

1）厚生労働省. 高次脳機能障害支援モデル事業 中間報告書について.（http://www.mhlw.go.jp/houdou/2003/04/h0410-1.html）（2018/1/9閲覧）

2）一般社団法人高次脳機能障害ネットワーク. 高次脳機能障害.net.（http://koujinou.net/）（2018/1/9閲覧）

3）国立障害者リハビリテーションセンター. 高次脳機能障害情報・支援センター.（http://www.rehab.go.jp/brain_fukyu/rikai/）（2018/1/9閲覧）

4）独立行政法人高齢・障害・求職者雇用支援機構. 障害者雇用マニュアル 高次脳機能障害者と働く. 独立行政法人高齢・障害・求職者雇用支援機構. 2014年.

5）リハビリテーション心理職会. 高次脳機能障害もしものときのリーフレット.（http://www.normanet.ne.jp/~RPA/）（2018/1/9閲覧）

大学における休学・退学・留年学生に関する調査

— 第38報（平成27年度調査結果）—

布施泰子[1][2]　　梶谷康介[3]　　平井伸英[4]　　苗村育郎[5]　　佐藤武[1][6]

1）国立大学保健管理施設協議会メンタルヘルス委員会　2）茨城大学保健管理センター
3）九州大学キャンパスライフ・健康支援センター　4）東京医科歯科大学保健管理センター
5）秋田大学　6）佐賀大学保健管理センター

1　はじめに

　大学における休学・退学・留年学生に関する調査は毎年継続的に行われており[1]、学生の動態調査の基本資料として意義がある。また、大学生の就学状況はメンタルヘルスとの関連が深く、休学・退学・留年学生の現状と動向を知ることは、学生支援を行う際に重要である。今回報告するのは、2016年に行われた、平成27年度分、すなわち平成27年4月から平成28年3月までの在籍学生についての調査で、38回目である。また、平成11年から、国立大学法人保健管理施設協議会メンタルヘルス委員会が本調査の研究母体となっている。毎年の調査は三つの柱からなる。①休・退学、留年学生数統計調査（休・退学、留年率の算出）②休・退学の実態調査 ③死亡学生実態調査である。

2　調査方法

　全国立大学法人に対し調査への参加の可否を書面にて尋ね、同意の得られた各大学担当部署へ、休・退学、留年学生に関する調査用ファイル（学生数統計調査、休・退学理由についての実態調査、死亡実態調査）を送付し、回答を集計した。なお、本調査における留年学生とは過年度在籍学生のことで、取得単位数や教務の取り決めに関係なく「最低修業年限を越えて在籍す

る学生」と定義している。

3　結果

1）休・退学（死亡を含む）、留年学生数統計調査

（1）参加大学と在籍学生数

　国立大学法人82大学中、77大学の参加を得ることができた[表1]。参加大学の在籍学生総数は411,802人となった。男子266,400人、女子145,402人であった。

（2）平成26年度の統計調査結果

　休学率は全体で2.7％（11,153人）、男子2.9％（7,749人）、女子2.4％（3,404人）であった。退学率は全体で1.3％（5,154人）、男子1.5％（4,067人）、女子0.7％（1,087人）であった。留年率は全体で5.0％（20,403人）、男子6.1％（16,362人）、女子2.8％（4,041人）であった。学年別では、休学・退学率のいずれも留年生で高かった[表1]。専攻別・男女別の休学・退学・留年を図1〜3に示した。平成26年度の結果は例年[2]-[5]と同様、休学率は文系＞理系＞6年制の順で、いずれも男子が女子より高かった。最も高いのは文系男子であった。一方、退学率は理系＞文系＞6年制の順であった。6年制の退学率は0.4％で、4年制に比べて非常に低かった。留年率は理系＞文系＞6年制の順であった。6年制の留年率は3.0％で、4年制に比べて非常に低かった。

表1．平成27年度　調査参加大学

（調査対象年度：2015・平成27年度）

北海道大学	北海道教育大学	室蘭工業大学	小樽商科大学	帯広畜産大学
旭川医科大学	北見工業大学	弘前大学	岩手大学	東北大学
宮城教育大学	秋田大学	山形大学	福島大学	茨城大学
宇都宮大学	群馬大学	千葉大学	東京大学	東京医科歯科大学
東京学芸大学	東京農工大学	東京工業大学	東京海洋大学	お茶の水女子大学
電気通信大学	一橋大学	横浜国立大学	新潟大学	長岡技術科学大学
上越教育大学	富山大学（＋富山医科薬科大学）	金沢大学	福井大学（＋福井医科大学）	山梨大学（＋山梨医科大学）
信州大学	岐阜大学	静岡大学	浜松医科大学	名古屋大学
愛知教育大学	名古屋工業大学	豊橋技術科学大学	三重大学	滋賀大学
滋賀医科大学	京都大学	京都工芸繊維大学	大阪大学（＋大阪外国語大学）	大阪教育大学
兵庫教育大学	神戸大学（＋神戸商船大学）	奈良教育大学	奈良女子大学	和歌山大学
鳥取大学	島根大学（＋島根医科大学）	岡山大学	広島大学	山口大学
徳島大学	鳴門教育大学	香川大学（＋香川医科大学）	愛媛大学	高知大学（＋高知医科大学）
福岡教育大学	九州大学（＋九州芸術工科大学）	九州工業大学	佐賀大学（＋佐賀医科大学）	長崎大学
熊本大学	大分大学（＋大分医科大学）	宮崎大学	鹿児島大学	鹿屋体育大学
琉球大学	筑波技術大学			

合併大学　（　）内の大学は合併により名称が変更された。

（以上77校　ただし、合併前の数え方では88校）

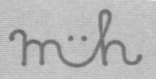

この結果も、例年[2]-[5]と同様であった。[表2、図1-3]

（3）年次推移

　年次推移を見てみると、休学・退学・留年率のいずれも一貫して男性の方が女性よりも高いが、留年率の性差は縮小傾向にある［図4〜6］。

表2．休学・退学・留年学生数と率（学年別・男女別・専攻別）

（調査対象年度：2015・平成27年度）

入学年度		在籍学生数 4年制学部 文理計	文系	理系	6年制学部 医・歯・獣医・薬	休学 4年制学部 文理計	文系	理系	6年制学部 医・歯・獣医・薬	退学 4年制学部 文理計	文系	理系	6年制学部 医・歯・獣医・薬
平成27	全体	87699	38233	49466	5541	595 0.7%	213 0.6%	382 0.8%	43 0.8%	579 0.7%	199 0.5%	380 0.8%	39 0.7%
	男子	55412	19334	36078	3548	401 0.7%	117 0.6%	284 0.8%	35 1.0%	407 0.7%	121 0.6%	286 0.8%	28 0.8%
	女子	32287	18899	13388	1993	194 0.6%	96 0.5%	98 0.7%	8 0.4%	172 0.5%	78 0.4%	94 0.7%	11 0.6%
平成26	全体	87403	38125	49278	5890	749 0.9%	266 0.7%	483 1.0%	89 1.5%	529 0.6%	163 0.4%	366 0.7%	15 0.3%
	男子	55743	19475	36268	3832	505 0.9%	155 0.8%	350 1.0%	65 1.7%	376 0.7%	93 0.5%	283 0.8%	12 0.3%
	女子	31660	18650	13030	2058	244 0.8%	111 0.6%	133 1.0%	24 1.2%	153 0.5%	70 0.4%	83 0.6%	3 0.1%
平成25	全体	90024	38773	51251	6076	1665 1.8%	841 2.2%	824 1.6%	104 1.7%	653 0.7%	196 0.5%	457 0.9%	13 0.2%
	男子	57841	19718	38123	3943	1013 1.8%	409 2.1%	604 1.6%	74 1.9%	490 0.8%	109 0.6%	381 1.0%	11 0.3%
	女子	32183	19055	13128	2133	652 2.0%	432 2.3%	220 1.7%	30 1.4%	163 0.5%	87 0.5%	76 0.6%	2 0.1%
平成24	全体	90534	39425	51109	6149	2986 3.3%	1586 4.0%	1400 2.7%	99 1.6%	811 0.9%	254 0.6%	557 1.1%	10 0.2%
	男子	58014	20181	37833	3966	1939 3.3%	824 4.1%	1115 2.9%	66 1.7%	644 1.1%	166 0.8%	478 1.3%	8 0.2%
	女子	32520	19244	13276	2183	1047 3.2%	762 4.1%	285 2.1%	33 1.5%	167 0.5%	88 0.5%	79 0.6%	2 0.1%
平成23 4年制留年	全体	19289 5.1%	8132 5.0%	11157 5.3%	6066	4457 23.1%	2280 28.0%	2177 19.5%	99 1.6%	2452 12.7%	860 10.6%	1592 14.3%	11 0.2%
	男子	15480 6.4%	5622 6.7%	9858 6.2%	3834	3391 21.9%	1531 27.2%	1860 18.9%	63 1.6%	2051 13.2%	622 11.1%	1429 14.5%	8 0.2%
	女子	3809 2.9%	2510 3.2%	1299 2.4%	2232	1066 28.0%	749 29.8%	317 24.4%	36 1.6%	401 10.5%	238 9.5%	163 12.5%	3 0.1%
平成22	全体				6017				91 1.5%				15 0.3%
	男子				3905				61 1.6%				12 0.3%
	女子				2112				30 1.4%				3 0.1%
平成21 6年制留年	全体				1114 3.0%				176 15.8%				27 2.4%
	男子				882 3.7%				136 15.4%				20 2.3%
	女子				232 1.8%				40 17.2%				7 3.0%
合計	全体	374949	162688	212261	36853	10452 2.8%	5186 3.2%	5266 2.5%	701 1.9%	5024 1.3%	1672 1.0%	3352 1.6%	130 0.4%
	男子	242490	84330	158160	23910	7249 3.0%	3036 3.6%	4213 2.7%	500 2.1%	3968 1.6%	1111 1.3%	2857 1.8%	99 0.4%
	女子	132459	78358	54101	12943	3203 2.4%	2150 2.7%	1053 1.9%	201 1.6%	1056 0.8%	561 0.7%	495 0.9%	31 0.2%

統計留年学生数（率）：全体 20403 5.0% / 男子 16362 6.1% / 女子 4041 2.8%	統計休学学生数（率）：全体 11153 2.7% / 男子 7749 2.9% / 女子 3404 2.3%	統計退学学生数（率）：全体 5154 1.3% / 男子 4067 1.5% / 女子 1087 0.7%

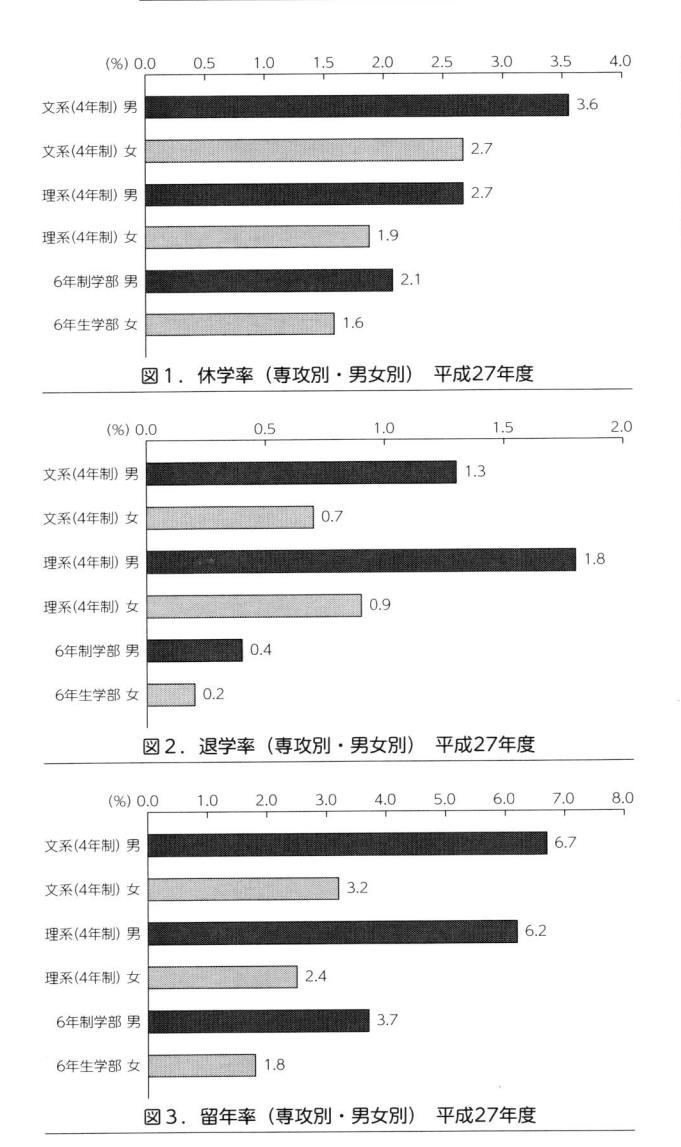

図1．休学率（専攻別・男女別）　平成27年度

- 文系(4年制) 男　3.6
- 文系(4年制) 女　2.7
- 理系(4年制) 男　2.7
- 理系(4年制) 女　1.9
- 6年制学部 男　2.1
- 6年生学部 女　1.6

図2．退学率（専攻別・男女別）　平成27年度

- 文系(4年制) 男　1.3
- 文系(4年制) 女　0.7
- 理系(4年制) 男　1.8
- 理系(4年制) 女　0.9
- 6年制学部 男　0.4
- 6年生学部 女　0.2

図3．留年率（専攻別・男女別）　平成27年度

- 文系(4年制) 男　6.7
- 文系(4年制) 女　3.2
- 理系(4年制) 男　6.2
- 理系(4年制) 女　2.4
- 6年制学部 男　3.7
- 6年生学部 女　1.8

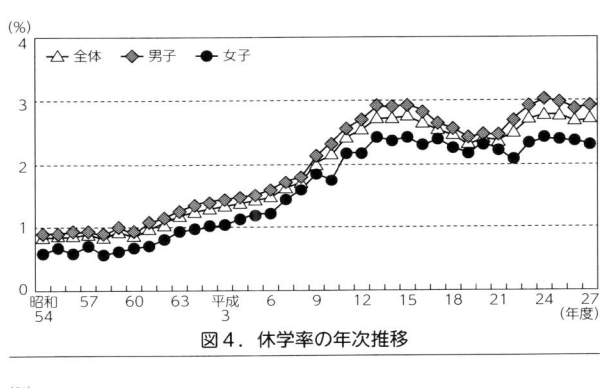

図4．休学率の年次推移

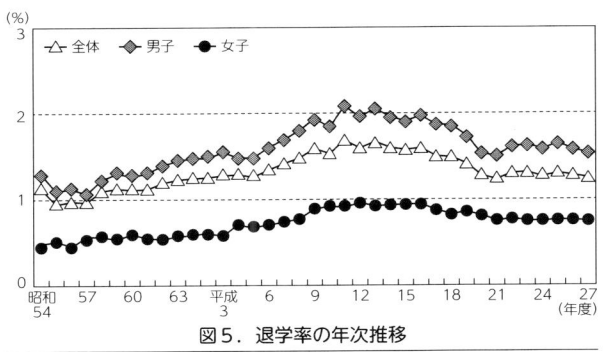

図5．退学率の年次推移

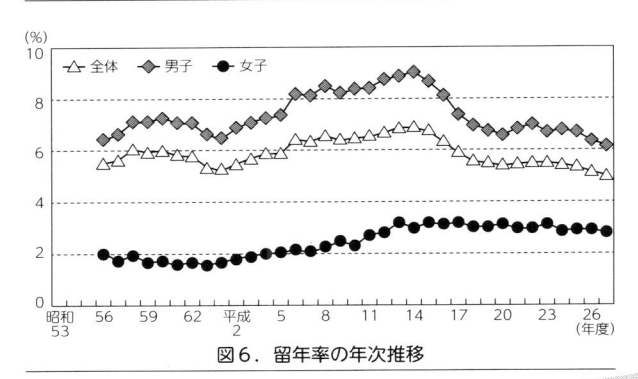

図6．留年率の年次推移

（4）休学から退学に至った率

　同一年度内に休学ののち退学に至った学生は、全体で休学者の17.8％（1,983人）であった。専攻別では、理系で24.7％（1,302人）と最も高かった。ついで文系11.9％（618人）＞6年制9.0％（63人）の順であった。男女別では、いずれも男子が女子より若干高かった［図7］。

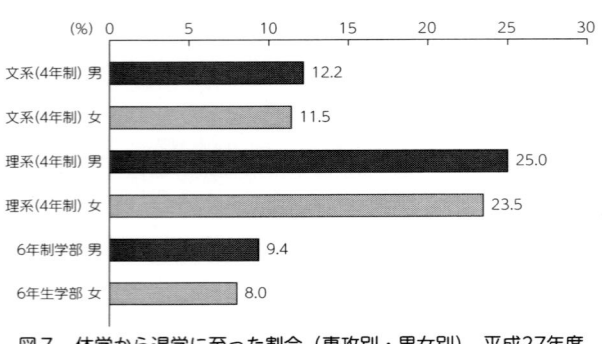

図7．休学から退学に至った割合（専攻別・男女別）平成27年度

2）休・退学理由についての実態調査結果

（1）参加大学と在籍学生数

　休・退学理由の実態調査には、60大学の参加を得ることができ、在籍学生数は296,112人であった。実態調査における休学者、退学者はそれぞれ8,457人（2.9％）、3,769人（1.3％）であった。

（2）理由別休学率

実態調査の分類・コードを表2に添って集計された理由別休学率（在籍学生数比）は、「大学教育路線外の理由」0.7％、「大学教育路線上の理由」0.7％、「環境要因」0.6％、「精神障害」0.3％、「身体疾患」0.1％、「精神障害の疑い」0.04％、「不詳」0.4％であった。ただし、平成24年度の調査までは精神疾患の疑いは「大学教育路線外の理由」に含めていたため、平成24年度までの集計方法では、「大学教育路線外の理由」は0.8％となる。男女別で見てみると、「大学教育路線外の理由」は男子に多く、「大学教育路線上の理由」は女子に多かった［図8］。専攻別では、「大学教育路線上の理由」は文系に多かったが、他の理由において専攻の差は大きくなかった［図9］。

（3）理由別退学率

　理由別退学率（在籍学生数比）は「大学教育路線外の理由」0.6％、「大学教育路線上の理由」0.2％、「環境要因」0.1％、「精神障害」0.1％、「身体疾患」と「精神障害の疑い」は0.1％以下、「不詳」0.3％であり、最近数年は同様の傾向が続いている[2)-5)]。休学率同様、平成24年度の調査までは精神疾患の疑いは「大学教育路線外の理由」に含めていたが、前回までの集計方法でも「大学教育路線外の理由」は0.6％となる。「大学

教育路線外の理由」が「大学教育路線上の理由」の2倍以上と、大きな差を認めた。男女別を見ると「大学教育路線外の理由」では男子が多かった［図10］。専攻別では、「大学教育路線外の理由」が理系に多い傾向にあった［図11］。

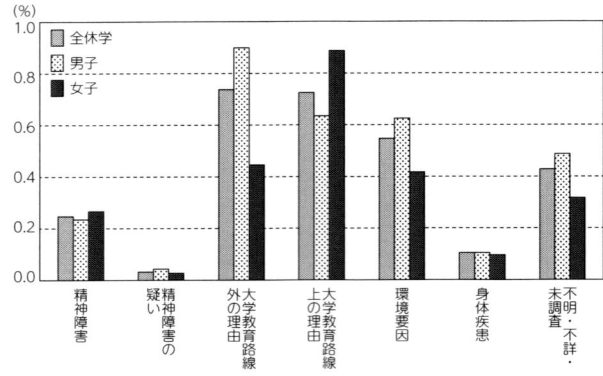

図8．平成27年度　休学理由毎の在籍学生数に対する割合（男女別）

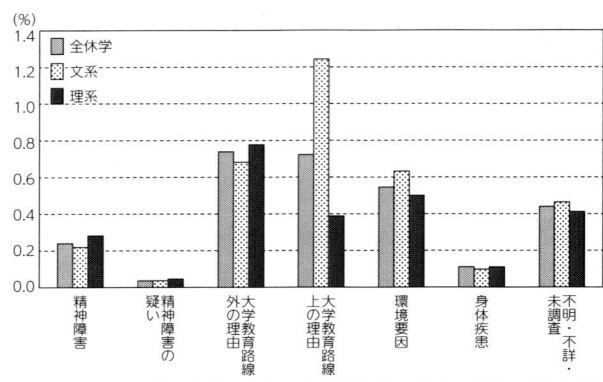

図9．平成27年度　休学理由毎の在籍学生数に対する割合（専攻別）

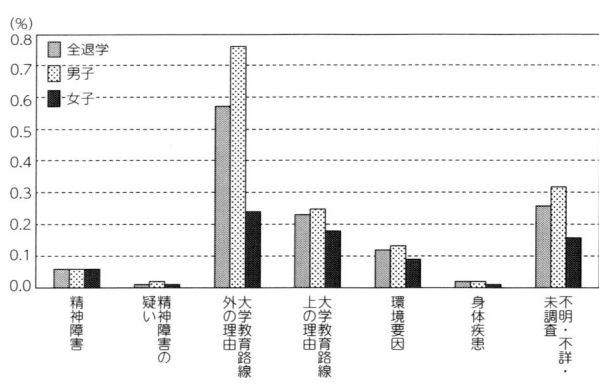

図10．平成27年度　退学理由毎の在籍学生数に対する割合（男女別）

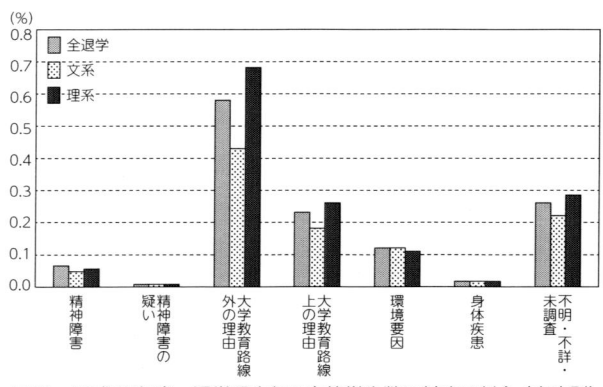

図11．平成27年度　退学理由毎の在籍学生数に対する割合（専攻別）

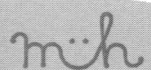

表3．平成27年度　大学における休・退学「実態調査」具体例の分類・コード表

分類コード	カテゴリー	実態調査結果の具体例（3桁の数字は下位分類コード）	
		休学・退学共通	退学（除籍と短縮修了を含む）のみ
1	精神疾患が理由（精神疾患群）	101　精神病（統合失調症・うつ病） 102　神経症 103　その他・不明の精神疾患	151　精神疾患治療中の死亡 152　自殺（精神疾患名or不明）
2	何らかの精神的障害が疑われる理由	201　スチューデントアパシー（学業以外はできる） 202　不登校（引きこもり） 203　精神障害の疑い	251　自殺の疑い
3	大学教育路線外の理由	301　学業意欲減退・喪失 302　単位不足 303　（留年で）履修科目なし 304　就職準備 305　就職（406・407・409は除く） 306　家業手伝い 307　アルバイトに専念 308　サークル・趣味（運動・音楽・自分探し・他） 309　学外団体（ボランティア・宗教活動・他） 310　専門学校受験準備 311　その他（上記以外）	351　触法行為 352　性行不良 353　単位取得退学・満期退学 354　行方不明 355　専門学校入学
4	大学教育路線上の理由	401　他大学受験準備 402　資格をとる準備（司法試験・会計士試験・他） 403　海外留学 404　その他の理由で海外に行く 406　学術研究機関に研究員として採用 407　教員として採用・現職教員の仕事の都合 409　資格取得による就職（税理士・技術者・他） 408　その他（研究調査・論文執筆のため等）	451　他大学入学・編入学 452　飛び級（短縮修了）で大学院入学 453　飛び級（短縮修了）で卒業（就職等）
5	自分以外の要因（環境要因群）	501　災害 502　身内の看護 503　結婚・出産・育児 504　経済的理由（保護者の失職・他） 505　家庭の都合（保護者の死亡・他） 506　就労先の仕事の都合（社会人学生） 507　その他	551　災害死 552　事故死 553　他殺死
6	身体疾患の理由（身体疾患群）	601　病気（疾患名を記載） 602　怪我 603　詳細不明の「病気」「病気療養」「リハビリ」	651　身体疾患による病死
7	不明・不詳・未調査	701　不明、不詳（詳細不明の「一身上の理由」「進路変更」「その他」	751　「授業料未納」 752　詳細不明の死亡

（4）理由の下位分類の内訳

　「大学教育路線外の理由」「大学教育路線上の理由」「環境要因」による休学、退学者のさらに詳細な理由の内訳を［表3］に示した。

（5）メンタルヘルス上の問題を理由とした休学、退学

　「精神障害」を理由とした休学者は748人、退学者は165人であった。また、「精神障害の疑い」を理由とした休学者は131人、退学者は41人であった。これらのうち診断が可能であった休学者602人、退学者107人におけるICD-10[4]診断分類を示した［図12、13］。休学者と退学者の診断はF3気分障害が最も多かった。発達障害については、広汎性発達障害が含まれるF8と、注意欠如多動性障害が含まれるF9を合わせて、休学者59人（9.8％）、退学者9人（8.4％）であった。

3）死亡学生の実態調査結果

（1）死因別死亡率

　68大学大学の参加を得ることができた。参加大学の

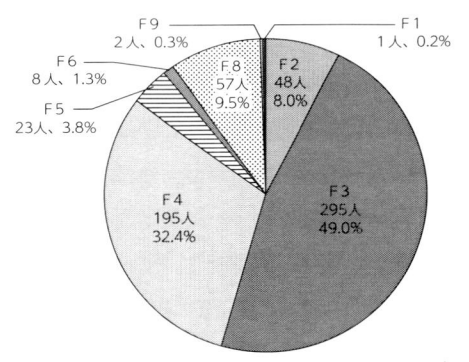

図12．平成27年度　休学理由となる精神障害602人の内訳

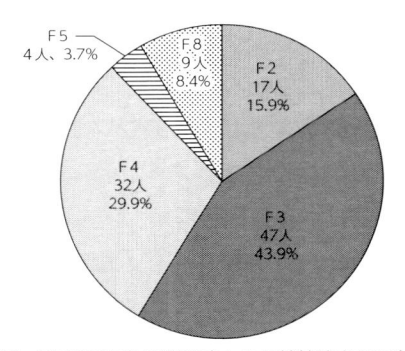

図13．平成27年度　退学理由となる精神障害107人の内訳

総在籍学生数は348,456人であった。平成27年度の死亡学生数は98人（うち女子13人）で、全学生に対する10万比は28.1であった。死因としては自殺（疑いを含む）が54人（うち女子7人）と最も多く、学生10万比は15.5であった。次いで病死が18人であった。男女別学生10万比の死亡者数は病死、自殺（疑いを含む）、事故死とも男子の方が女子より多かった。

（2）自殺について

自殺率は平成14年度以降増加傾向にあって、平成22年度が最も高かった。平成8年度から19年連続で死因の中で最も高い状態が続いている［図14］。自殺学生54人のうち、休学歴があるのは8人（14.8%）、留年歴

があるのは16人（29.6%）であった。自殺学生への保健管理センターの関与例は14人（25.9%）であった。保健管理センター関与例は、平成24年度は11/62例[4]、平成25年度は7/71例[3]、平成26年度は11/67例[2]、平成27年度は14人（25.9%）であった。自殺学生67人のうち、精神疾患有りの学生は9人（16.7%）で、罹患無しまたは不明の学生は45人（83.3%）であった。精神疾患有りの学生のうち、2人はF8心理的発達の障害、1人がF2統合失調症、統合失調症型障害および妄想性障害、1人がF3気分（感情）障害、1人がF4神経症性障害、ストレス関連障害および身体表現性障害であった。

4年制学部の学年別（入学年度別）・死因別死亡率を［表4、図15］に示した。4年制では、事故死者が12人（10万比率3.8）、自殺者が51人（同16.1）、病死者が17人（同5.4）であった。留年生の自殺率が突出していた。これは1985年度〜2005年度までの調査をまとめた報告[1]と同様であった。

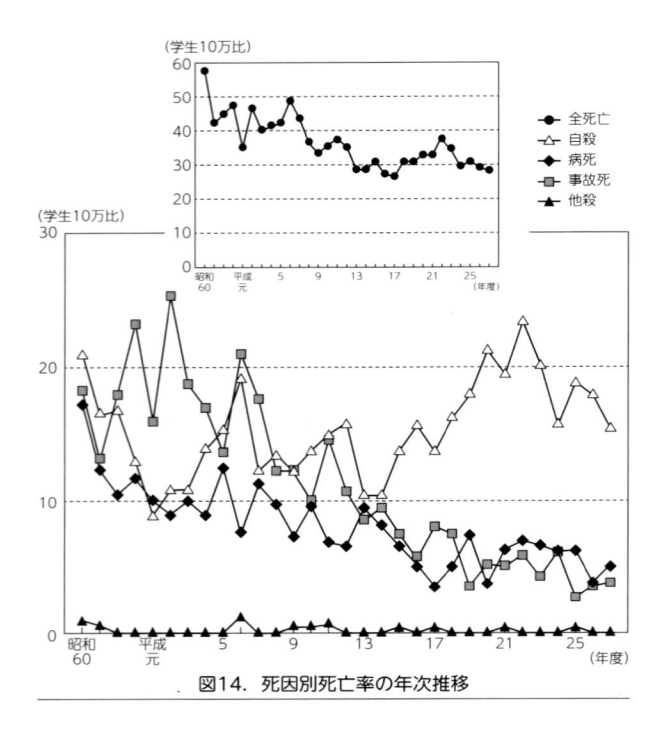

図14．死因別死亡率の年次推移

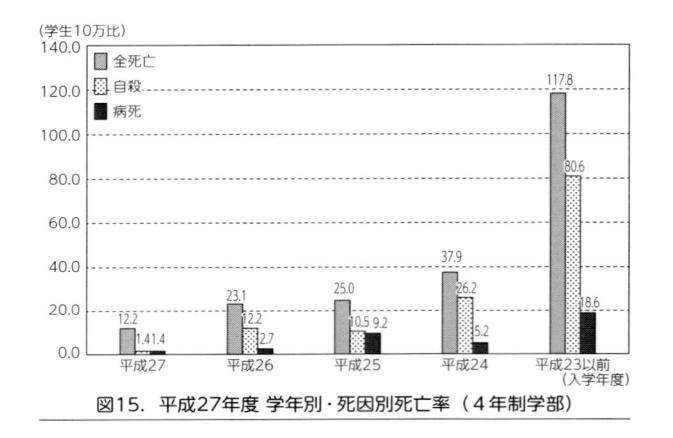

図15．平成27年度 学年別・死因別死亡率（4年制学部）

表4．死因別・男女別・専攻別　死亡者数及び率

		4年制学部			文系			理系		
		男女計	男	女	男女計	男	女	男女計	男	女
	全死亡者	93 (29.4)	80 (39.6)	13 (11.4)	37 (26.6)	27 (38.3)	10 (14.6)	56 (31.6)	53 (40.3)	3 (6.5)
死因	病死	17 (5.4)	15 (7.4)	2 (1.8)	9 (6.5)	7 (9.9)	2 (2.9)	8 (4.5)	8 (6.1)	0 (0.0)
	事故死	12 (3.8)	12 (5.9)	0 (0.0)	5 (3.6)	5 (7.1)	0 (0.0)	7 (3.9)	7 (5.3)	0 (0.0)
	自殺	51 (16.1)	44 (21.8)	7 (6.1)	17 (12.2)	12 (17.0)	5 (7.3)	34 (19.2)	32 (24.4)	2 (4.4)
	（うち自殺疑い）	(11 (3.5))	10 (5.0)	1 (0.9)	(5 (3.6))	4 (5.7)	1 (1.5)	(6 (3.4))	6 (4.6)	0 (0.0)
	他殺	0 (0.0)	0 (0.0)	0 (0.0)	0 (0.0)	0 (0.0)	0 (0.0)	0 (0.0)	0 (0.0)	0 (0.0)
	不詳	13 (4.1)	9 (4.5)	4 (3.5)	6 (4.3)	3 (4.3)	3 (4.4)	7 (3.9)	6 (4.6)	1 (2.2)
	在籍学生数	316,196	201,936	114,260	138,967	70,567	68,400	177,229	131,369	45,860

		6年制学部			総数（4年制学部＋6年制学部）		
		男女計	男	女	男女計	男	女
	全死亡者	5 (15.5)	5 (24.2)	0 (0.0)	98 (28.1)	85 (38.2)	13 (10.3)
死因	病死	1 (3.1)	1 (4.8)	0 (0.0)	18 (5.2)	16 (7.2)	2 (1.6)
	事故死	1 (3.1)	1 (4.8)	0 (0.0)	13 (3.7)	13 (5.8)	0 (0.0)
	自殺	3 (9.3)	3 (14.5)	0 (0.0)	54 (15.5)	47 (21.1)	7 (5.6)
	（うち自殺疑い）	(0 (0.0))	0 (0.0)	0 (0.0)	(11 (3.2))	10 (4.5)	1 (0.8)
	他殺	0 (0.0)	0 (0.0)	0 (0.0)	0 (0.0)	0 (0.0)	0 (0.0)
	不詳	0 (0.0)	0 (0.0)	0 (0.0)	13 (3.7)	9 (4.0)	4 (3.2)
	在籍学生数	32,260	20,692	11,568	348,456	222,628	125,828

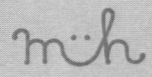

4　考察

1）休学・退学・留年学生数統計調査について

（1）留年学生の休学・退学

　4年制大学の休学率と退学率は、いずれも5年次以上、すなわち留年生で最も高く、4年次が次に高かった［表5］。6年制でもやはり7年次以上、すなわち留年生の休・退学率が高かった。この傾向は例年[5]-[8]と同様である。留年生の休学理由としては、留年のために履修科目がない場合が考えられる［表6］。また、過年度在籍が確定した段階で進路を再考し、休学や退学を選択する学生が多いと考えられる。

（2）専攻別の差

　休学率、退学率、留年率のいずれも、6年制の学部が4年制の学部に比べて低率であった。これも例年[5]-[8]通りである。6年制の学部は、医学部、歯学部、獣医学部、薬学部で、いずれも専門職につくことが前提で学生が入学する学部である。もともと目的意識が高く、学業意欲を維持しやすいことが、低い休学・退学・留年率に反映されていると考えられる。これに対して、4年制の学部の学生の中には、大学に入学したものの、もともと学業意欲が不十分、またはその維持が困難となるケースが相対的に多いことが考えられる。

　6年制の学部の退学率は、留年生に次いで1年次に高い。将来の職業に直結しているだけに、入学後に適性がないと感じた学生は、早期に退学を決めるためと考えられる。

（3）男女差

　休学率、退学率、留年率のいずれも、男子の方が高かった。この傾向は例年[5]-[8]続いている。男女差の理由は、推測の域を出ないが、1つには、女子の方が、就学意欲が高いことが考えられる。休学理由の実態調査の結果［図4-1］、大学教育路線外の理由は男子の方が高く、大学教育路線上の理由は女子の方が高かったことは、その傍証となるだろう。次に、対処行動の男女差が考えられる。一般的に、困ったことがあった場合、援助希求は女性に多いが、一人で悩んだ末にひきこもるという行動は男性に多い。3つ目の可能性として、男性に多い広汎性発達障害との関連も考えられる。広汎性発達障害のある学生は、社会性、コミュニケーションの障害のため、ひきこもりという行動をとりやすい。

（4）休学から退学に至った率

　休学ののち退学に至った学生は、4年制理系で高く、休学した学生の約4人に一人が同一年度中に退学に至ったという結果であった。モティベーションの維持の難しさ、卒業研究のやり直しのハードルの高さ、などが理由として推察される。

2）休・退学理由の実態調査について

（1）傾向

　休学・退学の理由の分類は表4に示した通りである。単純に大学教育路線上の理由、大学教育路線外の理由と割り切れないケースもあるが、このように分類して全体的な傾向を見ることは、休退学を考える学生へ対応する上で、有意義であると考える。退学理由は、例年[2]-[5]同様大学教育路線外の理由が、大学教育路線上の理由を上回っていた。休学理由についても、平成25年度以前は退学理由同様大学教育路線外の理由が、大学教育路線上の理由を上回っていたが、平成27年度は、平成26年度同様、大学教育路線外の理由が大学教育路線上の理由と同程度であった。引き続き今後の動向に注目したい。

（2）疾患以外の理由による休学・退学の内訳

　休学者における大学教育路線外の理由としては、留年などにより「履修科目なし」が最も多かった。これは、進級は年単位であるが、講義は学期毎に開講されるため、特に留年学生において「履修科目なし」の学期が現れやすいといえる。一方、退学者における大学教育路線外の理由は、「学業意欲減退、喪失」が最も多く、これは他のカテゴリーも含めて最も多い退学理由であった。

　休学者における大学教育路線上の理由は、「海外留学」と「その他の理由で海外に行く」が1位・2位と、海外志向の学生が多いことが窺われた。一方、海外留学を理由に退学した学生は、少なかった。すなわち、学部生の海外留学は学位取得目的ではないことが多いと考えられる。

　休学・退学に到った環境要因としては、休学、退学ともに「経済的理由」が最も多く、例年[5]-[8]と同様であった。「家庭の都合」には家業の都合も含まれており、この中にも経済的側面がある場合もあると考えられる。また割合は小さいが、「結婚、出産・育児」が休学理由と退学理由の3番目であった。この理由で休学・退学した学生は、ほとんどが女子であった。「結婚、出産・育児」を理由とする休・退学は、大学院でより多く、平成26年度の調査[8]では、休学理由の11.1%で3番目に多く、退学理由の2.2%をしめていた。近年、社会全体において男女共同参画が唱えられ、大学等の研究機関においても女性研究者支援が拡充されてきている。しかし、女子大学生に対する結婚・妊娠・出産と学業との両立を目的とした支援は不十分であり、休

学・退学を余儀なくされるケースもあると予想される。

（3）メンタルヘルス上の問題を理由とした休学、退学の内訳

休・退学理由となる精神疾患の内訳では、F3とF4が多かった。また、統合失調症を理由とした休学・退学者の割合は、1980年代、90年代と比較して減少していた[9]。

広義の発達障害（F8とF9）を理由とする休学・退学は、平成20年度の調査[10]と比べ、休学者は10人（1.4%）から59人（9.8%）へ、退学者は3人（1.8%）から9人（8.4%）へと大きく増加した。考えられる理由としては、発達障害と診断される学生が増えたこと、発達障害学生が大学に入学しやすくなったこと、入学はしたものの学業継続が困難となった学生が存在すること、があげられる。国立大学法人では、平成28年度より、障害学生の合理的支援が義務となった。支援が軌道に乗り、今後の発達障害学生の休学・退学率が下がることが期待される。

平成27年度は、休学・退学理由となる精神疾患の男女差についても比較した。F3、F5、F8において差が認められ、F2は差がなかった。一般人口における有病率と同様の結果が得られた。

3）死亡実態調査について

平成27年度の死亡学生の死因は自殺が最も多く、平成8年度から19年連続であった。平成27年度の自殺率は、学生10万比で15.5であり、平成26年度よりも減少した。平成27年の厚生労働省人口動態調査結果[11]によると、20〜24歳の自殺率は17.5であったので、これに比べ本調査の自殺率は低かった。これまでの調査でも、大学生の自殺率が同年代の一般人口より低かったが、その理由として、大学が保護的な環境となっていることが繰り返し唱えられてきた。しかし、本調査は、あくまで大学側が知り得た情報を元に集計したものであるので、学生の実際の死因が自殺であっても、大学への届け出内容が異なる場合も考えられる。これは、本調査の限界と考えられる。

自殺学生の休学率・退学率は、一般学生に比べて高かった。また、4年制学部の留年生の自殺率は、突出していた。休学歴や留年歴のある学生の孤立感と自殺の関連が考えられる。その一方で、70%前後は休学・留年という明らかな就学上の困難がみられなかった。また、例年自殺学生への保健管理センターの関与率は高くはない。この理由は推測の域を出ないが、自殺前の心理的視野狭窄状態のため、他者に援助希求せずに（できずに）自殺を遂行してしまった可能性はあるだろう。もしそうであるなら、自殺傾向がある学生への

啓発活動のみでは不十分で、周囲の学生や教職員に気付きを促す活動も必要であろう。また、自殺学生の精神障害については、判明した例が少ない。これは、保健管理センターの関与率が低いために精神障害についての情報が無いことが一因と考えられる。

謝辞

毎年本調査に参加してくださっている国立大学法人の関係者の皆様に、心より感謝申し上げます。今後ともご協力をよろしくお願いいたします。

引用文献

1）中島潤子, 野村正文, 内田千代子. 大学における休・退学、留年学生に関する調査, 第1報から第21報までをふりかえって. 全国大学メンタルヘルス研究会: 2003.

2）布施泰子, 梶谷康介, 平井伸英, 他. 大学における休学・退学・留年学生に関する調査—第37報（平成26年度調査結果）—. 大学のメンタルヘルス 2017: 1: 28-36.

3）布施泰子, 三浦淳, 平井伸英, 他. 大学における休・退学、留年学生に関する調査 第36報（平成25年度調査結果）. 第37回全国大学メンタルヘルス研究会報告書 2016: 7-16.

4）布施泰子, 三浦淳, 苗村育郎, 他. 大学における休・退学, 留年学生に関する調査結果と考察—平成24（2012）年度分の調査について—. CAMPUS HEALTH 2015: 52（2）: 169-174.

5）内田千代子. 大学における休・退学、留年学生に関する調査第34報. 第35回全国大学メンタルヘルス研究会報告書2014: 36-51.

6）融道男, 中根允史, 小見山実, 他. In: ICD-10精神および行動の障害 新訂版. 医学書院；東京: 2005. p.23-49.

7）内田千代子. 21年間の調査からみた大学生の自殺の特徴と危険因子—予防への手がかりを探る—. 精神神経学雑誌 2010: 112: 543-560.

8）丸谷俊之, 安宅勝弘, 齋藤憲司, 他. 大学院における休学・退学・留年学生に関する調査—平成26年度結果を中心に—. 大学のメンタルヘルス 2017: 1: 37-44.

9）Fuse-Nagase Y, Miura J, Namura I, et al. Decline in the severity or the incidence of schizophrenia in Japan: A survey of university students. Asian Journal of Psychiatry 2016: 24: 120-123.

10）内田千代子. 大学における休・退学、留年学生に関する調査第31報. 2011.

11）厚生労働省: 平成26年人口動態統計月報年計（概数）の概況 http://www.mhlw.go.jp/toukei/saikin/hw/jinkou/geppo/nengai14/

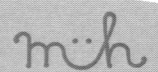

大学院における休学・退学・留年学生に関する調査

― 平成27年度調査結果を中心に ―

丸谷俊之[1]　　安宅勝弘[1]　　齋藤憲司[1]

高山潤也[2]　　佐藤武[3]　　杉田義郎[4][5]　　苗村育郎[6]

1）東京工業大学保健管理センター　2）信州大学工学部　3）佐賀大学保健管理センター

4）関西学院保健館　5）大阪大学　6）元・秋田大学保健管理センター

1　背景と目的

1）背景

（1）大学院学生の年次推移

　大学院学生総数（国立以外の公立、私立も含めた）の年次推移をみると、平成18年以降伸びが鈍化したとは言え増加してきていたが、平成23年度から24年度にかけて初めて減少に転じた。以後今回の平成27年度調査に至るまで減少が続いている。女子の割合については平成18年以降30%を超えており、今回は31.2%でもっとも高かった［図1；文部科学省のデータをグラフ化］[1]。

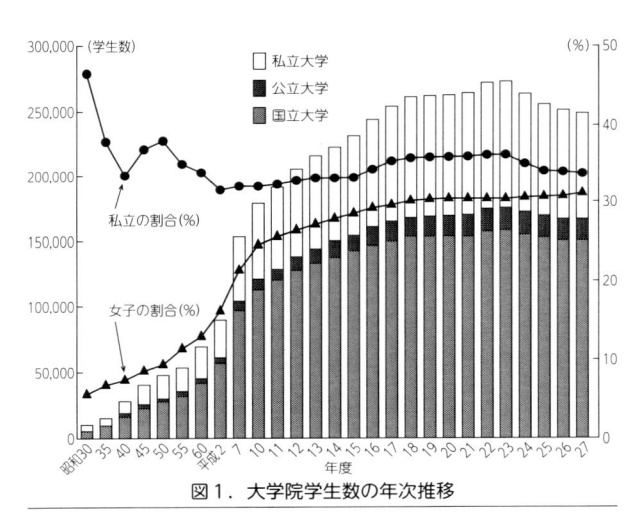

図1. 大学院学生数の年次推移

（2）大学院におけるカリキュラム・修了・履修年限の多様化

　カリキュラム・修了・履修年限の多様化は一段落した感がある。なお、長期履修学生制度については、各大学により、博士課程のみ対象とする等、運用の仕方には違いがある。

2）目的

　本調査は全国の国立大学大学院における休学、退学（除籍・死亡含む）、留年学生の状況を把握し、学生の動態調査の基本資料とするとともに、学生サービスやメンタルヘルス支援に役立てることを目的に、平成14年度から国立大学法人保健管理施設協議会メンタルヘルス委員会の研究班により継続実施されており、今回で14回目である[2]。

2　対象と方法

　大学院を置く全国立大学法人86大学のうち85大学に対し、本調査の趣旨を説明した調査協力の依頼状を文書にて郵送、調査協力が得られた82大学（全国立大学法人の95%）を対象とした。

　調査内容は学部学生を対象とした休退学調査の形式を参考に、大学院特有の事情を考慮して一部を改変し、1．学生数統計調査、2．休退学実態調査、3．死亡実態調査の3つの調査より構成される[2][3]。

　回答はすべて所定の電子ファイルへの入力を依頼し、各大学から提出されたデータを全国集計、調査報告書としてまとめた。参加大学一覧は本稿の末尾に示す。

　なお、本調査は今後継続する分も含め、国立大学保健管理施設協議会倫理審査委員会にて承認を得ている（第4号）。

3　結果

1）学生数統計調査

　学生数142,563名（男子102,811名、女子39,752名）に対し、休学率は7.0%（男子6.0%、女子9.5%）、退学率は4.7%（男子4.6%、女子4.8%）、留年率は11.6%（男子10.2%、女子15.0%）であり、休学率と留年率は女子が有意に高かった（χ^2検定、$p<0.05$）。退学率に有意差はなかった。死亡率（学生10万対）は今回34.4であり、調査開始以来最も高かった前年度より低下し、例年並みの水準となった（20〜24歳の一般人口死亡率は35.7、25〜29歳では41.6）［表1］[4]。

　留年、休学、退学率の年次推移については、留年率はここ3年は減少傾向だが、調査開始以来でみると増加傾向にあり、休学率は緩やかな増加傾向、退学率はほぼ横ばいであった［図2］。

　次に課程別の違いをみると、例年同様、博士課程の

留年率、5年一貫制の退学率が高かった。専門職3年制（法科大学院）の退学率も高かったが、その半数は短縮修了である［図3］。

学生区分別にみると、社会人学生、夜間学生とも留年率、休学率が他の区分より高く、これは例年同様であった［図4］。

表1．学生数統計調査の規模と基本数

		学生数	比率
在籍数	合計	142,563	
	男子	102,811	
	女子	39,752	
休学	合計	9,989	7.0%
	男子	6,220	6.0%
	女子	3,769	9.5%
退学	合計	6,636	4.7%
	男子	4,745	4.6%
	女子	1,891	4.8%
留年	合計	16,490	11.6%
	男子	10,526	10.2%
	女子	5,964	15.0%
死亡	合計	49	34.4
	男子	45	43.8
	女子	4	10.1

死亡率は学生10万対

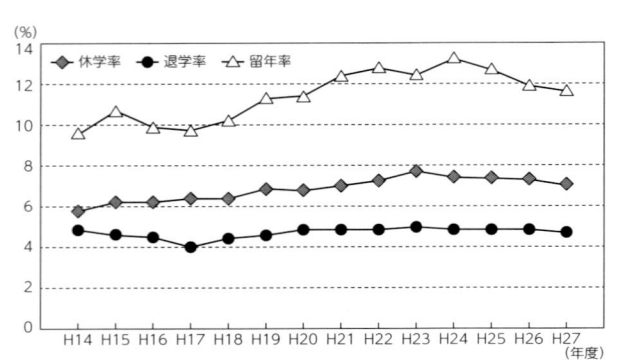

図2．留年・休学・退学率の年次推移

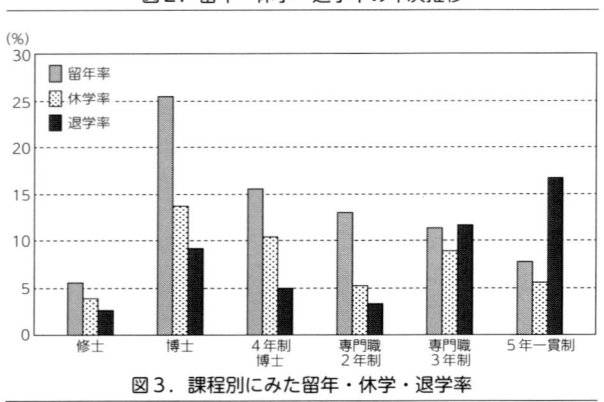

図3．課程別にみた留年・休学・退学率

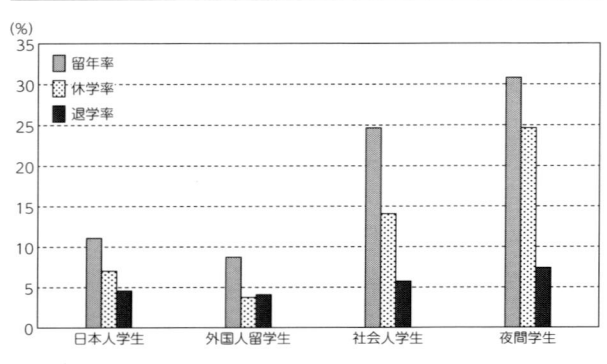

図4．学生区分別にみた留年・休学・退学率

研究科別に男女での違いをみると、在籍学生数の多い「工学」（35.8%）、「保健」（16.2%）、「その他」（14.5%）の3つが休学率および留年率において女子が男子より高く、退学率に男女差がなかった［表2］。また、留年学生の休学率、退学率は、例年同様、全学生のそれに比べて有意に高かった（χ^2検定、$p<0.01$）［表3］。

表2．研究科別にみた休・退学、留年率における性差

		全体	人文	社会	理学	工学	農学
女子在籍比率%		27.9	53.5	34.0	21.4	12.2	36.3
休学率	男子	6.1	18.4	11.2	2.8	3.9	5.9
	女子	9.3	18.7	9.9	3.8	5.4	3.1
退学率	男子	4.6	7.6	6.9	5.0	3.6	5.1
	女子	4.8	6.6	5.0	4.8	3.9	4.9
留年率	男子	10.2	26.1	17.9	8.6	6.4	8.0
	女子	15.0	26.3	18.1	7.3	8.6	7.7

		保健	商船	家政	教育	芸術	その他
女子在籍比率%		36.9	14.5	100.0	49.5	34.8	36.6
休学率	男子	8.4	6.9	−	7.0	7.3	8.3
	女子	11.7	7.4	6.2	7.8	4.1	12.1
退学率	男子	5.0	0.0	−	4.0	6.6	5.6
	女子	4.5	33.3	3.1	3.1	9.6	6.0
留年率	男子	14.1	9.4	−	13.8	15.0	13.0
	女子	17.2	11.1	2.3	13.8	14.4	19.4

（注）数字はすべて%、塗りつぶしはχ^2検定にて性差（$p<0.05$）が認められた数値（高い方）

表3．留年学生の休学率・退学率

		留年学生	全学生
休学率（%）	合計	37.0	7.0
	男子	36.0	6.0
	女子	38.8	9.5
退学率（%）	合計	17.3	4.7
	男子	18.3	4.6
	女子	15.5	4.8

2）休退学実態調査

休退学実態調査には70大学から回答を得た。休退学者の調査総数は11,686名（休学7,080名、退学4,606名）で、その課程別の内訳は［表4］の通りである。

表4．休退学実態調査の規模と基本数

	修士課程	博士課程	計
休学	2,719	4,361	7,080
退学	1,793	2,813	4,606
計	4,512	7,174	11,686

資料提供大学数：70大学

学生からの書類上の届け出理由とは別に、休学あるいは退学の実際の理由について実態調査を行い、その理由を、「精神疾患」、「精神的障害の疑い」、「大学教育路線外の理由」、「大学教育路線上の理由」、「環境要因」、「身体疾患」、「不明・不詳」の計7つのカテゴリー（大分類）及びその下位項目に分類した［表5］。

課程別の大分類内訳においては、休学全体で最も多いのは「環境要因」（55%）であり、その内訳は「就労先の仕事の都合（社会人学生等）」が最も多かった。

表5．平成27年度　大学における休・退学「実態調査」具体例の分類・コード表

分類コード	カテゴリー	実態調査結果の具体例（3桁の数字は下位分類コード） 休学・退学共通		退学（除籍と短縮修了を含む）のみ		備考
1	精神疾患が理由（精神疾患群）	101 102 103	精神病（統合失調症、躁うつ病、うつ病） 神経症（適応障害を含む） その他の精神疾患（発達障害、パーソナリティ障害を含む）	151 152	精神疾患治療中の死亡（身体疾患による病死は除く） 自殺（精神疾患名or不明）	ICD-10分類と保健管理センター関与の有無を記入
2	何らかの精神的障害が疑われる理由	201 202 203	スチューデントアパシー（学業以外はできる） 不登校（引きこもり） 精神障害の疑い	251	自殺の疑い	保健管理センター関与の有無を記入
3	大学教育路線からは離れる理由	301 302 303 304 305 306 307 308 309 310 311	学業意欲減退、喪失 単位不足 （留年で）履修科目なし 就職準備 就職 家業手伝い アルバイトに専念 サークル、趣味（運動、音楽、演劇、旅行、社会勉強、自分探し、他） 学外団体（ボランティア、宗教活動、他） 専門学校受験準備 その他（上記以外）	351 352 353 354 355	触法行為 性行不良 単位取得退学・満期退学（注1） 行方不明 専門学校入学	保健管理センター関与の有無を記入
4	大学教育路線上にあり積極的な理由	401 402 403 404 405 406 407 408	他大学受験準備 資格をとる準備（司法試験、会計士試験、他） 海外留学 その他の理由で海外に行く 臨床研修（医歯学系） 学術研究機関に研究員として採用 教員として採用、現職教員の仕事の都合 その他（研究調査、論文執筆のため等）	451 452 453	他大学入学、編入学 飛び級（短縮修了）で博士課程入学 飛び級（短縮修了）で卒業（就職等）	保健管理センター関与の有無を記入
5	自分以外の要因（環境要因詳）	501 502 503 504 505 506 507	災害 身内の看護 結婚、出産、育児 経済的理由 家庭の都合 就労先の仕事の都合（社会人学生等） その他（留学生の兵役義務等）	551 552 553	災害死 事故死 他殺死	保健管理センター関与の有無を記入
6	身体疾患の理由（身体疾患群）	601 602 603	病気（疾患名を記載） 怪我 詳細不明の「病気」「病気療養」「リハビリ」	651	身体疾患による病死	保健管理センター関与の有無を記入
7	不明・不詳	701	不明、不詳（詳細不明の「一身上の理由」「進路変更」「その他」）	751 752	授業料未納 詳細不明の死亡	

（注1）研究指導認定退学は、その後の進路に応じて406、407、408にコードすること。
（注2）平成24年度調査より、学部調査の休退学理由分類との共通化を図っており、コード番号が変わっているもの、あるいは追加になっている項目がある。

退学全体では「教育路線外の理由」（58%）が最も多く、その内訳は「単位取得退学・満期退学」「就職」でそれぞれ4割ずつを占めた［図5、表6］。

　図6～9には男女別の休学理由、退学理由の順位を示すが、休学理由では男女とも1位は「就労先の仕事の都合（社会人学生等）」、2位は「経済的理由」であった。女子では3位が「結婚、出産・育児」、4位が「家庭の都合」であったが、男子で「家庭の都合」は6位であった。「精神病（統合失調症、躁うつ病、うつ病）」は男子は7位、女子は第8位であった。退学理由では、女子では「単位取得退学・満期退学」、「就職」の順であったが、男子は今回わずかながら逆転し、「就職」、「単位取得退学・満期退学」の順であった。女子では5位に「家庭の都合」があり、「結婚、出産・育児」は9位、男子で「家庭の都合」は10位であった。

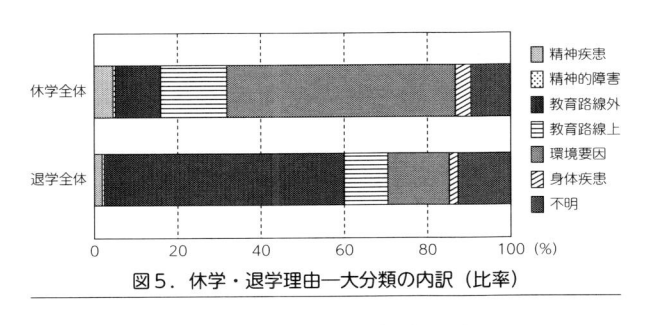

図5．休学・退学理由—大分類の内訳（比率）

表6．休・退学の理由（下位項目）

休学（全体）

大学教育路線外の理由		大学教育路線上の理由		環境要因	
就職準備	33.1%	海外留学	38.4%	就労先の仕事の都合（社会人学生等）	50.3%
学業意欲減退、喪失	18.6%	その他（研究調査、論文執筆のため、等）	35.8%	経済的理由	26.8%
就職	18.2%	教員として採用、現職教員の仕事の都合	8.0%	家庭の都合	10.4%

退学（全体）

大学教育路線外の理由		大学教育路線上の理由		環境要因	
単位取得退学・満期退学	42.0%	短縮修了で卒業（就職等）	24.6%	就労先の仕事の都合（社会人学生等）	39.6%
就職	40.2%	教員として採用、現職教員の仕事の都合	18.2%	経済的理由	33.2%
学業意欲減退、喪失	7.5%	他大学入学、編入学	18.2%	家庭の都合	17.6%

各カテゴリーの下位分類のうち、多いものから3つをその内訳比率とともに示した。

　　ここで、前年度のデータであるが、2017年5〜6月の米国大学保健管理協会年次集会（ACHA2017、テキサス州オースチン）日米合同セッションに提示したものを示す。前年度の休退学理由の違いについて日本人学生と留学生とに分けて集計したもので、昨年度の報告ではこの分析は行っていない。留学生男子の3位「その他の環境要因」には兵役義務によるものが含ま

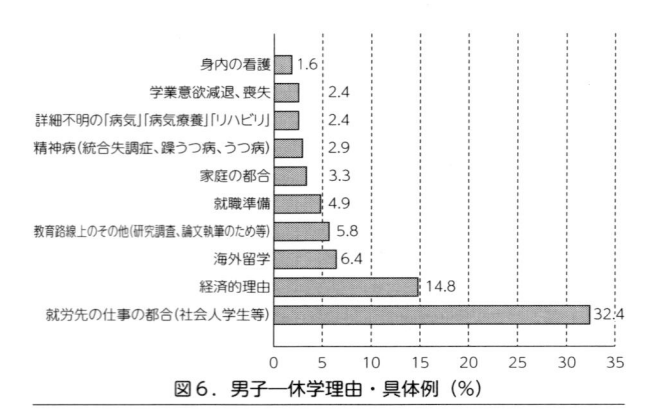

図6．男子―休学理由・具体例（％）

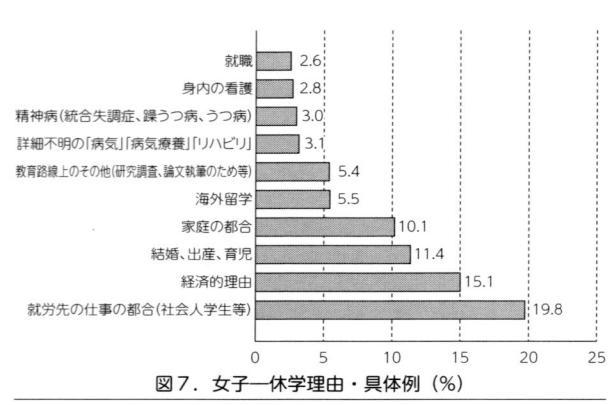

図7．女子―休学理由・具体例（％）

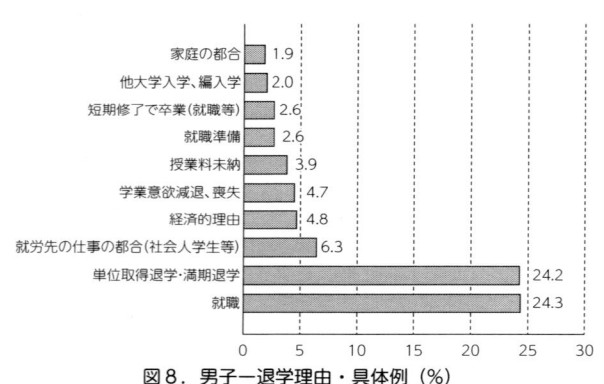

図8．男子―退学理由・具体例（％）

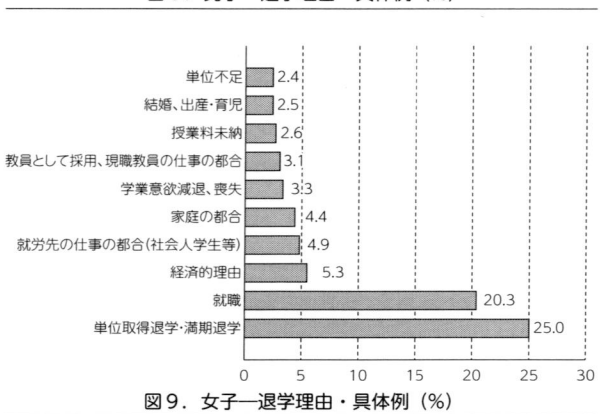

図9．女子―退学理由・具体例（％）

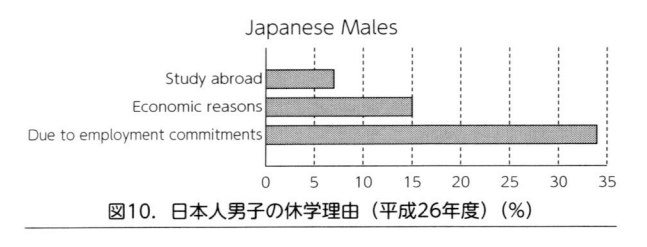

図10．日本人男子の休学理由（平成26年度）（％）

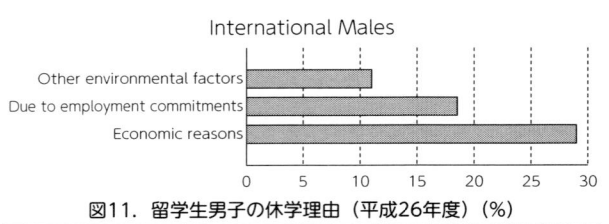

図11．留学生男子の休学理由（平成26年度）（％）

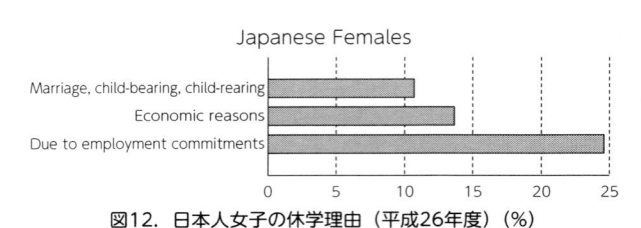

図12．日本人女子の休学理由（平成26年度）（％）

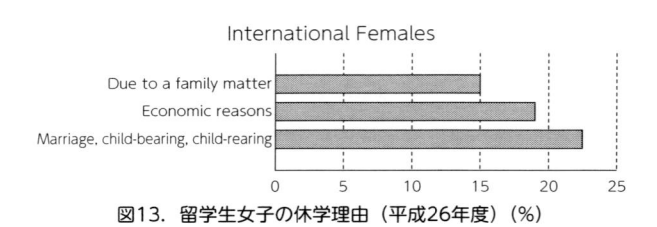

図13．留学生女子の休学理由（平成26年度）（％）

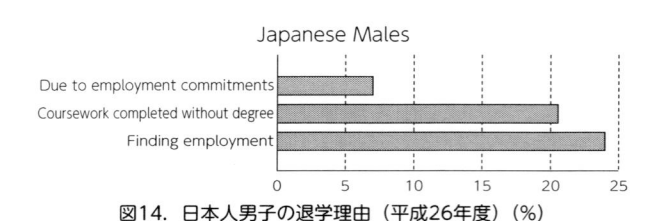

図14．日本人男子の退学理由（平成26年度）（％）

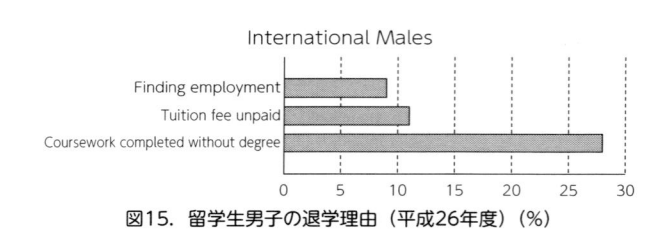

図15．留学生男子の退学理由（平成26年度）（％）

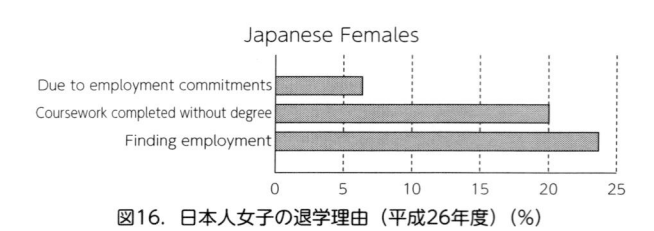

図16．日本人女子の退学理由（平成26年度）（％）

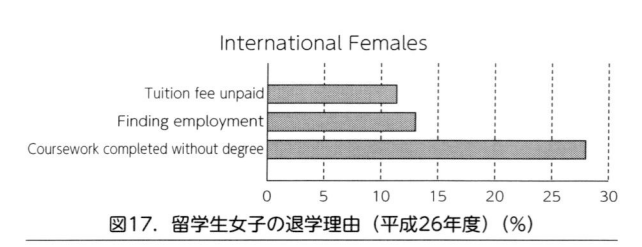

図17．留学生女子の退学理由（平成26年度）（％）

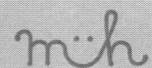

れており、留学生女子では1位が「結婚、出産・育児」、3位が「家庭の都合」であった。退学では、留学生では男女とも「授業料未納」が上位に入っていた［図10～17］。

平成27年度データに戻ると、メンタルヘルスが問題の休退学は、精神疾患が理由と精神的障害が疑われる理由を合わせて、休学者全体の5.3%、退学者全体の2.4%で、前年度と大きな変化はなかった。そのうち保健管理センターの関与事例は休学者においては44.9%、退学者においては39.3%であった。双方合わせて計488例のうち、213例（43.6%）には保健管理センターが何らかの形で関わっていた［表7a, b］。

表7a．メンタルヘルスの問題が理由の休退学

	休学（総数7,080）		退学（総数4,606）	
1．精神疾患が理由	333	4.7%	92	2.0%
2．精神的障害が疑われる理由	43	0.6%	20	0.4%

比率はそれぞれ、全休学調査数、全退学調査数に対する割合

表7b．保健管理センターの関与事例

	休学		退学	
上記「1」＋「2」	169	44.9%	44	39.3%
それ以外の理由	226	3.4%	198	4.4%

比率は各々の群全調査数に対する保健管理センター関与事例数の割合

また、休退学者が罹患している疾患（精神、身体とも）について、保健管理センターが関与していなくても実態調査によって病名が明確になっているもの、疾患が直接の休退学理由ではないが病名が明記されているものを含めてICDコードを集計したところ、［図18］の通り560例となった（前年度は552例）。その内訳はF3（気分障害）が39.2%で最も多く、F4（神経症性障害、ストレス関連性障害および身体表現性障害）が27.3%でそれに次いだ。この順位は例年同様であった。アスペルガー症候群／自閉症スペクトラム障害が含まれるF8（心理的発達の障害）は4.8%（27人）であった。

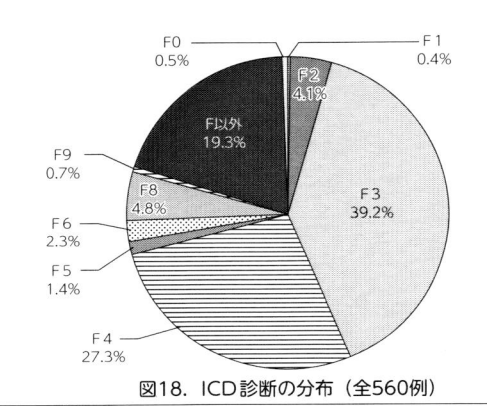

図18．ICD診断の分布（全560例）

3）死亡実態調査

死亡実態調査に参加したのは67大学で、そのうち実際に死亡例があったのが30大学であった。学生数統計調査との差異は［表8］の通りである。

表8．死亡実態調査の基本数

	合計	男子	女子
実態調査数	37	35	2
学生数統計調査上の死亡学生数	49	45	4

死亡例のあった大学数：30大学（調査参加：67大学）

死亡原因の内訳において、例年同年代の一般人口の不慮の事故による死亡率（人口10万比）より低い水準で推移していた事故死亡率（学生10万対）は、前回9.2と高かったが、今回は1.8に低下した。自殺（含む疑い）死亡率（学生10万対）は17.1で、同年代の一般人口の自殺死亡率（人口10万対）（20～24歳：17.9、25～29歳：19.6、30～34歳：19.5、35～39歳：19.1）に比べて低かった［表9、10］[4]。病死については、今回急性の心臓疾患が5名で最も多く、事故死の2名は溺死であった。自殺は23～25歳が11名を占めた。方法は縊首が最も多く6名であった。今回は保健管理センターの関与例が4例あった［表11～13］。自殺死亡率の年次推移［図19］を見ると、平成20年度以降増え続けた女子の自殺率は、調査以来最も低い水準（3.2）であった。しかし、男子及び全体は前回調査より低下したものの、調査開始以来増減を繰り返しながら依然増加傾向にある。

表9．死亡原因の内訳

死　因	病死	事故死	自殺（含疑い）
死亡者数	14	2	19
死　亡　率	12.6	1.8	17.1

死亡率は学生10万対
センター関与あり：5例

表10．死亡順位別死亡率（平成27年人口動態統計）

H27 死亡順位別年齢階級別死亡率（人口動態統計－厚生労働省）

死亡率は人口10万対

年齢	第1位	第2位	第3位	第4位	第5位
20～24	自殺 17.9	不慮の事故 6.2	悪性新生物 3.0	心疾患 1.4	脳血管疾患 0.4
25～29	自殺 19.6	悪性新生物 5.1	不慮の事故 4.8	心疾患 2.4	脳血管疾患 0.8
30～34	自殺 19.5	悪性新生物 9.1	不慮の事故 5.0	心疾患 3.2	脳血管疾患 1.8
35～39	自殺 19.1	悪性新生物 15.6	心疾患 6.2	不慮の事故 5.5	脳血管疾患 3.8

厚生労働省大臣官房統計情報部
但し、調査期間はH27.1-12月
男女別では30～34歳、35～39歳女性の死因の第1位は悪性新生物
（第2位が自殺）

表11. 死亡例　病死

入学年度	年齢 男	年齢 女	死因病名 男	死因病名 女	計
人数	13	1			14
修士 H27	23、23、67		クモ膜下出血（入浴中、溺死）、不明、心筋梗塞		3
修士 H26	26、不明	56	脳ヘルニアによる敗血症、胃癌	急性心筋梗塞	3
修士 -H25	27、33		インフルエンザ脳症、心臓発作		2
博士 H27					0
博士 H26	44、46		クモ膜下出血、胃癌		2
博士 H25	26、29		敗血症、急性心不全		2
博士 -H24	39、33		不明、急性心筋梗塞		2

表12. 死亡例　事故死

入学年度	年齢 男	年齢 女	死因病名 男	死因病名 女	計
人数	2				2
修士 H27	不明		溺死		1
修士 H26	23		溺死		1
修士 -H25					
博士 H27					
博士 H26					
博士 H25					
博士 -H24					

表13. 死亡例　自殺（疑い含む）

入学年度	年齢 男	年齢 女	死因病名 男	死因病名 女	計
人数	18	1			
修士 H27	23、23、23		練炭によるCO中毒、縊首、不明		
修士 H26	23、23、23、24、24、25		ガスによる窒息死、縊首2、不明、低体温症の疑い、ヘリウムガス中毒		
修士 -H25	27、26、24		飛び降り、転落、不明		
博士 H27	41	23	縊首	縊首	
博士 H26	25、28、29		飛び降り、縊首、低酸素症		
博士 H25	37		浴室にてCO中毒		
博士 -H24	29		飛び降り		

	計	休学	留年	精神疾患 有	精神疾患 無	精神疾患 不明	センター関与例
人数	19	2	3	2	9	8	4
修士	3			0	1	2	0
修士	6			0	4	2	1
修士	3	1	2	1	0	2	1
博士	2			0	2	0	1
博士	3	1		0	1	2	2
博士	1			0	1	0	0
博士	1	1		0	1	0	0

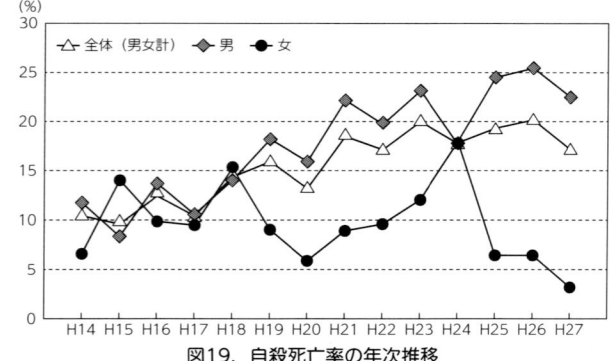

図19. 自殺死亡率の年次推移

3　考察

　大学院の場合、学部学生とは異なり、休学、留年の比率は女子学生の方が有意に高かった[表1]。退学は男女の有意差がなく、例年と同様の解釈で、女子学生の方が休学、留年を経ても課程の修了に至るまで修学意欲を維持できるのではないかと考えられる。しかし、研究科別にみると[表2]、学生数の多い「工学」、「保健」、「その他」は全体と同様、休学、留年の比率が女子学生の方が有意に高く、退学に有意差がなかったが、その他の研究科は別の傾向を示している。男子のいない「家政」を除くと最も女子比率の高い「人文」は留年、休学、退学いずれも男女差がない。

　課程別に見ると[図3]、5年一貫制課程の退学率が他の課程に比べて高いが、年限が長いゆえの問題かと思われる。なお、法科大学院において短縮終了が多いのは特段めずらしいことではないようである。また、社会人学生、夜間学生の留年率、休学率が他の学生に比べて高いが[図4]、勤務との兼ね合いで勉学・研究の時間が制限されるためであろう。退学率は他の区分と比べて高くはないので、長い年月をかけても最終的には課程の修了に至る者が多いことがうかがえる。

　留年学生の休学率、退学率は、例年通り全学生のそれに比べて有意に高く、過年度在籍生への支援の必要性を示している[表3]。

　具体的な休退学理由（下位分類）を男女別にみると[図6、7]、休学理由の1位、2位は前年度と同様、男女とも社会人学生の「就労先の仕事の都合」、ついで「経済的理由」であった。女子学生では「結婚、出産・育児」がこれに続き、育児をしながら研究を続けることへの支援が必要であると考えられる。また、「家庭の都合」は女子では4位（10.1%）と上位であるが男子では6位（3.3%）で、共に1位の「就労先の仕事の都合」は女子21.0%に対して男子30.9%と割合が多く、大学院生の行動選択にも性別役割分業意識が影響していると考えられる。

　退学理由では女子は「単位取得退学・満期退学」が最も多く、「就職」による退学がこれに続くが、男子では今回1位と2位の順位がわずかながら逆転した[図8、9]。本調査では休学、退学の理由を一つコードすることになっているため、「単位取得退学・満期退学」とコードされた中にどれくらい就職もしている学生もいるのかについては不明である。

　前年度のデータにはなるが、ACHA2017に提示した日本人学生と留学生の男女別の休退学理由を見てみると[図10～17]、休学理由としては、留学生男子の3位「その他の環境要因」に兵役義務が含まれるのが日

本人と異なるところであった。また、留学生女子の1位は「結婚、出産・育児」、3位が「家庭の問題」であるのに対し、日本人女子の1、2位は男子と同じ理由で、3位が「結婚、出産・育児」であり、女子では留学生の方が日本人学生よりも、休学に家庭関連の事柄が影響しやすいことが示唆される。これは、在学中の出産・育児は留学生の方が多く見受けられる、という日常臨床の印象と合致する。また、退学理由については、留学生は男女とも「授業料未納」が上位に入ってくるのが日本人学生と異なるところである。留学生の場合は、経済的に困窮すると所定の手続きをせずに母国へ帰国してしまうのかもしれない。

　メンタルヘルスの問題が理由の休退学事例について、保健管理センターが関与した割合は例年同様であり [表7a、b]、我々の支援活動の継続性を示している。

　WHOの国際疾病分類第10版（ICD-10）分類でF3（気分障害）、F4（神経症性障害、ストレス関連性障害および身体表現性障害）が多い [図18] ことを考えても、学生相談、メンタルヘルス支援体制のさらなる充実により、休学、退学に至る事例を減らせる可能性は十分にあると思われる。昨今増えている自閉症スペクトラム障害を含むF8（心理的発達の障害）は4.8%で、割合は年々徐々に増えている。基本的に調査集計上は休退学理由を一つ回答することになっているので、別の理由でコードされているケースも多いだろう。また、本人も家族も障害との認識がないことが多く、適切な検査、診断のできる発達障害専門の医療機関も極めて限られていることから、医療機関で診断を受けていない場合も多いと考えられる。

　死亡実態調査については、病死 [表11] で最も多いのは急性の心臓疾患で5名であったが、調査開始から平成26年度までの13年間の累積データで見ると、悪性腫瘍が最も多く（74名）、心疾患はそれに次いでいる（47名）[5]。事故死 [表12] の2例は溺死であったが、調査開始から平成26年度までの13年間の累積データでは最も多いのは交通事故（33名）で、溺死はそれに次いで13名であった[5]。自殺 [表13] については若い年齢層の自殺が多く、高校生や学部学生の段階で自殺予防教育を行う必要性を示唆するものと思われる。19名の自殺者のうち休学および留年歴のある人は1名、休学歴のみある人は1名、留年歴のみある人は2名にとどまっており、休学や留年が自殺リスクを高めるというわけではないようである。むしろ、休学や留年をして立ち止まってみることができない、焦燥と性急さの極限的な現れ、という一面があるのではないだろうか。平成26年度までの13年間の累積データでも、病死は留

年や休学をした学生が多いが、事故死、自殺では少なかった。自殺の手段としては、縊首が6名、CO中毒を含むガスによるものが4名、飛び降りが3名で、縊首が最も多いのは一般人口の自殺者と同様であった。保健管理センターが関与したのは4名であったが、その背後に、保健管理センターが関与したことで自殺を予防できた事例が、一定数はあったものと推察する。

　自殺死亡率の推移 [図19] をみると、前回より下がったものの、男子および全体の自殺死亡率は増減を繰り返しつつも増加傾向にある。女子については最低水準となっており、男子の方がリスクが高い状況にある。引き続き、自殺予防対策の具体的な実践が重要課題と考えられる。

5．謝辞

　本調査は各大学の学務系の事務職員、保健管理センターのスタッフの方々の多大なご尽力により成り立っており、ご参加頂いた大学に改めて感謝申し上げます。調査はなるべく多くの大学に継続的にご参加頂くことで、より実りのあるものとなりますので、今後ともご協力よろしくお願い申し上げます。

参考・引用文献

1）文部科学省．平成27年度学校基本調査（確定値）．2015．

2）国立大学保健管理施設協議会メンタルヘルス委員会大学院学生休退学調査研究班．大学院における休学・退学・留年学生に関する調査14報（平成27年度集計結果）．2017．

3）布施泰子，梶谷康介，平井伸英，他．大学における休学・退学・留年学生に関する調査 ―第37報（平成26年調査結果）―．大学のメンタルヘルス 2017: 1: 28-36．

4）厚生労働省．平成27年人口動態統計（確定数）．2016．

5）丸谷俊之，安宅勝弘，齋藤憲司，他．全国国立大学大学院学生の病死，事故死の状況について ―13年間の調査より―．Campus Health 2017:54（2）: 217-222．

平成27年度調査　参加大学一覧（学生数統計調査・死亡実態調査）計82大学
* 学生数統計調査のみへの参加、死亡実態調査は不参加の大学を含む

北海道大学	愛知教育大学
北海道教育大学	名古屋工業大学
室蘭工業大学	豊橋技術科学大学
小樽商科大学	三重大学
帯広畜産大学	滋賀大学
旭川医科大学	滋賀医科大学
北見工業大学	京都大学
弘前大学	京都教育大学
岩手大学	京都工芸繊維大学
東北大学	大阪大学
宮城教育大学	大阪教育大学
秋田大学	兵庫教育大学
山形大学	神戸大学
福島大学	奈良教育大学
茨城大学	奈良女子大学
宇都宮大学	和歌山大学
群馬大学	鳥取大学
埼玉大学	島根大学
千葉大学	岡山大学
東京大学	広島大学
東京医科歯科大学	山口大学
東京学芸大学	徳島大学
東京農工大学	鳴門教育大学
東京工業大学	香川大学
東京海洋大学	愛媛大学
お茶の水女子大学	高知大学
電気通信大学	福岡教育大学
一橋大学	九州大学
横浜国立大学	九州工業大学
新潟大学	佐賀大学
長岡技術科学大学	長崎大学
上越教育大学	熊本大学
富山大学	大分大学
金沢大学	宮崎大学
福井大学	鹿児島大学
山梨大学	鹿屋体育大学
信州大学	琉球大学
岐阜大学	政策研究大学院大学
静岡大学	北陸先端科学技術大学院大学
浜松医科大学	奈良先端科学技術大学院大学
名古屋大学	総合研究大学院大学

平成27年度調査　参加大学一覧（休退学実態調査）計70大学

北海道大学	京都教育大学
北海道教育大学	京都工芸繊維大学
室蘭工業大学	大阪大学
小樽商科大学	大阪教育大学
帯広畜産大学	兵庫教育大学
旭川医科大学	神戸大学
北見工業大学	奈良教育大学
弘前大学	和歌山大学
宮城教育大学	鳥取大学
秋田大学	岡山大学
山形大学	徳島大学
茨城大学	鳴門教育大学
宇都宮大学	香川大学
群馬大学	愛媛大学
埼玉大学	福岡教育大学
千葉大学	九州大学
東京医科歯科大学	九州工業大学
東京学芸大学	佐賀大学
東京農工大学	長崎大学
東京芸術大学	熊本大学
東京工業大学	大分大学
お茶の水女子大学	宮崎大学
一橋大学	鹿児島大学
新潟大学	鹿屋体育大学
長岡技術科学大学	琉球大学
上越教育大学	政策研究大学院大学
富山大学	北陸先端科学技術大学院大学
金沢大学	奈良先端科学技術大学院大学
福井大学	総合研究大学院大学
山梨大学	
信州大学	
岐阜大学	
静岡大学	
浜松医科大学	
愛知教育大学	
名古屋工業大学	
豊橋技術科学大学	
三重大学	
滋賀大学	
滋賀医科大学	
京都大学	

新入生のメンタルヘルスの経過と
保健管理センターにおけるサポートの有効性

堤隆　河野香奈江　工藤欣邦

大分大学保健管理センター

1　はじめに

　大学生が学生生活を過ごす青年期は不安定な時期でもある。そのため、大学生はさまざまな心理的問題が生じる時期である。青年期のメンタルヘルスにはうつや不安等の多岐にわたる問題が存在している。青年期など若年層で精神的不健康状態となった場合、慢性的な経過をとることがある。その結果、大学生においては学業成績の低下や不登校傾向をきたすことが報告されている。更に、そこから休学・退学や社会的引きこもりなどに結びつき不良な結果に至ることもあり、各大学においては、さまざまな学生支援活動が行われている[1,2]。大分大学旦野原キャンパス保健管理センター（以下保健管理センター）においてもメンタルヘルスの不調をきたした学生のサポートを行っているが、メンタルヘルスの改善が芳しくなく、不調が持続するケースもみられる。今回、新入生に対する入学後の保健管理センターにおけるメンタルヘルスサポートの状況を調査し、不登校傾向の有無や4年間での卒業の可否から、その有用性について検討した。

2　対象

　平成24年度に入学した大分大学教育福祉科学部・経済学部・工学部の学部生で、平成24年4月1日から平成28年3月31日までの期間、保健管理センターのメンタルヘルス相談（以下相談）を利用した学生を対象とした。

3　方法

　保健管理センターの相談記録をもとに調査を行った。入学後の不登校傾向の有無や4年間での卒業の可否について調査し、保健管理センターにおけるサポートやメンタルヘルスの経過との関連について分析を行った。クロス集計における独立性の検定にはFisherの正確確率法を用い、有意水準を5%とした。大学生の不登校の定義はさまざまであるが、本研究では必須科目等の出席すべき授業を1か月以上受講していない状況にある学生、またはそれに準ずる学生を「不登校傾向にある学生」とした。本研究は、大分大学保健管理センター研究倫理審査委員会の承認を得ている。本研究では開示すべきCOI関係にある企業・団体等はなく、利益相反は発生しない。

4　結果

　相談を利用した学生は65名（男性19名、女性46名）であった。年齢は18～37歳で、平均年齢は20.7±2.5歳（mean±SD）であった。平成24年度に入学した全新入生に対する比率でみると、入学後4年間で6.8%（65/960）（男性：3.1%（19/611）、女性：13.2%（46/349））の学生が相談を利用しており、女性の比率が高かった。保健管理センターへ初回来所時の在籍学年は、1年生が16名（24.6%）、2年生が9名（13.8%）、3年生が18名（27.7%）、4年生が22名（33.8%）であり、4年生が最も多く、2年生が最も少なかった［図1］。学部別の内訳は教育福祉科学部28名（43.1%）、経済学部21名（32.3%）、工学部16名（24.6%）であった［図2］。来所者を学部別の人数の比率に換算すると、教育福祉科学部11.1%、経済学部6.6%、工学部4.1%であり、教育福祉科学部の比率が最も高かった。来談経緯は「自発来談」が39名（60.0%）、「教職員から勧められて」が19名（29.2%）、「その他」が7名（10.8%）であり、自発来談をした学生が最も多かった［図3］。相談を利

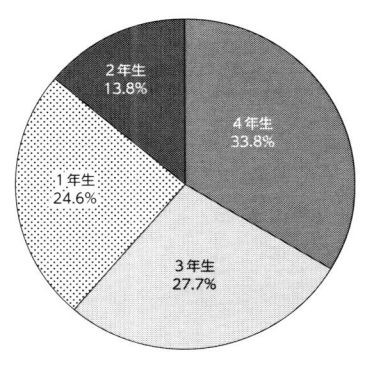

図1．相談を利用した学生の初回来所時の学年（n＝65）

新入生のメンタルヘルスの経過と保健管理センターにおけるサポートの有効性

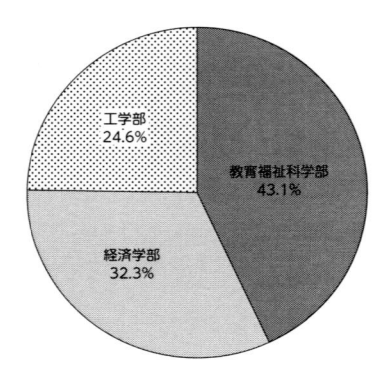

図2．相談を利用した学生の学部別内訳（n＝65）

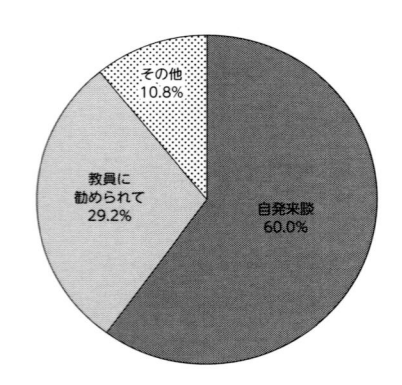

図3．相談を利用した学生の来談経緯（n＝65）

用した学生の相談内容は進路上の悩み4名（6.2%）、対人関係9名（13.8%）、学業面1名（1.5%）、恋愛3名（4.6%）、体の不調11名（16.9%）、家族・友人2名（3.1%）、精神的な問題27名（41.5%）、その他8名（12.3%）であり、精神的な問題や体の不調で相談に来た学生が多かった。

　相談を利用した学生を「精神障害圏」「発達障害圏」「その他」に分類すると、「精神障害圏」は26名（40.0%）、「発達障害圏」は4名（6.2%）、「その他」は35名（53.8%）であった。相談を利用した学生でメンタルヘルスの改善がみられた群をメンタルヘルス改善群、改善がみられなかった群を非改善群とした。メンタルヘルス改善群は41名（男性13名、女性28名）、非改善群は24名（男性6名、女性18名）であった。相談を利用した学生65名中、不登校傾向をきたした学生は13名（男性4名、女性9名）であった。メンタルヘルス改善群41名中、不登校傾向をきたした学生は2名（4.9%）であった。一方、メンタルヘルス非改善群24名中、不登校傾向をきたした学生は11名（45.8%）であり、メンタルヘルス改善群は非改善群と比較して、不登校傾向となった学生の割合が低かった［表1］。

　相談を利用した全学生65名のうち4年間で卒業できた学生は53名、4年間で卒業できなかった学生は12名で、4年間で卒業できなかった学生は男性6名、女性6名であった。4年間で卒業できた学生はメンタルヘ

表1．メンタルヘルス改善群・非改善群における
　　　不登校傾向をきたした学生と4年間で卒業できた学生の割合

		改善群（n＝41）	非改善群（n＝24）
不登校傾向	有	4.9%	45.8%
	無	95.1%	54.2%
4年間での卒業	可	92.7%*	62.5%
	否	7.3%	37.5%

ルス改善群41名中、38名（92.7%）であった。一方、メンタルヘルス非改善群24名中、4年間で卒業できた学生は15名（62.5%）であり、メンタルヘルス改善群は非改善群と比較して、4年間で卒業できた学生の割合が有意に高かった［表1］。

5　考察

　今回の調査では、相談を利用した学生の比率は男性より女性が有意に高かった。これは、男性と比較して、女性の方が援助希求行動を起こす割合が高い[3]ことによるものと考えられた。在籍学年別にみた場合、4年生が最も多く2年生が最も少なかった理由については、4年生は、卒業論文や就職活動などさまざまなストレスが加わる時期でもあり、相談を利用した学生が多かったのではないかと考えられた。一方、2年生については、入江ら[4]が、精神的不健康の程度は第1年次が高く、第2年次にかけて自然に改善していく傾向がみられると報告しているように、入学後1年を経過して大学生活にも慣れ、入学直後のさまざまなストレスが軽減した学生が多かったのではないかと推察された。

　学部別の内訳において、教育福祉科学部の学生が経済学部や工学部の学生と比較して、その比率が最も高かった理由については、教育福祉科学部は女性の割合が高いため、援助希求行動を起こす可能性のある学生が多いことに影響されたのかもしれない。

　保健管理センターへの来談経緯は「自発来談」が60.0%と最も多く、自ら援助を求めた学生が多いことが示唆された。また、学生の相談内容はさまざまな項目に分かれていたが、これは大学生の悩みが多岐にわたっていることを示している。診断別では、相談を利用した46.2%の学生が精神障害圏、発達障害圏に分類されたことより、相談を利用したことが起点となり精神医学的治療に結びついた可能性が示唆された。

　メンタルヘルス改善群は、不登校傾向をきたした学生が4.9%に留まったのに対し、メンタルヘルス非改善群は45.8%であり、非改善群は改善群と比較して、不登校傾向となった学生の割合が有意に高かった。学

生の不登校については多くの報告がなされているが[5,6]、今回の調査は、不登校傾向をきたした学生におけるメンタルヘルス改善の困難さを示唆している。また、卒業の可否に関する検討においても、メンタルヘルス改善群は非改善群と比較して、4年間で卒業できた学生の割合が有意に高かった。これは、保健管理センターにおけるサポートが、学生のメンタルヘルスに関する種々の問題の解決に繋がり、学業上の問題にも良い影響を与えた可能性が示唆された。一方で、相談を利用したにもかかわらず、メンタルヘルスの改善を認めなかった学生への対策が、今後の課題である。

6　結論

平成24年度に入学した新入生のうち、入学後4年間でメンタルヘルスの不調をきたし、保健管理センターの相談を利用した学生の割合は6.8％であった。入学後の不登校傾向の有無や4年間での卒業の可否からみた検討から、保健管理センターで実施している相談は、メンタルヘルスの不調をきたした学生に対する支援に有用であると考えられた。

引用文献

1）堤隆, 河野香奈江, 工藤欣邦. 不登校傾向のある学生へのアプローチ―保健管理センターとぴあROOMの活動を通して―. 大学のメンタルヘルス　2017: 1 :67-70.

2）中村志織, 横山光代, 佐藤武. 陶芸療法が自律神経機能へ及ぼす影響について―佐賀大学保健管理センターの事例から―. 大学のメンタルヘルス　2017: 1 :63-66.

3）Collins NL, Miller LC. Self-disclosure and linking：A meta-analytic review. Psychol Bull 1994:116:457-475.

4）入江智也, 丸岡里香, 三上薫, 他. 学生相談およびフリースペースの利用が大学生の精神的健康に及ぼす効果―交差遅れモデルを用いた縦断的検討―. CAMPUS HEALTH 2016:53:139-144.

5）荒井佐和子, 石田弓, 大塚泰正, 他. 教員からみた大学生の不登校リスク要因の同定. 広島大心理研 2012:12:93-101.

6）鶴田和美, 小川豊昭, 杉村和美, 他. 名古屋大学における不登校の現状と対応. 名古屋大学学生相談総合センター紀要　2002: 2 : 2 -15.

ドイツの大学におけるカウンセリング、メンタルヘルス相談の体制と実情

— ドイツ学生支援協会訪問の報告 —

安宅勝弘[1]　藤本昌[2]

1）東京工業大学保健管理センター　2）全国大学生協共済生活協同組合連合会

1．はじめに

2016年9月18〜23日、全国大学生協連、大学生協共済連のドイツ学生支援協会（DSW）訪独研修に同行する機会を得た。全国大学生協連とドイツ学生支援協会は交流事業の一環として、毎年テーマを掲げ、交互にそれぞれの施設を視察、情報交換を行っている。2016年は日本側がドイツを訪問する年度にあたり、食堂サービスとカウンセリングをテーマに、ベルリンにあるDSW本部、ベルリン自由大学、カールスルーエ工科大学、エアランゲン・ニュルンベルク大学を視察、さらに演者2人はこの他にマールブルクの視覚障害者のためのギムナジウム、マールブルク大学障害学生支援部門および同大学精神医療・精神療法センターを訪れ、それぞれの施設のスタッフと情報交換、ディスカッションをすることができた。本報告ではこの研修を通じて学んだドイツの大学におけるカウンセリング、メンタルヘルス相談の体制と実情について紹介した。

2．ドイツの大学制度、高等教育政策とDSWの事業

ベルリン市内にあるドイツ学生支援協会（DSW）本部で事務局長のAchim Meyer氏より協会の事業・活動内容について、現在のドイツの高等教育政策の動向と併せ説明を受けた（以下のデータは2015年時点のもの、DSWの資料による）。

ドイツでは275万人の学生（うち32万人（12％）は留学生）が約400の高等教育機関で学んでいる。ドイツの大学は、学術研究のための総合大学 Universität/university、実地教育が中心の専門大学 Fachhochschule/university of applied science、芸術・映像・音楽大学の3つに大きく類別される。大学数では総合大学108校に対して専門大学が207校と多いのだが、学生数でみると170万人が総合大学、90万人が専門大学に在籍することから、専門大学の多くは総合大学に比べ規模が小さいと推測される。学生の93％は国公立大学、7％が私立大学に在籍し、国公立大学の授業料はほぼ無料であるという。また総合大学では80％、専門大学では55％の学生が修士課程に進学する。大学院への進学率の高さはヨーロッパの大学が推し進めてきたボローニャ・プロセスの影響が大きく、修了資格・学位も同プロセスの国際認証を得ているバチェラー（学士課程）、マスター（修士課程）、従来からのディプローム（マスター相当）、個別的取得と構造化された課程で取得可能な博士号とがある。

ドイツは高等教育の2020年までの政策目標として、1）大学進学率40％（すでに達成済み）、2）50％の学生に在学中に6ヶ月以上の海外留学を経験させる（現状30％）、3）留学生を35万人受け入れる（現在32万人）、4）留学生の修了率をドイツ人学生と同じ75％の水準に引き上げる（現状55％）、を掲げている。ドイツ人学生の修了率が75％ということは、裏を返せば25％の学生は中途退学していることになり、日本の国立大学における学生の退学率（学部は1％台、大学院では5％弱）に比べ相当に高い。ドイツでは卒業に必要な学業上の修了要件が厳しいことが窺われるが、この点を質問したところ、成績不良でなくても在学中に進路を再考して学業から離れるケースが少なくないとのことであった。

大学に対する国の財政支援では、2006年に始まったエクセレンス・イニシアチブ（公募により厳格な審査を経て採択されるプログラムへの支援制度で、大学院、エクセレンス・クラスター、将来構想のカテゴリーがある。このうちトップレベルの研究拠点・エリート大学に位置づけられ重点的に財政援助がされる将来構想には10大学が選ばれた）が継続されているほか、小規模大学や専門大学、若手研究者への財政支援がそれぞれ制度化されている。

高等教育は、研究を通じての「知」、授業を通じての「教育」、社会的次元としての「学生生活」の3つをその責任として担っているという認識がDSWの事業・活動内容を根拠づけており、学事と学生サービスの両立こそがその成功の中心的要因であると考えられ

ている。DSWは学生と大学関係者により自助組織として1919年に発足した非営利の公共サービス提供機関である。現在ではドイツ国内に58の拠点をもち、16の連邦州それぞれの州法の下ですべての大学、大学生に対して学生生活全般に関連したサービス（住居・寮、食堂サービス、カウンセリング、融資・奨学金事業、家族向けサービスなど）を提供している。

3．DSWのカウンセリングサービス

1）ベルリン自由大学

　ベルリンでは大学キャンパス内にではなく市内に3ヶ所あるDSWのオフィスのうち、2ヶ所で心理カウンセリングサービスを提供している。相談は電話での予約を経て（匿名でも可能、電話相談のみで終結するケースもある）、インテーク、アセスメントが行われ、相談内容や病状によってはDSWとは別の医療機関受診を勧めることもある。

　相談は入学直後や在学中の結婚や妊娠など、生活状況の変化や新しい環境への適応が必要となる時期・状況に多くなる傾向にあり、個人カウンセリングのほかカップル・ペア、グループ療法にも対応している。2015年は2,064事例に対して計12,036時間のセッションを14人の専門スタッフ（フルタイムの心理療法士と精神科医）で対応したとのこと。スタッフは基本的には年契約で雇用されているとの説明があった。

2）カールスルーエ工科大学

　キャンパス内にあるオフィスでカウンセリングサービスを提供しており、地域内にある芸術系を含む他の2大学もここでカバーしている。専門スタッフ9人（そのうち8人は心理学の修士号をもつ心理療法家Dipl.-Psyc.）で2015年は1,399事例（うち新規が1,011例）、延べ相談件数4,961件に多応している。対応事例数はこの10年間で2倍以上に増加したという。

　ここでは"フォーカス：メンタルヘルス、カウンセリング・サービスに関するセミナー"と題して、日本からは筆者が、ドイツからはDSWカールスルーエのカウンセリング部門長Sabine Köster先生がそれぞれ大学におけるカウンセリング、メンタルヘルス相談について話題提供として発表を行い、その後全体討論、意見交換を行った。

　ベルリンと同様、ここでもカウンセリングは個人療法のほかに家族同伴やカップル、グループセッションも行っており、匿名での相談や、来談を望まない学生には電話や電子メールでの相談にも可能な限り（緊急やこれらの相談形態が治療的でないケースを除いて）対応している。相談内容は、1/3が学業の負担感を

背景とした集中力やモチベーションの低下に関する内容、来談者の半数近くは自覚的に抑うつ的であり、6割近くの学生は「自分が直面している問題は自分の対処能力を超えている」と感じているのだという。

　対応するカウンセラーは、学生の自己効力感や援助希求能力を高めることを目標にしている。また工科大学は男子学生の割合が高く、異性とのコミュニケーションを苦手とする学生からの相談も多いという。コミュニケーション力を高めること、また相談の"敷居を下げる"ことを目指し、教員への働きかけなどアウトリーチの活動も行っているほか、カウンセリング部門では個別の相談の他に、「話し方教室」など参加型の講習会やプログラムも企画している。

　ドイツの大学では、1つの科目修了試験で3回不合格になると、他科目の成績に関係なく退学しなくてはならず（他大学への同分野での再入学もできなくなる）、学業・試験についてのプレッシャーが大きい。多くの学生にとって学業上の負荷が大きいドイツの事情と、学業以外に対人関係や就職など進路に関することが問題となりやすい日本の大学生の状況の違いが浮き彫りになり、興味深いディスカッションとなった。なお薬物療法が必要と判断されるケースについては、基本的に外部医療機関を紹介し、受診を勧めているとのことだった。

　今回の訪問では、カールスルーエ工科大学、マールブルク大学（次項）、エアランゲン・ニュルンベルク大学それぞれのカウンセリング部門長に話を聴くことができた。ドイツの心理職をめぐる状況については小林[1]の詳しい解説があるのでここで簡単に触れておく。国家資格としてドイツの心理臨床には心理療法士 Psychologische Psychotherapeuten と青少年心理療法士 Kinder-und Jugendlichenpsychotherapeuten という2つの資格がある。これらは法的拘束力のある業務独占の職業資格であり、専門家資格としての免許という意味では「医師」免許に近い。「青少年心理療法士」が21歳までの青少年のみを対象とするのに対し、「心理療法士」の対象年齢は限定されず（21歳以下を対象としてもよい）、一定の条件を満たせば「青少年心理療法士」の資格を取得することが可能である（その逆は困難）。「心理療法士」の免許保有者は約3万人（2007.7月現在）、これに対していわゆる「心理学者 Psychologen」とは大学で心理学を専攻して「心理学ディプロマ Diplom-Psychologe」を取得した人のことを指し、約4万7千人いると言われる。「心理療法士」の専門領域（学派）の内訳は、行動療法・認知行

動療法系が47％、深層心理学系が48％、古典的精神分析が5％（2001.1月時点でのドイツ心理学者職業連盟のデータ）、一方の「青少年心理療法士」の方は行動療法が11％、深層心理学系が75％、古典的精神分析が14％（2002年の同データ）であるという。これら専門領域の分布には、各領域での養成（訓練期間）にかかるコスト（経済的・時間的）の違いも影響していると言われている。

4．マールブルク大学精神医療・精神療法センター

Tilo KIrcher 先生（医学部精神医学講座教授）とThomas Schneyer 先生（Dipl.-Psyc. 同大学心理学部）に対応していただいた。

学生カウンセリングは Thomas Schneyer 先生がメンザ（食堂）に隣接する相談室で、もう1人の女性カウンセラーが附属病院内で相談に対応している[2]。相談は（対面であっても）基本的に匿名のままでも可能、重篤なケースは説得して精神科医を受診するよう勧めるが、そうでないケースは匿名のまま相談を継続することも多い（全体の30％以上は匿名のまま終結）。相談内容は概ね1/3が修学に関すること、1/3が家族、パートナー、子ども（ドイツでは子どものいる学生が珍しくない）をめぐる社会的相談、残りの1/3が神経症、うつ状態などメンタルヘルスの問題により心理療法が必要なケースであるという。

Tilo KIrcher 教授にはセンター内の病棟、研究部門の中まで案内していただき、見学することができた。センターは6階建の精神科専門の病院でベッド数は150床、建物は中心部から3方向にウイング状に広がる構造になっていて、各フロアの右ウイングに6つの入院病棟が配置されている（他の2つのウイングには外来部門や医局、研究部門の部屋がある）。6つの病棟は、大まかにそれぞれ診断・病態別（うつ病、統合失調症、神経症、依存症、高齢者、急性期）に分かれており、各病棟の患者の約2/3はその診断・病態、残りの1/3は他の疾患による入院患者だという。

日本の精神医学は伝統的にドイツに大きな影響を受けてきた。とくに精神病理学の分野では、マールブルク大学と言えば、日本でもその著作が邦訳され広く知られている Kraus Conrad（「分裂病のはじまり」）やWolfgang Blankenburg（「自明性の喪失 分裂病の現象学」）が在籍していたことでも有名である。このような話を Kircher 教授にしてみたところ、ドイツにおいても日本と同様に現在の医学部精神医学講座での教育、研究、臨床の主流は生物学的なアプローチであり、

精神療法は認知行動療法が広く実践され、若い世代の精神科医ほどその傾向は強いのではないか、とのことだった。

5．さいごに

今回、DSW が展開するサービスをいくつかの大学の現場において直接見る機会に恵まれたが、全体を通じて、学生生活にかかる諸側面のサポートがきわめて合理的に運用・制度化されていると感じられた。ドイツと日本とでは大学をめぐる背景事情が異なるとはいえ、学生支援サービスに特化した組織が地域ごとに拠点を置き、その域内の大学は規模や構成に関係なくサービスを利用（共有）できる仕組みは、採算性や効率性という観点からも参考にすべき点が大いにあるように思われた。

謝辞

このような貴重な訪問研修に同行させていただく機会を与えて下さった全国大学生協共済生活協同組合連合会、マールブルクでの訪問先の調整とご案内をいただいた鶴木泰子氏（マールブルク大学）に深く感謝致します。

参考資料
1）小林亮. ドイツにおける心理学の職業資格. 論叢2007（玉川大学教育学部紀要）2008: 16-30.
2）Versorgung. Forschung und Lehre 2009-2013, Universitätsklinik für Psychiatrie und Psychotherapie Marburg.p16-17.

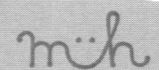

高知能で発達障害がある大学生のQOL

高知能で発達障害がある大学生の QOL

渡辺慶一郎[1]   大島亜希子[1]   川瀬英理[1]

柴田恵津子[2]   綱島三恵[1]   岩崎沙耶佳[1]

1）東京大学 学生相談ネットワーク本部   2）東京都立武蔵高校

Ⅰ. はじめに

自閉スペクトラム症、注意欠如多動症などの発達障害がある若者が一定の割合で認知されていることは繰り返し報告されている。田部[1]によれば、本邦の高校生を対象とした発達障害生徒の在籍率は、各都道府県で調査されている［表1参照］。その割合は0.48-0.6%（医師の診断を申し出た者）であり、スクリーニングや教師の評価ではさらに多く数%となっていた。また、東京都の調査[2]では都立高校の定時制課程で11.4%と高い値が示されている。

さらに、本邦大学生の発達障害学生の在籍率は、日本学生支援機構が行った平成28年度の悉皆調査[3]では0.13%とされている。これは診断書の提出があった者の割合であり、診断書は無いが支援を要する学生も含めると約1.6倍にも及ぶ。さらに、平成18年の同調査[4]では発達障害学生は127名であったのに対し、平成28年度では6,775名と10年間で53倍の認知数となっており、増加傾向が続いている。また、障害種別に占める発達障害の割合も15.2%（診断書あり）と高い比率となっている。発達障害の中でも自閉スペクトラム症（ASD: Autism Spectrum Disorder）が60%と最も多く認知されている。

表1 高校に在籍する発達障害生徒の割合

自治体	実施主体	時期	対象・方法・結果
島根県	教育庁	2005	公立高校の担任による回答を求めた. 疑われる生徒1.1%.
青森県	教育委員会	2007	小中学校の通常学級で3.18%. 県内の高校進学率（約98%）から推定して約3%.
山梨県	総合教育センター	2007	公立高生と教職員へ質問紙調査. LD 15.8, ADHD 7.4, PDD 8.2%.
徳島県	体制整備検討委員会	2007	全生徒の24%を無作為抽出し, チェックシートで評価. 支援を要する生徒 2.6%
長野県	教育委員会	2008	全県立高生を対象に①医師の診断, ②スクリーニング陽性を調査. ①/②：全日 0.4/1.2, 定時3.9/7.1, 全体 0.48/1.37%.
岡山県	県特別支援教育課	2008	全公立高生を対象に調査. 支援を要する生徒は全日0.9, 定時 11.2, 全体 1.4%.
大分県	教育委員会	2008	全高校生を対象にスクリーニング調査. 特別支援を要する生徒は1.0%.
福島県	養護教育センター	2009	全公立高生を対象に, 教師がチェックシートで評価. 学習や行動での困難1.6%.
鳥取県	教育委員会	2009	高校生を対象に医師による診断の有無を調査. 診断名を申し出ている生徒0.6%.
東京都	教育委員会	2014	都立高校の在籍率は 2.2 %であった（全日制 1.2%, 定時制 11.4%）

田部絢子. 特殊教育学研究. 49（3）：317—329, 2011.より一部改変と加筆.

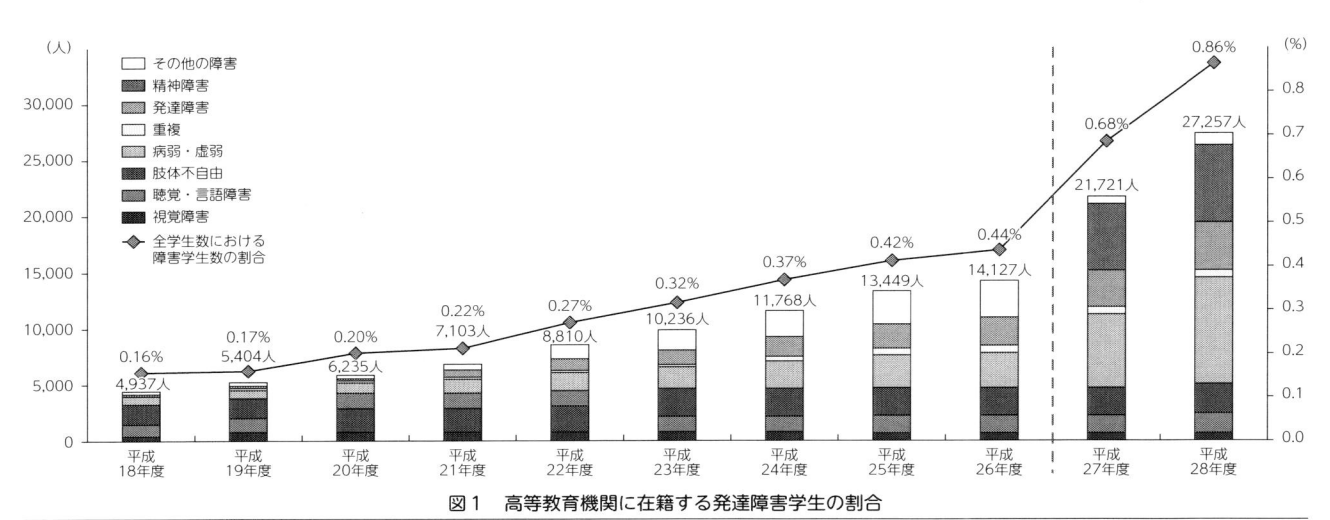

図1 高等教育機関に在籍する発達障害学生の割合

日本学生支援機構 平成28年度（2016年度）障害のある学生の修学支援に関する実態調査結果報告書

このように、高校や高等教育機関に在籍する発達障害がある若者は相当数存在し、中でもASDが多いことは共通の認識となっている。教育機関ではその対応に多くのエネルギーを費やしているが、障害を理由とする差別の解消の推進に関する法律（所謂「障害者差別解消法」）の施行によって入学試験での配慮が整備され、発達障害生徒にとっては入学の門戸が広がることも予想される。このため、発達障害生徒に関する高大接続が、より綿密に実施されることが求められるだろう。

しかし一方で、文部科学省の高大接続システム改革会議（最終報告）[5]では、高等学校教育改革、大学教育改革に加え、大学入学者選抜改革を掲げられている。例えば大学入学者選抜については「既に大学によっては改善に向けた取組が進められつつあるものの、多くの大学では知識の暗記・再生や暗記した解法パターンの単なる適用の評価に偏りがちで、思考力等を問う問題であっても、答えが一つに限られている設問が多い」とする問題意識の基に、受検者が「学力の3要素」に対応する諸能力や経験をどの程度持っているかを判定するよう示している。学力の3要素とは、高等学校教育を通じて、(i) これからの時代に社会で生きていくために必要な、「主体性を持って多様な人々と協働して学ぶ態度（主体性・多様性・協働性）」を養うこと、(ii) その基盤となる「知識・技能を活用して、自ら課題を発見しその解決に向けて探究し、成果等を表現するために必要な思考力・判断力・表現力等の能力」を育むこと、(iii) さらにその基礎となる「知識・技能」を習得させること」とされている。

発達障害、特にASDの性質があると「学力の3要素」の主体性、協働性、表現力などを達成することが困難になるかもしれない。つまり発達障害がある生徒や学生にとって、アカデミックストレスが増える危険が考えられる。先行研究を俯瞰すると、発達障害がある若者の主観的な精神的健康度やQOL（Quality of Life）を本邦で調査した研究は少ない。特に高い知能を有する大学生を対象にした報告は無かった。そこで我々は、自閉スペクトラム症（ASD）がある高校生と大学生を対象に、高等学校教育改革、大学教育改革、大学入学者選抜改革が実施される前の主観的な精神的健康度とQOLを明らかにすること、これらに影響があると予想される認知機能のプロフィール、日常生活能力を同時に測定し、探索的に検討することを目的とした。

II．対象と方法

A．対象

書面による同意を得たペイドボランティアを対象としている。リクルート方法は、倫理的な配慮に基づいて下記のように行った。(1) これまでに精神科診断を受けたことが無い本学学生とその保護者はインターネットの研究アルバイト募集サイトを活用し、(2) ASDの診断を受けたことがある本学学生とその保護者は、現在支援を受けているケースに対して個別に研究協力を依頼した。

B．方法

学生本人に対しては、5年以上臨床経験のある3名の臨床心理士が、標準化された方法により、認知機能を評価する目的でWAIS-Ⅲ（Wechsler Adult Intelligence Scale-Third Edition）を実施した。自記式質問紙であるGHQ12（General Health Questionnaire）、QOL-26（WHO Quality of Life 26）、AQ日本語版は学生本人に記載を依頼した。GHQ12は精神的健康度、QOL-26は自覚的なQOL、AQ日本語版は学生自身が捉えているASDの性質を測定する目的で選択した。学生本人のASD診断は、精神科医が家族から得た幼少期の情報と、学生本人を診察して得られた情報を元に、DSM-5の診断基準に沿って確定した。

保護者に対しては、PARS-TR（Pervasive Developmental Disorders Autism Society Japan Rating Scale Text-Revision）とVineland-Ⅱ適応行動尺度の質問項目に沿って、経験のある臨床心理士あるいは精神科医が聴取して記載した。PARS-TRは、学生本人のASD性質を、Vineland-Ⅱ適応行動尺度は学生本人の日常生活能力を、それぞれ保護者の視点で評価する目的で採用した。

統計解析については、欠損値があるデータは除外して解析に供した。Control群とASD群を構成するデータの正規性が確認できない場合はノンパラメトリック検定（Mann-Whitney U-test、Spearman's rank correlation coefficient）を用いた。また、正規性が認められた場合はStudent's t-testを用いた。いずれもIBM SPSS Statistics ver22を用いて解析を行った。

本研究は東京大学ライフサイエンス倫理委員会の承認のもとに実施している（16-254）。

III．結果

対象の属性は［表2］に示した。ASD群とControl群

の年齢、男女比を従属変数としてKruskal-Wallisの検定を行ったところ有意な差は認めなかった。

表2　対象の属性

カテゴリー	人数	平均年齢（標準偏差）	性比（男性：女性）
ASD	11（人）	22.6（±2.2）	10：1
Control	9（人）	21.8（±1.2）	8：1

ASD：自閉スペクトラム症群、Control：対照群。以下同様。

A.　AQ日本語版

ASD群の平均（標準偏差：以下同様）は36.2（3.8）、Control群は25.6（8.6）であった［図2参照］。AQ得点については、ASD群とControl群の間に有意な差が認められた（t=3.348, df=17, p<0.01）。

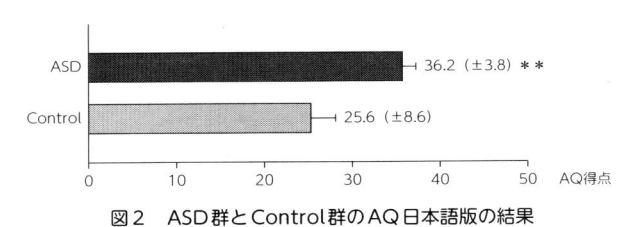

図2　ASD群とControl群のAQ日本語版の結果

グラフ横軸はAQ得点を、グラフ誤差線は標準誤差、数値は平均（括弧内は標準偏差）を示している。＊＊：p<0.01

B.　PARS-TR

マニュアルに沿って項目1から34の、幼児期の症状が最も顕著だった際の評定を「幼少期ピーク」として算出した。ASD群の結果は16.1（10.2）、Control群は1.8（4.4）であった［図3参照］。PARS-TR得点については、ASD群とControl群の間に有意な差が認められた（p<0.01）。

同様に項目25から57の、現在の評定を「思春期・成人期得点」として算出した。ASD群の結果は16.1（6.8）、Control群は2.0（3.5）であった［図3参照］。同様に統計検定を行ったところ両群間に有意な差が認められた（p<0.01）。

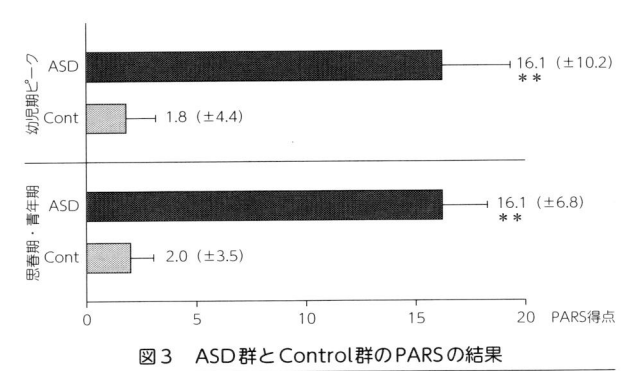

図3　ASD群とControl群のPARSの結果

グラフ横軸はPARS得点を、グラフ誤差線は標準誤差、数値は平均（括弧内は標準偏差）を示している。＊＊：p<0.01

C.　WAIS-Ⅲ

WAIS-Ⅲを実施した後に、言語性IQ（VIQ：Verbal IQ（Intelligence Quotient））、動作性IQ（PIQ：Performance IQ）、全検査IQ（FIQ：Full Scale IQ）を算出し、折れ線グラフで示した［図4参照］。言語性IQと全検査IQで有意な差が認められ（それぞれp<0.01, p=0.02）、両者ともASD群で高かった。一方、動作性IQは両群で差が認められなかった（p=0.50）。

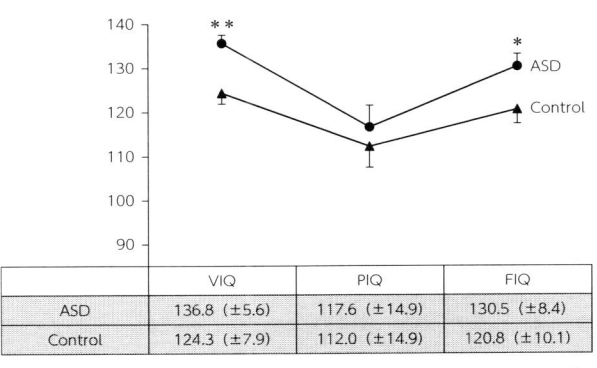

	VIQ	PIQ	FIQ
ASD	136.8（±5.6）	117.6（±14.9）	130.5（±8.4）
Control	124.3（±7.9）	112.0（±14.9）	120.8（±10.1）

図4　ASD群とControl群のWAIS-Ⅲの結果（VIQ, PIQ, FIQ）

VIQ：言語性IQ（Verbal IQ（Intelligence Quotient））、PIQ：動作性IQ（Performance IQ）、FIQ：全検査IQ（Full Scale IQ）。グラフの縦軸はIQ値を、グラフ誤差線は標準誤差、数値は平均（括弧内は標準偏差）を示している。＊：p<0.05，＊＊：p<0.01

同様に、言語理解（VC：Verbal comprehension）、知覚統合（PO：Perceptual Organization）、作動記憶（WM：Working Memory）、処理速度（PS：Processing Speed）の各群指数を算出し、折れ線グラフで示した［図5参照］。各群指数について、ASD群とControl群の間には有意な差は認められなかった。

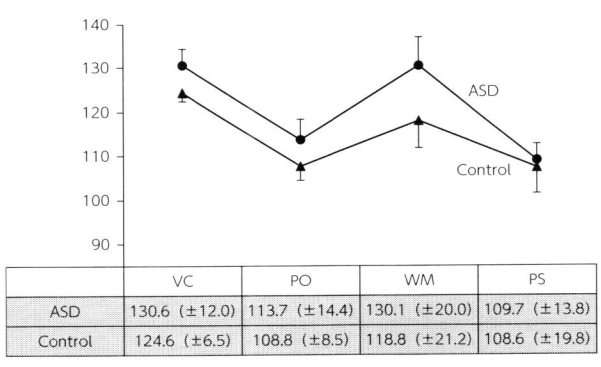

	VC	PO	WM	PS
ASD	130.6（±12.0）	113.7（±14.4）	130.1（±20.0）	109.7（±13.8）
Control	124.6（±6.5）	108.8（±8.5）	118.8（±21.2）	108.6（±19.8）

図5　ASD群とControl群のWAIS-Ⅲの結果（VC, PO, WM, PS）

VC：言語理解（Verbal comprehension）、PO：知覚統合（Perceptual Organization）、WM：作動記憶（Working Memory）、PS：処理速度（Processing Speed）。グラフの縦軸はIQ値を、グラフ誤差線は標準誤差、数値は平均（括弧内は標準偏差）を示している。

下位検査の全ての項目について、同様に統計検定を行ったところ、「単語（p=0.02）」「行列推理（p=0.01）」で有意な差が認められ、いずれもASD群が高かった。それ以外の項目では有意な差は認められなかった。

D. GHQ12

　GHQ12の総得点について、各群での度数分布を立棒グラフに示した [図6参照]。Control群とASD群について有意な差が認められた（t=20.426, df=17, p<0.01）。参考までにGHQ12を精神的健康度のスクリーニングとして用いる場合のカットオフポイント（4点あるいは5点）を越える割合を算出したところ、ASD群で陽性者の割合が多かった。

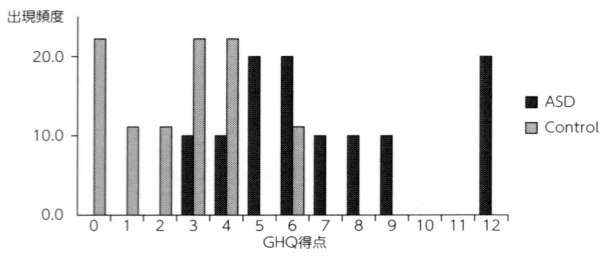

GHQ得点	4点以上%	5点以上%	平均（標準偏差）	
ASD	90.0	80.0	6.5（±2.5）**	**p=0.001
Control	33.3	11.1	2.6（±1.9）	

図6　ASD群とControl群のGHQ12の結果

グラフ縦軸はGHQ12の獲得点の出現頻度を、数値は回答者全体に占める各得点の累積出現頻度、あるいは各群の得点平均（括弧内は標準偏差）を示している。**：p<0.01

E. Vineland-Ⅱ適応行動尺度

　マニュアルに沿って、コミュニケーション、日常スキル、社会性の得点を算出し、ASD群とControl群での平均得点を立棒グラフに示した [図7参照]。両群について、Shapiro-Wilk testによって正規性を検定したところ、Control群のコミュニケーションと社会性でそれが認められなかった（それぞれp<0.01, p=0.04）。そのため各インデックス値を従属変数として、各群の差についてMann-Whitney U-testを用いて統計検定を行ったところ、全ての指標で有意な差が認められ（コミュニケーション：p=0.02, 日常スキル：p<0.01, 社会性：p<0.01）、ASD群で低いことが示された。

　また、それぞれのインデックスを構成する質問項目について同様の比較を行った。「コミュニケーション」の質問項目を構成する『受容言語（p=0.67）』『表出言語（p=0.20）』『読み書き（p=0.82）』、「日常スキル」を構成する『身辺自立（p=0.03*）』『家事（p=0.82）』『地域生活（p=0.02*）』、「社会性」を構成する『対人関係（p=0.01**）』『遊びと余暇（p=0.02*）』『コーピングスキル（p<0.01**）』について、幾つかの項目で有意差が認められ、いずれもASD群で低い値だった（*: p<0.05, **: p<0.01）。

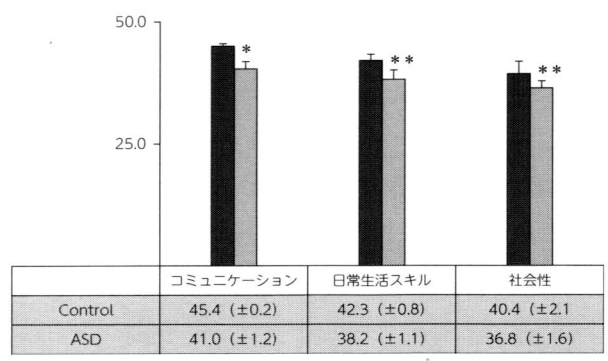

	コミュニケーション	日常生活スキル	社会性
Control	45.4（±0.2）	42.3（±0.8）	40.4（±2.1）
ASD	41.0（±1.2）	38.2（±1.1）	36.8（±1.6）

図7　ASD群とControl群のVinland-Ⅱの結果

グラフ縦軸はVineland-Ⅱの得点を、グラフ誤差線は標準誤差、数値は各カテゴリーの得点平均（括弧内は標準偏差）を示している。*：p<0.05, **：p<0.01

F. QOL-26

　QOL-26の各領域の得点と全体平均を横棒グラフに示した [図8、表3参照]。参考のため20歳から29歳までの一般的な男女307人のデータ[6]を加えて示している。QOL-26の各領域（身体的領域、心理的領域、社会的関係、環境領域、全体的な健康状態、QOL平均値）の得点について、それぞれの正規性をShapiro-Wilk testによって調べたところ、ASD群の全体的な健康状態でそれが認められなかった（p<0.01）。そのため、各領域の得点を従属変数として、ASD群とControl群の差をMann-Whitney U-testを用いて解析したところ、「全体的な健康状態（p=0.08）」以外の各領域で有意な差が認められ（身体的領域：p=0.01, 心理的領域：p=0.01, 社会的関係：p=0.02, 環境領域：p=0.01）、Control群に比して低いと解釈できた。

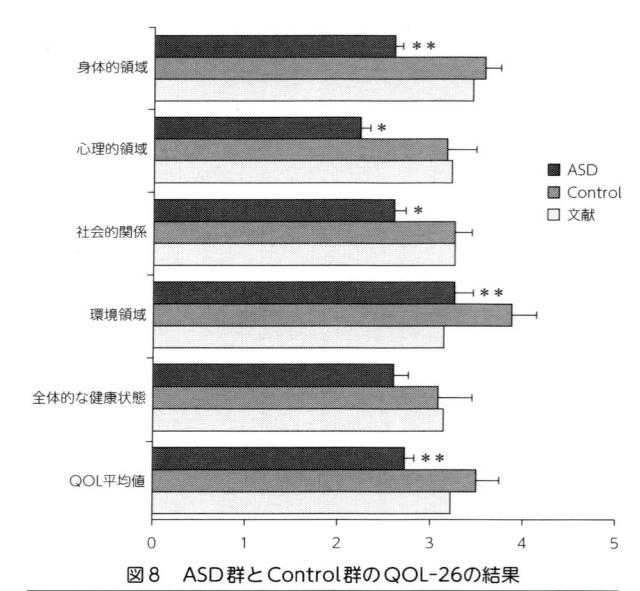

図8　ASD群とControl群のQOL-26の結果

グラフ横軸はQOL-26各領域の得点を、グラフ誤差線は標準誤差を示している。本結果の参考のため、20歳から29歳までの一般的な男女307人のデータ[6]を加えて示した（「文献」）。*：p<0.05, **：p<0.01

表3　QOL-26の結果

	身体的領域	心理的領域	社会的関係
ASD	2.7 (±0.2)	2.3 (±0.4)	2.6 (±0.5)
Control	3.5 (±0.5)	3.2 (±0.9)	3.3 (±0.6)
文献[6]	3.4 (±0.6)	3.3 (±0.6)	3.3 (±0.7)

	環境領域	全体的な健康状態	QOL平均値
ASD	3.3 (±0.3)	2.7 (±0.4)	2.8 (±0.2)
Control	3.9 (±0.5)	3.2 (±0.8)	3.5 (±0.6)
文献[6]	3.2 (±0.5)	3.2 ($)	3.3 (±0.5)

$ 年齢別の標準偏差は不明。
数値は各領域の得点平均（括弧内は標準偏差）を示している。

G. QOL-26に影響を与える要因

　全ての対象について、QOL-26に影響を与える要因を探索的に調べた。Control群とASD群を合わせた全体について、QOL-26の平均点と上記のAからEまでの各指標の正規性をShapiro-Wilk testによって調べたところ、それが認められないものが複数あった（データ省略）。そのため、Spearman's rank correlation coefficientを用いてQOL-26の平均点と各指標の相関を検討した。

　その結果、AQ日本語版（$r=-0.748$, $p<0.001$）、PARS-TR（幼児期ピーク：$r=-0.864$, $p<0.001$）（思春期・成人期得点：$r=-0.796$, $p<0.001$）、WAIS-Ⅲの「言語性IQ（$r=-0.606$, $p=0.006$）」「単語（$r=-0.669$, $p=0.003$）」「語音整列（$r=-0.525$, $p=0.030$）」「積木（$r=-0.505$, $p=0.039$）」、GHQ12（$r=-0.756$, $p<0.001$）、Vineland-Ⅱの「日常生活スキル（$r=0.697$, $p=0.003$）」「社会性（$r=0.887$, $p<0.001$）」にてそれぞれで強い相関を認めた。

Ⅳ. 考察

A. 自覚的QOLについて

　高い知能を有するASD学生のQOL-26の値は、同様に高い知能を有しASDが無い大学生に比して低かった。QOL-26の開発過程で抽出された4領域である、身体的領域、心理的領域、社会的関係、環境領域の全てにおいてControl群よりも低く、質問項目全体の平均も低い値であった。ASD群のQOL尺度得点平均値2.78点は、田崎らの先行研究[6]と比較すると、同年代の一般的な男女307名の平均値3.27点よりも低く、9名の統合失調症における2.69点や、うつ病当事者における2.81点とほぼ同等であった。

　高等教育機関で認知数が年々増加しているASD学生については、啓発活動が盛んに行われ、修学支援や就労支援も整備されつつある状況だが、今回の結果から、学生本人のQOLが未だ低く、その程度は統合失調症やうつ病の当事者と同等である可能性が示唆さ

れた。ただし、状況理解が不充分なASD者では、非ASD者と同じ状況であってもそれを受け入れることができず、従って自覚的QOLや精神的健康度が低くなる可能性も考えられる。この点については、本研究とは異なる手法で検討する必要があるだろう。

B. 精神的な健康度について

　QOL-26と同様に、GHQ12を用いてASD学生の精神的健康度を測定した。元来GHQは非器質性、非精神病性の精神障害のスクリーニングテストであり、神経症や抑うつ状態、不安状態を評価することが出来る。採点法にはLikert法（0, 1, 2, 3を配点）とGHQ法（0-0-1-1と配点）があるが[7]、我々はGHQ法で行った。

　仙波ら[7]によれば、大学生年代を対象としたGHQ12の平均値や何らかの精神疾患がある者の平均値は報告によって様々である（それぞれ約1.2~4.8、7.5~9.5）。今回の結果（ASD群：平均6.5、対照群：平均2.6）も概ね同様の結果であり、ASD者の合併精神疾患で不安（42-56%）や抑うつ（12-70%）が高い[8]ことに関係している可能性がある。

C. 認知能力と日常生活能力

　WAIS-Ⅲを用いて認知能力を評価したところ、我々の先行研究[9]と同様に対照群とASD群は共に凸凹したプロフィールであった。今回の調査ではASD群でVIQとFIQが有意に高かったが、対象数が少ないこともあるため解釈は慎重を要する。今後さらに対象数を増やして検討する必要があろう。

　また、Vineland-Ⅱを用いた保護者による対象学生の日常生活能力の評価は、「コミュニケーション」「日常スキル」「社会性」の3領域全てにおいてASDが低いことが示された。それぞれを構成する各質問項目をみると、特に「社会性」を構成する『対人関係』『遊びと余暇』『コーピングスキル』の全てで有意な差が認められた。それぞれ"対象者が他人とどのように関わっているか""対象者がどのように遊び、余暇の時間を使っているか""対象者が他人に対する責任と気配りをどのように示しているか"を反映している。これらはいずれもASD者が困難となる領域である。保護者は普段の日常生活でASDの性質が未だ存在していると評価している。

D. ASD診断

　DSM-5によって診断した学生と、過去に精神科受診歴が無い学生を比較すると、PARS-TVやAQ日本

語版の結果は有意な差が認められた。これは、精神科医の評価に加え、保護者の観察による情報と学生本人の自己理解が、ASDの診断を支持していると解釈出来る。そして、ASD診断があることにより、自覚的なQOLや精神的健康度、日常生活能力が低いことが示された。

E. 自覚的なQOLと精神的健康度に影響を与える因子

QOL-26に影響を与える要因を探索的に調べたところ、AQ日本語版、PARS-TV、WAIS-Ⅲの言語性IQと下位検査の「単語」「語音整列」「積木」、GHQ12、Vineland-Ⅱ「日常スキル」「社会性」でその関係が示唆された。即ち、QOL-26の高さ（自覚的なQOLの良さ）は、AQ日本語版の低値（自覚的なASDの程度が低いこと）、PARS-TV得点の低値（保護者の観察でASDの程度が低いこと）、GHQ12の低値（精神的健康度が高いこと）、Vineland-Ⅱの「日常スキル」「社会性」得点の高値（それぞれの能力が高いこと）と関係していた。これらは了解可能な結果であったが、WAIS-ⅢとQOL-26の関係を解釈するにはさらなる検討が必要である。

Kamio[10] によれば、154人の知的障害のないASD成人（平均27.6歳）を対象に、自覚的なQOLを調べたところ、セルフケアや移動などの生活機能とは関連しておらず、また日本人成人の標準値よりも有意に低かったという。我々の対象は、その数が少ないことや知能が高いため安易な比較は出来ないが、自覚的にも養育者からみてもASDの性質があることが、本人の自覚的QOLの低さに関係していたという結果は同じだった。

V. 結語

高い知的能力を有するASD学生の自覚的なQOLと精神的健康度を調査したところ、対照群に比していずれも低い値だった。これから本格的に実施される大学教育改革、大学入学者選抜改革などによって、主体性や他者との協働などが全ての学生に一層求められるだろう。ASD学生にはさらに精神的負担がかかる可能性があるため、今後は自覚的なQOLや精神的健康状態に影響する要因を明らかにすることが求められるだろう。それによってASD学生のニーズにフィットした介入方法の開発に繋がることが期待される。

VI. 謝辞

本研究は、公益財団法人日本教育公務員弘済会とJSPS科研費26285211の助成を受けて実施した。

VII. 利益相反

開示すべき利益相反状態はない。

参考文献

1）田部絢子. 高校における特別支援教育の同行と課題. 特殊教育学研究 2011: 49: 317-329.

2）東京都発達障害教育推進計画 東京都教育委員会: 2016. P32. http://www.metro.tokyo.jp/tosei/hodohappyo/press/2016/02/documents/70q2c402.pdf（最終アクセス:2018.1.5.）

3）日本学生支援機構 平成28年度（2016年度）障害のある学生の修学支援に関する実態調査結果報告書 http://www.jasso.go.jp/gakusei/tokubetsu_shien/chosa_kenkyu/chosa/__icsFiles/afieldfile/2017/11/09/2016report3.pdf（最終アクセス:2018.1.5.）

4）日本学生支援機構 平成18年度（2006年度）大学・短期大学・高等専門学校における障害学生の修学支援に関する実態調査結果報告書 http://www.jasso.go.jp/gakusei/tokubetsu_shien/chosa_kenkyu/chosa/__icsFiles/afieldfile/2015/11/17/chosa06_houkoku_1.pdf（最終アクセス:2018.1.5.）

5）文部科学省 高大システム改革会議「最終報告」2016. P4-5. http://www.mext.go.jp/component/b_menu/shingi/toushin/__icsFiles/afieldfile/2016/06/02/1369232_01_2.pdf（最終アクセス:2018.1.5.）

6）田崎美弥子，中根允文. WHOQOL26手引 改訂版，金子書房:東京:2015. P22-26.

7）仙波浩幸，清水和彦. 理学療法専攻学生の精神的健康度. 豊橋創造大学紀要 2011: 15: 99-112.

8）Lai MC, Lombardo MV, Baron-Cohen S. Autism. Lancet 2014; 383: 896-910.

9）渡辺慶一郎，大島亜希子，水田一郎ら. 国立大学に在籍する大学生のWAIS-Ⅲ. 大学のメンタルヘルス 2017: 1: 45-47.

10）Kamio Y, Inada N, Koyama T. A nationwide survey on quality of life and associated factors of adults with high-functioning autism spectrum disorders. Autism 2013: 17: 15-26.

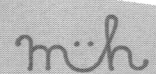

発達障害の性質がある大学生の予後調査

渡辺慶一郎[1]　苗村育郎[2]

1）東京大学 学生相談ネットワーク本部，2）秋田大学

1．はじめに

1）発達障害学生の認知数と合併症

　日本学生支援機構が行った、本邦の高等教育機関に在籍する発達障害学生の割合は、平成28年度の悉皆調査[1]では0.13%とされている。これは診断書の提出があった者の割合であり、診断書は無いが支援を要する学生も含めると約1.6倍にも及ぶ。発達障害学生の認知数は、平成18年の同調査[2]では発達障害学生は127名であったのに対し、平成28年度では6,775名と10年間で53倍の認知数となっている。認知数は毎年増加しており今後もその傾向が続く可能性が高い。

　また、発達障害自体に精神障害や他の発達障害の併存症が多いことは既に知られている[3]が、日本学生支援機構の悉皆調査でも発達障害学生の併存症は精神障害が53%と最も多いことが示されている[1]。その中では気分障害と神経症性障害が目立っていた［図1参照］。

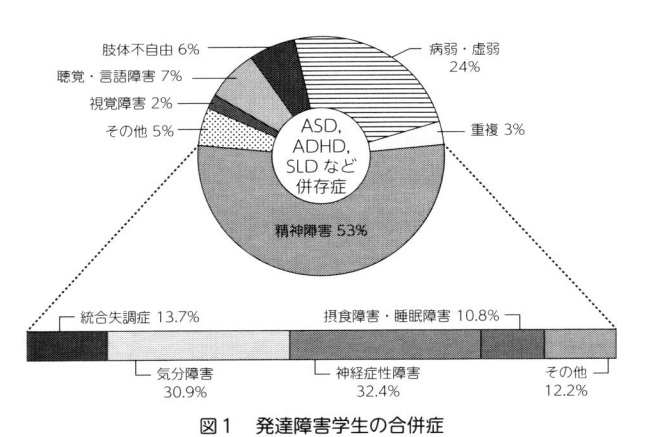

図1　発達障害学生の合併症

日本学生支援機構のH28年度調査[1]より抜粋。発達障害学生の合併症では精神障害が最も多く、その中では気分障害、神経症性障害が比較的多かった。
ASD：自閉スペクトラム症、ADHD：注意欠如・多動症、SLD：限局性学習症

　認知数が増大し、発達障害自体による機能障害やそれに伴う困り感に加え、併存症の問題もあって、学生生活の質を一定に保つための支援に力点を置かざるを得ない状況となっている。つまり、修学支援や就労支援といったケースワークを中心とする関わりだけでなく、精神科医療への接続や、精神療法的な関わりについても、本人の在籍中の状態を安定させるだけでも多くの人的資源や時間を投入する必要がある。

2）発達障害学生の卒業時の転帰

　石井ら[4]は日本学生支援機構の悉皆調査と学校基本調査（文部科学省）を元に、自閉スペクトラム症（Autism Spectrum Disorder: ASD）がある学生の卒業時の転帰は、一般的な学生に比べて就職率や進学率は一定して低く（半分以下）、一方で不詳・死亡となった学生は一貫して多い（4−7倍）ことを示している［表1と表2を参照］。就職率に関する最新のデータ（日本学生支援機構による「障害のある学生の修学支援に関する実態調査（H28年度）」、文部科学省による「学校基本調査 H27年度末の統計」）を参照しても、一般的な大学生の卒業時の就職率は75.0%であるのに対し、ASDがある学生は31.1%（H27年度末のASD学生328人に対して、就職は102人）と同様の傾向であった。

　また綱島ら[5]は、障害者雇用を想定した就労支援を受けた発達障害学生と、支援者からは就労支援が必要と思われたが結果的にそれを受けなかった発達障害学生の転帰を報告している。それによれば、前者では精神障害者保健福祉手帳を取得して障害枠で就労した者が多かった（約4割）ものの、企業に一般枠で就労した学生も一定数いた（約15%）。また、後者の約3割が一般企業に就労していたという。支援の有無だけでなく、適切な外部機関への接続も重要としているが、いずれの報告も卒業時の転帰を評価したものに留まる。

2．ASD者の長期予後に関する先行研究

　ASDに関する先行研究を概観すると、それぞれの調査で測定している指標は同一ではなく、また対象としているASD群も異なる。ASDの性質があるだけでは、社会適応や精神的な健康度などが画一的に決まる

表1　ASDのある大学卒業者の進路状況

	2008 (人)	2008 (%)	2009 (人)	2009 (%)	2010 (人)	2010 (%)	2011 (人)	2011 (%)	2012 (人)	2012 (%)
就職者	13	38.2	12	17.9	46	25.7	57	26.4	75	24.7
進学者	3	8.8	10	14.9	36	20.1	29	13.4	25	8.2
専修学校・外国の学校 教育訓練機関等	2	5.9	4	6.0	9	5.0	7	3.2	11	3.6
医療・福祉施設入所	0	0.0	3	4.5	1	0.6	6	2.8	5	1.6
臨床研修医	0	0.0	2	3.0	0	0.0	0	0.0	0	0.0
一時的な仕事に就いた者	2	5.9	6	9.0	10	5.6	10	4.6	30	9.9
不詳・死亡者	3	8.8	5	7.5	14	7.8	37	17.1	36	11.8
上記以外の者	11	32.4	25	37.3	63	35.2	70	32.4	122	40.1
計	34	100	67	100	179	100	216	100	304	100

文献4より抜粋。2008年から2012年まで、ASDのある大学卒業者の中で就職者が占める割合は約18-38%で推移している。また、不詳・死亡者は約9－17%で推移している。

表2　大学卒業者全体の進路状況

	2008 (人)	2008 (%)	2009 (人)	2009 (%)	2010 (人)	2010 (%)	2011 (人)	2011 (%)	2012 (人)	2012 (%)
就職者	388,000	69.9	382,000	68.3	329,000	60.8	340,143	61.6	357,011	63.9
進学者	67,000	12.1	68,000	12.2	73,000	13.4	70,465	12.8	65,683	11.8
専修学校・外国の学校 教育訓練機関等	9,000	1.6	10,000	1.8	14,000	2.5	12,192	2.2	11,173	2.0
臨床研修医	9,000	1.6	9,000	1.6	9,000	1.7	8,923	1.6	8,893	1.6
一時的な仕事に就いた者	11,000	2.1	13,000	2.3	19,000	3.6	19,107	3.5	19,569	3.5
不詳・死亡者	11,000	1.9	9,000	1.6	11,000	2.0	13,521	2.4	9,797	1.8
上記以外の者	60,000	10.8	68,000	12.1	87,000	16.1	88,007	15.9	86,566	15.5
計	555,000	100	559,000	100	542,000	100	552,358	100	558,692	100

文献4より抜粋。2008年から2012年まで、大学卒業者全体の中で就職者が占める割合は約61-70%で推移している。また、不詳・死亡者は約1-2%で推移している。

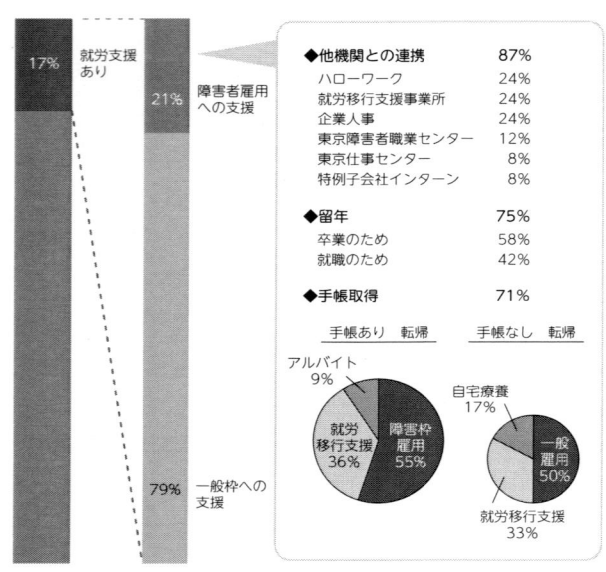

図2　ある首都圏大学の就労支援を受けた発達障害学生の転帰

左端棒グラフは、発達障害に関する何らかの支援を受けた学生のうち、17%が就労支援を受けたことを示している。そのうちの21%が障害枠での就労を目指した支援を受けた。この群の性質を右の囲みで説明している。

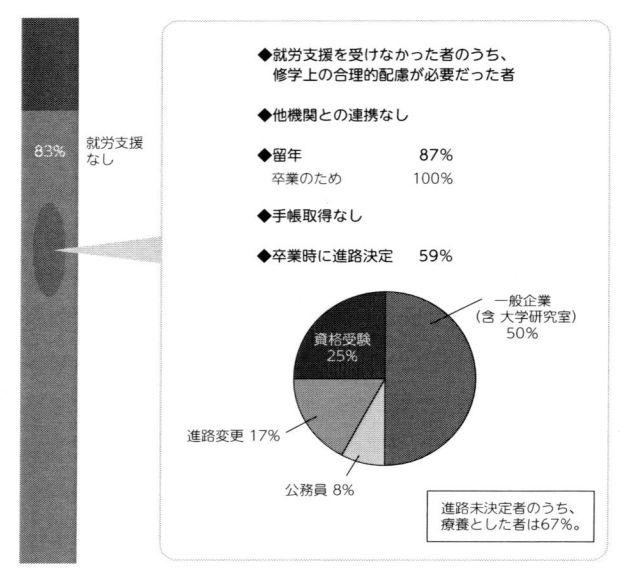

図3　ある首都圏大学の就労支援を受けなかった発達障害学生の転帰

左端棒グラフは、発達障害に関する何らかの支援を受けた学生のうち、83%が就労支援を受けなかったことを示している。その中で、濃厚な修学支援を受けたため、就労支援も必要と思われた学生が一定数いる。この群の性質を右の囲みで説明している。

ものではないであろう。対象を均一なものにして経過を観察する必要があると考えられる。また、障害がある者の予後を調査する際に、経済や居宅の自立性、就労状況、出現している精神症状などの、いわば観察者から測定可能な指標を評価することに加え、近年は本人の自覚的なQOLが注目されている[6]。以下は代表的なASDの予後研究を列挙した。

管見の限り発達障害、特にASDがある大学生に特化した卒業後の社会適応や自覚的なQOLを調査した報告は見当たらなかった。

1) Kobayashiら[7]は、治療キャンプや医療的な関わりがあった197名のASD者を対象に、平均6.4歳から15.4年間フォローアップして転帰を評価した。大学進学は2.5%、短期大学0.5%、専修学校2.5%、就労20.8%、家業手伝い1％であった。6

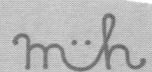

歳時の言語能力と知能の高さが、PAL（Present Adaptive Level）の高さに関係していたと報告している。PALは就労・修学状況と満足度、社会への適応度、親や支援者から独立しているかを総合的に示す指標である。

2）Howlinら[8]は、小児期のIQが50以上である68名のASD者を対象に、平均7歳から29歳までフォローアップした。IQが70以上であることが良好な社会的能力に関係していたが、平均的範囲のIQでは、調査時の予後は個人差が大きく、言語性あるいは動作性IQのいずれもその予測には関係しなかったと報告している。

3）小山ら[9]は、407人のASD成人（平均30.3歳）を対象に、就学時の言語レベルによって分けられた2群を対象に、社会参加の得点を比較した（後ろ向き研究）。求められている質問に対して、低言語群では「普通」が、一方で高言語群では「あまり上手くいっていない」が最頻値であった。

4）Howlinらは、平均6.75歳に診断されたASD成人（平均44歳）60人の社会的アウトカムを調べたところ、IQや言語水準は予測力を持たず、むしろ児童期の自閉症症状（特に対人的領域）が強い予測因子だったと報告している。

3．今後の計画

ASDを中心とした発達障害がある大学生の卒業後の社会適応については、Howlinら[8]の先行研究を参考にして就労の有無（就労形態を含む）、異性関係や婚姻の有無、家族からの自立、対人関係、余暇の過ごし方などを評価する。また、自閉スペクトラム症と注意欠如多動症の自記式スクリーニングであるAQ日本語版とASRSv1.1（Adult ADHD Self-Report Scale）日本語版、精神的な健康度を評価するためにK10（Kessler 10）、主観的な生活の質を測定するためにWHOQOL26を使用する。フォローアップ開始時の基礎情報やフォローアップ中の評価項目は［表3］に示した。

学部学生、あるいは大学院学生を対象にリクルートを行う。サンプル数は、発達障害の診断が既に確定している者と、それ以外の一般的な学生のそれぞれ全体で150人を目標にする（国立大学法人に在籍する学生は約63万人なので、母比率10%と仮定し、標本誤差5%としてサンプルサイズを推定した）。リクルートの方法は、アルバイト情報として発信し、回答に対して謝礼を支払うことを計画している。評価のタイミングは、卒業時、卒業後1年、卒業後3年とした。

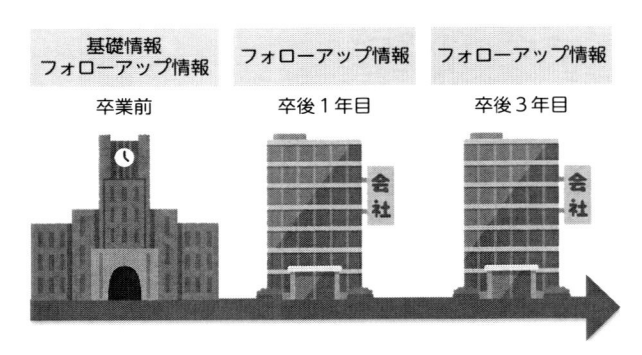

図4　評価のタイミング

4．おわりに

発達障害の性質がある大学生の予後調査について、その計画を報告した。今後は参加者の協力を得て、調査を進める方針である。卒業後の状況を前向き研究で調査することで、大学での支援内容を最適化するための基礎資料になることが期待される。

表3　卒後適応の評価項目

	項　目	目的・備考
基礎情報	卒業時年齢，性別.	基礎的情報，性別による適応の違いを評価
	在学中の休学や留年の有無	大学適応のひとつの目安
	卒業時学歴（学部，修士，博士）	卒業時学歴による適応の違いを評価
	発達障害診断，診断時年齢	発達障害種による適応の違いを評価，早期診断との関係を評価
	併存症診断	併存疾患による適応の違いを評価
	家族歴，既往歴	基礎的情報
	WAIS-Ⅲ	認知機能やそのプロフィールを評価
	在学時支援の有無とその内容	支援が卒業後の適応に関係しているかを評価
フォローアップ情報	就労の有無（就労形態を含む）	社会適応の評価 文献4を参考に
	異性関係や婚姻の有無	
	養育家族からの自立	
	対人関係	
	余暇の過ごし方	
	AQ日本語版，ASRSv1.1日本語版	発達障害の評価
	K10	精神的健康度の評価
	WHOQOL26	主観的なQOLの評価
	その他	医療や医療以外の支援等を評価

参考文献

1 ）日本学生支援機構 平成28年度（2016年度）障害のある学生の修学支援に関する実態調査結果報告書
http://www.jasso.go.jp/gakusei/tokubetsu_shien/chosa_kenkyu/chosa/__icsFiles/afieldfile/2017/11/09/2016report3.pdf（最終アクセス:2018.1.5.）

2 ）日本学生支援機構 平成18年度（2006年度）大学・短期大学・高等専門学校における障害学生の修学支援に関する実態調査結果報告書
http://www.jasso.go.jp/gakusei/tokubetsu_shien/chosa_kenkyu/chosa/__icsFiles/afieldfile/2015/11/17/chosa06_houkoku_1.pdf（最終アクセス:2018.1.5.）

3 ）Lai MC, Lombardo MV, Baron-Cohen S. Autism. Lancet 2014; 383: 896-910.

4 ）石井正博，篠田晴男．発達障害のある学生への進路支援の現状と課題．立正大学心理学研究年報 2014; 第 5 号:105-112.

5 ）綱島三恵，川瀬英理，島田隆史ら．大学相談機関における就労支援の現状．第55回全国大学保健管理研究集会．沖縄，沖縄コンベンションセンター，2017年11月29-30日．

6 ）神尾陽子．自閉スペクトラム症の長期予後．臨床精神医学．2014; 43（10）: 1465-1468.

7 ）Kobayashi R, Murata T, Yoshinaga K. A Follow-Up Study of 201 Children with Autism in Kyushu and Yamaguchi areas, Japan. J Autism Dev Disord 1992; 22（3）:395-411.

8 ）Howlin P, Goode S, Hutton J et al., Adult outcome for children with autism. J Child Psychol Psychiatry 2004; 45（2）: 212-229.

9 ）小山智典ら．ライフステージを通じた支援の重要性：長期予後に関する全国調査をもとに．精神科治療学 2009; 24: 1197-1202.

10）Howlin P, Moss P, Savage S et al. Social outcome in mid-to later adulthood among individuals diagnosed with autism and average nonverbal IQ as children. J Am Acad Child Adolesc Psychiatry 2013; 52: 572-581.

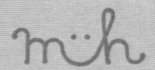

書　評

［新版］
大学生のこころのケア・ガイドブック
精神科と学生相談からの17章

福田　真也　著

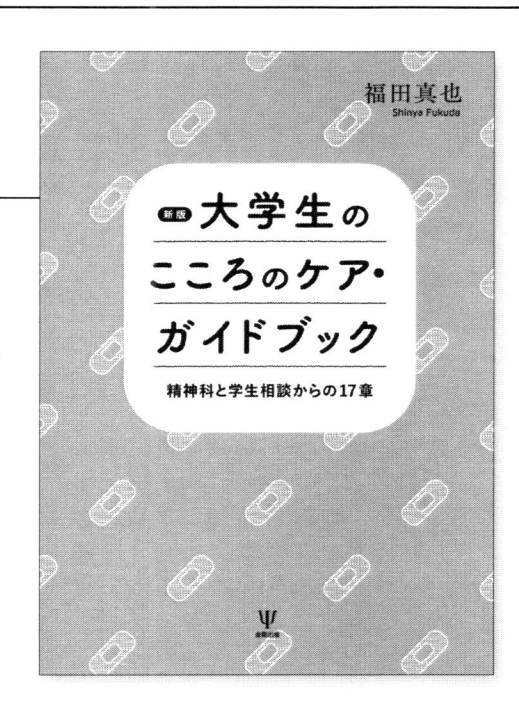

　本書は2007年刊行の「大学教職員のための大学生のこころのケア・ガイドブック ─精神科と学生相談からの15章」が10年ぶりに全面改訂・増補されたものである。著者は長らく大学において学生相談、学生の保健管理に携わってきた精神科医であり、現在はクリニックでの診療を中心に活躍する大学生、成人の発達障害臨床のエキスパートである。本学会との関連では、2016年12月に開催されたメンタルヘルス３学会合同大会（第38回全国大学メンタルヘルス学会）の発達障害に関するシンポジウムにおいて、「大学生の発達障害─大学と医療との連携、および就労支援」と題した講演をしていただいているので、会員諸氏にとっては記憶に新しいところであろう。

　第Ⅰ部は「大学生のこころの病気」と題して11の章から構成されている。導入部的な「大学生は健康？」（第１章タイトル）に始まり、発達障害、ボーダーライン、依存と嗜癖、トラウマによる問題とPTSD、不安障害、強迫とこころの病気、不登校と"ひきこもり"、"うつ"とうつ病、自殺、統合失調症、と大学生のメンタルヘルスや学生相談にかかる主要なトピックスが、それぞれ「〜人たち」というタイトルの下にまとめられている。この中で発達障害の章（「ちょっと変わった人たち」）は他の章に比べより多くのページが割かれ、また初版では「自らを傷つける人たち ─リストカット」と題されていた章は「病められない、止められない人たち ─依存と嗜癖」とタイトルが変わり、過食症、最近問題が急速に深刻化しているネット・ゲーム依存についての記述が追加されている。いずれの章も、事例やコラムを交えて分かりやすく、コンパクトに解説されているので、学生支援に関わる一般の大学教職員や学生本人、あるいはその家族が理解を深めるのに大いに役立つだろう。

　本書をとりわけ特徴づけているのは第Ⅱ部である。初版では「大学での相談の実際」と題して、学内の相談組織（学生相談室と保健管理センター）、一般教員による相談、精神科医療機関の実際、大学と医療機関の連携、と４つの章にまとめられていたものが、新版では２つ章が増え、かつ構成が大幅に見直されている。初版はいわば組織やシステムを切り口に「相談の実際」が論じられていたのに対し、新版では大学生をとりまくさまざまな生活状況の視点から相談の実際について述べられている（「大学生も楽じゃない」というタイトルがいかにも言い得て妙である）。さらにこの数年で大学においても適切な対応が求められるようになっているLGBTの問題やニーズがさらに高まっている留学生相談、合理的配慮の提供にかかる障害学生支援が、それぞれ独立した章として解説されている。「相談にあたる人たち」と題された章では、学生相談室や保健管理センターにいる専門職や組織間の関係、学外相談機関についての具体的な情報が丁寧に説明されている（この章の中で全国大学メンタルヘルス学会のことも紹介されている）。最後の「精神科医の取り扱い説明書」で述べられている精神科医療の実際と大学との連携は、実際に受診する利用者だけでなく、外部機関への紹介、連携を模索する学内のスタッフにとっても非常に実用的なガイダンスとなるに違いない。

　全体を通して、多岐にわたるテーマが切り口を工夫して分かりやすくまとめられている。通読はもちろん、知りたい項目の章から拾い読みしてもいいだろう。教育現場で学生に関わるすべての教職員、大学生の子どもをもつ親に一読を薦めたい。

東京工業大学保健管理センター　安宅　勝弘

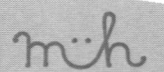

投稿論文

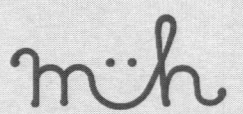

【第2回岡庭賞受賞論文】

大学保健管理センターにおける大学生の抑うつについて：15年前との比較から

― 大学生の抑うつ ―

岡本百合　三宅典恵　永澤一恵　吉原正治

広島大学保健管理センター

要　旨

【はじめに】若者のうつ病は以前より非定型病像を呈することがいわれてきた。大学生の相談場面でも、近年、従来の典型的なうつ病より非定型のうつ病が多くなっていると実感している。私たちは、15年前のうつ病像と現在のうつ病像を比較した。【方法】対象は、2000年、2001年（15年前）に保健管理センターに来談したうつ状態の大学生96名（男子51名、女子45名）と2015年、2016年（現在）に来談したうつ状態の大学生100名（男子54名、女子46名）である。方法は、レトロスペクティブに診療・相談記録を調査し、抑うつ症状、大うつ病の診断の有無、不登校、社会活動、併存症、ソーシャルサポートの有無について比較検討し、症状が6ヶ月以上続くものを遷延群とし、改善群との比較検討を行った。【結果】15年前の学生は大うつ病の診断がつく者が有意に多かったのに比べ、現在の学生は大うつ病が少なく、背景に発達障害を持つ者が有意に多かった。遷延群では改善群に比べて、自閉症スペクトラムなどの併存症を持つ者、不登校が持続する者が有意に多かった。改善群では、ソーシャルサポートがある者、ストレス状況がある者が有意に多かった。【考察】現在の大学生は、背景に自閉症スペクトラムを持ち、不登校になる者はうつ状態が遷延することがわかり、治療・支援においては、背景の自閉症スペクトラムなどの発達障害の存在を理解することが重要と思われた。

キーワード　　大学生、うつ病、自閉症スペクトラム

I.　はじめに

　若者のうつ病は以前より非定型病像を呈することがいわれてきた。最近ではマスメディアが「新型うつ病」と名付けてとりあげ、話題になった。「新型うつ病」は従来のうつ病とは病像が異なるため、偽のうつ病であるかのようにとりあげられ、誤解を招いているのも事実である。かつて笠原[1]が、青年期に多い、他者からの批判への過敏性や環境との不適応を特徴とする一群を「退却神経症」と論じた。その後広瀬[2]は「逃避型抑うつ」を提唱し、評価への過敏性や自己愛的傾向は退却神経症と共通しているが、趣味や日常生活では活動を保持できると述べた。これらは1970年代の若者の特徴を描き出しているが、40年近く経った現在、再度クローズアップされ、同じような特徴がみられるのは興味深い。近年では、松浪[3]は「現代型うつ病」

としながらも、症状が出そろわない発症早期に受診するものも含め、内因性うつ病の要素もあるとしている。樽味[4]は、操作的診断基準では「うつ病（大うつ病）」にあてはまるものの、執着気質やメランコリー親和型に連関しにくく、「うつ状態」であることを自ら表明するタイプが若年層に多いことを指摘した。そして①臨床場面での治療者のため、②生活場面での受療者のために「ディスチミア親和型うつ病」という概念を提唱した。従来の定型的なうつ病と異なり、薬物療法に反応しづらく、回避的で対応に苦慮することも多いといわれている。私たち大学生の相談を受けている現場でも、従来の典型的なうつ病より非定型のものが多いと実感している。

　従来の典型的うつ病は自責感が強く、そのために自殺の背景として多いことがいわれている一方で、非定型うつ病は他責的なことが多く、自殺とは直接結びつ

著者連絡先：広島大学保健管理センター　〒739-8514　広島県東広島市鏡山 1-7-1

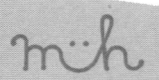

きにくい印象がある。しかしながら、わが国ではうつ病の早期発見と治療などの自殺対策を講じてこの数年は自殺者数が減少傾向にあるものの、若者の自殺は減少していない。そういったことから、若者の自殺の背景に、うつ病（非定型うつ病も含めて）が存在する可能性がある。若者のうつ病は将来の機能を減じさせ、再燃しやすく、自殺のリスクが高まるといわれており、スクリーニングの重要性が論じられている[5)6)]。若者のうつ病像について理解を深め、対策を検討することが、自殺対策にもつながると考えられる。

近年、大学生のうつ病像は変化しているのだろうか。大学保健管理施設に来談する大学生の最近の傾向では、自閉症スペクトラム（以下ASDと記す）などの発達障害を背景に、メンタルヘルス問題をかかえた学生が増加している。ASDの併存症としてうつ病などの気分障害が最も多いといわれていることから、うつ症状を呈して来談する学生の背景にASDが認められる学生が多いのではないかと推察される。私たちは、現在の大学生のうつ病の背景を明らかにするために、15年前のうつ病像と現在のうつ病像を比較した。

II. 対象と方法

対象は、2000年、2001年（15年前）に本学保健管理センターに来談したうつ状態の大学生96名（男子51名、女子45名）と2015年、2016年（現在）に来談したうつ状態の大学生100名（男子54名、女子46名）である。うつ状態は、ICD-10によりうつ病エピソードにあてはまるものとし、あてはまる学生全員を対象者とした。平均年齢は15年前が20.5±2.3歳、現在が20.9±2.1歳であった。

方法は、レトロスペクティブに診療・相談記録を調査し、抑うつ症状、大うつ病の診断の有無、不登校、社会活動、併存症、ソーシャルサポートの有無について比較検討した。抑うつ症状については、最も新しい診断基準であるDSM-5を用いて、診断基準の各項目（抑うつ気分、興味や喜びの消失、体重や食欲の低下／増加、睡眠障害、精神運動性障害、疲労感／気力の減退、無価値観／罪責感、思考力や集中力の減退、反復する希死念慮について検討した。反復する希死念慮とは、死について繰り返し考える、何度も希死念慮を訴えるものとした。また、DSM-5の大うつ病性障害にあてはまる者がどれくらいか検討した。不登校については、欠席が１／３以上となるまで持続するものを不登校とした。社会活動については、サークルやアルバイト、ボランティアなどが３ヶ月以上続いているも

のを社会活動あり、と定義した。ソーシャルサポートについては、保健管理センター以外に、自分のメンタルヘルス問題に関して相談できる人（友人や教員など）が一人でもいる場合に、ソーシャルサポートあり、とした。

次に、症状が６ヶ月以上続くものを遷延群とし、DSM-5の大うつ病の診断基準を満たすか否か、不登校、社会活動、併存症、ストレス状況、ソーシャルサポートの有無について改善群との比較検討を行った。うつ状態（ICD-10の基準を満たす症状）が６ヶ月以上続くものを遷延群とし、基準を満たさなくなったものを改善群とした。ストレス状況については、明らかなストレス環境因子があるものをストレス状況あり、とした。

なお、併存症のASD特性については、小中学校から続いている、Wingの三つ組である社会性の障害、コミュニケーションの障害、想像力の障害に加え、感覚刺激反応性などの行動特性等から判断している。ただし、幼少期の情報が十分に得られない場合もあり、グレイゾーンも含めた広いものになっている。

また、うつ状態の発生については性差が見られることが一般的であるが、今回は、うつ状態と判定された者の人数が少なかったため、上記の群間比較において男女を併せて分析した。

統計学的には、IBM社のSPSS ver21を用いて、現在と15年前の臨床像の比較、併存症の比較、うつ症状の比較、15年前と現在の遷延群と改善群との比較は全てカイ２乗検定を行い、有意水準を5%とした。

本研究は広島大学「医の倫理委員会」の承認（承認番号：E−807，許可日：平成29年6月16日）を受けている。

III. 結果

A. 現在と15年前の臨床像の比較

表1に現在と15年前の臨床像の比較を示す。15年前は現在と比較して、大うつ病の診断がつく者が有意に多く、不登校が有意に多かった。現在は、15年前と比較して、社会活動を行っている者、併存症がある者、ソーシャルサポートがある者が有意に多かった。遷延化例は現在と15年間で有意差を認めなかった。表2に併存症の比較を示す。15年前はボーダーラインパーソナリティ障害（以下BPDと記す）などのパーソナリティ障害が有意に多く、現在はASD特性をもつものが有意に多かった。

表1. 現在と15年前の臨床像の比較

	2015,2016 (N=100)	2000,2001 (N=96)
大うつ病	9 (9.0%)	30 (31.3%)**
不登校	38 (38.0%)	65 (67.7%)**
社会活動	60 (60.0%)**	35 (36.5%)
併存症	35 (3.5%)**	13 (13.5%)
遷延化	33 (33.0%)	38 (39.6%)
ソーシャルサポート	65 (65.0%)*	44 (45.8%)

**P<0.01, *P<0.05

表2. 現在と15年前の併存症の比較

	2015,2016 (N=35)	2000,2001 (N=13)
注意欠如性 （多動性）障害	2 (5.7%)	0 (0.0%)
自閉症スペクトラム	24 (68.6%)*	4 (30.8%)
パーソナリティ障害	3 (8.6%)	8 (61.5%)**
その他	4 (11.4%)	1 (2.9%)

**P<0.01, *P<0.05

B. うつ症状の比較

　表3に現在と15年前のうつ症状の比較を示す。DSM-5の大うつ病性障害の項目について、あてはまる(本人の記述、カルテ記載)学生の人数を示している。抑うつ気分（15年前91.6%、現在89.0%）や疲労感／気力の減退（15年前74.0%、現在68.0%）は現在も15年前も同様に多かった。興味や喜びの消失（15年前39.6%、現在17.0%）、睡眠障害（15年前75.0%、現在59.0%）、精神運動性障害（15年前25.0%、現在13.0%）、無価値感や罪責感（15年前29.2%、現在12.0%）、思考力や集中力の低下（15年前28.1%、現在9.0%）、反復する希死念慮（15年前24.0%、現在7.0%）は15年前が有意に多かった。なお、表には示していないが、体重や食欲については、15年前は食欲減退や体重減少を認める学生も多かったが、現在では食欲増加した学生が多かった。とくに女子学生では、過食を訴える学生が多かった。

表3. 現在と15年前のうつ症状の比較

	2015,2016 (N=100)	2000,2001 (N=96)
抑うつ気分	89 (89.0%)	88 (91.7%)
興味や喜びの消失	17 (17.0%)	38 (39.6%)*
著しい体重減少／増加 または食欲減退／増加	42 (42.0%)	37 (38.5%)
不眠／睡眠過剰	59 (59.0%)	72 (75%)*
精神運動性の焦燥／制止	13 (13.0%)	24 (25%)*
疲労感／気力の減退	68 (68.0%)	71 (74.0%)
無価値感, 罪責感	12 (12.0%)	28 (29.2%)*
思考力や集中力の減退	9 (9.0%)	27 (28.1%)*
希死念慮（反復）	7 (7.0%)	23 (24.0%)*

*P<0.05

C. 現在の遷延群と改善群の比較

　表4に15年前の遷延群と改善群の比較を示した。改善群と比較して遷延群に併存症があるものが有意に多く、改善群にストレス状況がある者、ソーシャルサポートがあるものが有意に多かった。

　現在の遷延群と改善群の比較を表5に示す。遷延群で、併存症がある者、不登校を呈する者が有意に多く、改善群でストレス状況がある者、ソーシャルサポートがある者が有意に多かった。

表4. 15年前の遷延群と改善群との比較

	遷延群 (N=38)	改善群 (N=57)
大うつ病	11 (28.9%)	19 (33.3%)
不登校	23 (60.5%)	42 (73.7%)
社会活動	14 (36.8%)	21 (36.8%)
併存症	11 (28.9%)**	2 (3.5%)
ストレス状況	23 (60.5%)	48 (84.2%)*
ソーシャルサポート	7 (18.4%)	37 (64.9%)**

**P<0.01, *P<0.05

表5. 現在の遷延群と改善群との比較

	遷延群 (N=33)	改善群 (N=67)
大うつ病	3 (9.1%)	6 (9.0%)
不登校	20 (60.6%)**	18 (26.9%)
社会活動	14 (42.4%)	46 (68.7%)
併存症	26 (78.8%)**	9 (13.4%)
ストレス状況	16 (48.5%)	53 (79.1%)*
ソーシャルサポート	13 (39.4%)	52 (77.6%)**

**P<0.01

IV. 考察

　うつ病像の変化をみると、15年前は大うつ病の診断がつく者、不登校を呈する者が多かったが、最近では非定型病像が多く、併存症を持つ者が多かった。

　ASDは大学生のうつ症状のリスク因子の一つであるという報告もある[7]。これまでの報告でも、高機能で認知能力が高いほど、否定的自己、低い自尊感情を持ちやすいとしている[8,9]。特に大学生になると、自分を意識し他者とは違うという感覚を持ちやすく、自己否定的になりやすいのではないかと思われた。

　最近の結果では、併存症としてASDが多かったが、15年前にはASDはいなかったのだろうか。ASDが社会に認知されたこと、DSM-5に示されたようにASDの診断の幅が広がったことでASDが増えたように思われているが、過去にも見逃されていたASDが少なからずいたのではないかと思われる。15年前の結果で

は併存症はBPDが多かったが、BPDの併存とみられた一部の症例では、衝動性や感情の不安定さ、他罰的になり攻撃的といった特徴はあるものの、少なくともカルテの記載において、対人操作性があるといったASDの可能性があると思われた。

うつ症状の比較においても、15年前は精神運動性障害、無価値感や罪責感、思考力や集中力の低下、繰り返す希死念慮といった大うつ病に特徴的な症状が多く、現在は食欲や体重の増加といった非定型の症状が多かった。併存症については、ASDが15年前と比べて有意に多かった。これまでも、うつ病象と発達障害は併存しやすく[10]、ディスチミア親和型などの非定型が多いという報告[11, 12]がある。筆者も、ASD特性を持つ大学生について調査し、併存症としては気分障害が最も多いことを報告した。大学という自由な環境は、時には彼らにとって保護的な枠組みが少なくなり、安心感をおびやかす状況にもなり得る。それに加えて、何らかの挫折体験（他者との関係破綻、研究室不適応の問題、就職活動の失敗など）を契機に抑うつ症状を呈しやすいと考えられた。

さて、ここで自殺予防の観点から考察したい。ASDがあると希死念慮や自殺企図が高まると報告されている[16, 17]。ASDの場合、「死」への没頭がみられることがあり[18]、自殺のリスクは高いと思われる。大うつ病のリスクとは意味合いが異なるが、うつ病の反復した希死念慮とは意味として、繰り返し繰り返し繰り返ししている言葉にしうる[19]とも言われる。また、衝動性の高さは希死念慮や唐突さに自殺関連行動を引き起こすことがある。ASDとうつ病が併発したとき、どこまでASDに関連した症状なのか、うつ病に伴う症状なのか見分けがつきにくい。それに加えてASDは自己認知が困難であり、症状について表出することも苦手であるため、重症度がわかりにくい場合もある。治療・支援にあたる場合、学生自身の言葉だけでは軽く評価する可能性があり、行動の変化等から多面的に判断する必要がある。ASDは様々な環境変化によって表現型が変化しうる[19]とも言われており、一時的・局所的に判断するのは危険である。大学生の調査で、ASD特性を持つ大学生は、絶望感と関連する外部要因思考を持つ者が多いことを指摘している[20]。一方で、成功のチャンスが大きいと動機づけや社会との関係がより適切になるとしている[21]。また、友人関係の葛藤や孤立が抑うつと関連[22, 23]、家族との葛藤も抑うつと関連する[24]という報告もあり、周囲、とくに仲間に認められているかどうかがうつ病の予測因子になるとも言われている[25]。今回の調査で

も、ソーシャルサポートがある者が、改善群に多かったことから、ソーシャルサポートや何らかの成功（小さな成功でも良い）体験を持つことが、抑うつの予防、軽減、回復に役立つのではないかと思われた。

本研究の問題点としては、幼少期の情報を厳密に養育者から聴取できなかった例も含まれていること、カルテや相談記録から後方視的に調査しているため、うつ症状について全ての症状を聞き取っている訳ではないため、把握していない情報が残されていることである。特にASD特性をもつ学生は自ら訴えることが少ないため、把握されていない症状が存在している可能性がある。幼少期の情報をもとに、ASD特性を見分けることや、うつ症状を各観的な評価尺度等で把握することができれば、ASDに伴ううつ状態の特徴が明らかになるであろう。

V. 結語

近年メンタルヘルス問題を抱えて保健管理センターに来談する大学生において、うつ状態の遷延化群と改善群の比較結果から、背景に自閉症スペクトラムを持つ者や、不登校になる者はうつ状態が遷延することがわかり、治療・支援においては、背景の自閉症スペクトラムなどの発達障害の存在を理解することが重要と思われた。

VI. 文献

1) 笠原嘉，木村敏．うつ状態の臨床的分類に関する研究．精神神経誌 1975;77:715-735.

2) 広瀬徹也．逃避型抑うつ．In: 抑うつ症候群．東京：金剛出版；1986. pp.51-77.

3) 松浪克文，山下喜弘．社会変動とうつ病．社会精神医学 1991;14:193-200.

4) 樽味伸．現代社会が生む"ディスチミア親和型"．臨床精神医学 2005;34:687-694.

5) Williams SB, O'Connor EA, Eder M, et al. Screening for child and adolescent depression in primary care settings: a systematic evidence review for the US Preventive Services Task Force. Pediatrics 2009;123:e716-735. doi:10.1542/peds.2008-2415.

6) US Preventive Services Task Force. Screening and treatment for major depressive disorder in children and adolescents: US Preventive Services Task Force Recommendation Statement. Pediatrics 2009;123:1223-1228. doi:10.1542/peds.2008-2381.

7) Magnuson KM, Constantino JN. Characterization of depression in children with autism spectrum disorders. J Dev Behav Pediatr 2009:30:332-340.

　　2011;32:332-340. doi:10.1097/DBP.0b013e318213f56c.

8 ）Ghaziuddin M, Ghaziuddin N, Greden J. Depression in person with autism: implications for research and clinical care. J Autism Dev Disord 2002;32:299-306.

9 ）Vickerstaff S, Heriot S, Wong M, et al. Intellectual ability, self-perceived social competence, and depressive symptomatology in children with high-functioning autistic spectrum disorders. J Autism Dev Disord 23007;37:1647-1664. doi:10.1007/s10803-006-0292-x.

10）Hofvander B, Delorme R, Chaste P, et al. Psychiatric and psychological problems in adults with normal-intelligence autism spectrum disorders. BMC Psychiatry 2009;9:35 doi:10.1186/1471-244X-9-35.

11）傳田健三. 子どものうつ病と大人のうつ病とをつなぐ鍵概念 −発達障害の視点から−. 臨床精神医学 2008;37:1167-1170.

12）Stewart ME, Barnard L, Pearson J, et al. Presentation of depression in autism and Asperger syndrome: a review. Autism 2006;10:103-116. doi:10.1177/1362361306062013.

13）岡本百合, 三宅典恵, 黒崎充勇他. 大学メンタルヘルスにおける発達障害 −幼少期からの問題の変遷とレジリエンスの視点から見た支援−. 総合保健科学 2011;27:15-22.

14）岡本百合, 吉原正治, 三宅典恵他. 大学生における自閉症スペクトラム−理解と支援−. 総合保健科学 2016;32:17-24.

15）Rao U, Chen LA. Characteristics, correlates, and outcomes of childhood and adolescent depressive disorders. Dialogues Clin Neurosci 2009;11:45-62.

16）Zahid S, Upthegrove R. Suicidality in autistic spectrum disorders. Crisis 2017;38:237-246. doi:10.1027/0227-5910/a000458.

17）Upthegrove R, Abu-Akel A, Chisholm K, et al. Autism and psychosis: clinical implications for depression and suicide. Schizophr Res 2017;18. doi:10.1016/j.schres.2017.08.028.

18）Perry DW, Marston GM, Hinder SA, et al. The phenomenology of depressive illness in people with a learning disability and autism. Autism 2001;5:265-275. doi:10.1177/13623613010050033004.

19）Hurtig T, Kuusikko S, Mattila ML, et al. Multi-informant reports of psychiatric symptoms among high-functioning adolescents with Asperger syndrome or autism. Autism 2009;13:583-598. doi:10.1177/1362361309335719.

20）Kanne SM, Christ SE, Reiersen AM. Psychiatric symptoms and psychosocial difficulties in young adults with autistic traits. J Autism Dev Disord 2009;39:827-833. doi:10.1007/s10803-008-0688-x.

21）Koegel RL, Mentis M. Motivation in childhood autism: can they or won't they? J Child Psychol Psychiatry 1985;26:185-191.

22）Whitehouse AJ, Durkin K, Jaquet E, et al. Friendship, loneliness and depression in adolescents with Asperger's syndrome. J Adolesc 2009;32:309-322. doi:10.1016/j.adolescnce.2008.03.004.

23）Mazurek MO, Kanne SM. Friendship and Internalizing symptoms among children and adolescents with ASD. J Autism Dev Disord 2010;40:1512-1520. doi:10.1007/s10803-010-1014-y.

24）Lopata C, Toomey JA, Fox JD, et al. Anxiety and depression in children with HIFASDs: symptom levels and source differences. J Abnorm Child Psychol 2010;38:765-776. doi:10.1007/s10802-010-9406-1.

25）Williamson S, Craig J, Slinger R. Exploring the relationship between measures of self-esteem and psychological adjustment among adolescents with Asperger syndrome. Autism 2008;12:391-402. doi:10.1177/1362361308091652.

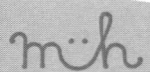

Depressive Symptoms of University Students at Health Service Center : a Comparison with 15 Years Ago

Yuri OKAMOTO   Yoshie MIYAKE   Kazue NAGASAWA   Masaharu YOSHIHARA

Health Service Center, Hiroshima University

Keywords   University students, Depression, Autism Spectrum Disorder

Abstract

【Background】Depression of youth has been said to be of more atypical feature. In recent years, we realized that in the consultation scene of university students, atypical depression is more frequent than typical depression. 【Method】To clarify the recent tendency in youth depression, we compared symptoms of current university students with those of 15 years ago. The subjects were 96 university students with depressive symptoms who visited Health Service Center in 2000 and 2001(15 years ago), and 100 students in 2015 and 2015 (present). We retrospectively investigated medical consultation records and examined depressive symptoms, comorbidities, school refusal, social activities, social support and so on. Furthermore, we compared between the prolonged group (symptoms lasting 6 months or more) and the improved group. 【Results】The results show that students 15 years ago had significantly more major depression, and the current students had significantly more developmental disorders in the background. In the prolonged group, there were significantly more students with comorbidities such as autism spectrum disorder and with school refusal compared with the improved group. 【Conclusion】It seems important to understand the existence of developmental disorders such as autism spectrum disorder in the background.

Correspondence to : Yuri OKAMOTO, Yoshie MIYAKE, Masaharu YOSHIHARA

Health Service Center, Hiroshima University, 739-8514 Kagamiyama 1-7-1, Higashihiroshima, Hiroshima, Japan

日本の大学生における性暴力被害経験と精神健康度

河野美江[1]　執行三佳[1]　武田美輪子[2]　折橋洋介[3]　大草亘孝[4]　川島渉[5]　布施泰子[6]

1）島根大学保健管理センター　2）島根大学 地域包括ケア教育研究センター　3）広島大学社会科学研究科
4）大阪歯科大学歯科法医学　5）大阪歯科大学解剖学　6）茨城大学保健管理センター

要　旨

　近年、大学生の性暴力事件が報道されているが、実際は大学相談機関に被害者が相談に来ることは少なく、被害者が安心して支援を求められる体制整備は喫緊の課題である。今回我々は、大学における性暴力被害者に対する支援や性暴力に対する予防教育の必要性を明らかにすることを目的に、大学生における性暴力被害の実態と性暴力に関連する知識を調査し、性暴力被害経験と精神健康度との関連について検討した。

　対象と方法：機縁法にて協力の得られた10大学20歳以上の大学生3,357人に無記名・自記式のアンケート調査を実施、有効回答の得られた643部を分析対象とした（回収率19.6%）。

結果：レイプ未遂は7.8%（男子3.1%、女子9.7%）、レイプ既遂は2.6%（男子1.6%、女子3.1%）、何らかの性暴力被害経験は42.5%にあった。緊急避妊ピルについての知識は60.0%にあったものの、性暴力救援センターについては13.7%であった。また、性暴力被害経験のある学生のGHQ得点は4.2±3.2点と被害経験のない学生に比べ有意に高く（$p<0.001$）、被害強度、被害重複数と弱い相関が認められ（$p<0.001$）、重度の被害ではメンタルヘルスに深刻な影響をもたらすことがわかった。

　以上より、大学生に対して、性暴力に対する予防教育を行うと共に、大学の相談機関における性暴力被害者に対する支援方法の確立が急務と考えられた。

キーワード	大学生、性暴力被害、精神健康度、大学相談機関、被害者支援

I．はじめに

　わが国の性暴力被害は強姦989件、強制わいせつ6,188件（2016年度、男女計）である[1]が、警察に被害を届け出る女性はわずか18.5%[2]と報告されており、被害者が被害を届け出ないことにより顕在化しない事案が多い犯罪と言われている。また、今まで日本で行われた大学生の調査では、意に反する性交が1.8%[3]、レイプ既遂が3.4%[4]と報告されている。しかし、実際に大学相談機関に被害者が相談に来ることは少なく、学生の中には被害を受けながら相談に来ない者や、他の主訴で相談機関を訪れる被害者もいると考えられる。

　性暴力被害者は望まない妊娠や性感染症のリスクのみならず、精神的に強いストレスを受け、その後の生活に大きな支障をきたす。大学において被害者が安心して支援を求められる体制整備は喫緊の課題である。米国では大学において性暴力被害者支援と性暴力被害に対する予防教育を行う性暴力被害者支援室が存在するが[5]、日本の大学においてはいくつかの大学で行われているに過ぎない。大学において有効な支援や教育を行うためには、大学生における被害の実態と性暴力被害に関する知識などを適切に把握する必要がある。しかし、日本におけるこのような調査は数えるほどしかない。

　そこで我々は、日本の大学生における性暴力被害の実態と、性暴力に関連する知識を調査した。さらに、性暴力被害経験と精神健康度との関連について検討し、大学における性暴力被害者に対する支援や性暴力に対する予防教育の必要性を明らかにすることを目的とした。

著者連絡先：島根大学保健管理センター　〒690-8504　松江市西川津町1060

Ⅱ．対象と方法

1．対象

対象は20歳以上の大学生とし、機縁法にて協力の得られた10大学に在籍する3,357人にアンケート調査票を配布した。

2．調査方法

2016年11月より2017年11月に、無記名・自記式のアンケート調査を実施した。大学で行われる講義において、各大学の研究責任者が「参加は自由であること」を口頭で説明し、調査票を配布した。調査の内容がプライバシーにかかわるため自宅に持ち帰り、記入後に各自が封筒に入れ郵送、もしくは研究責任者が回収した。

学生が以前に性暴力被害にあったが回避・忘却していた場合に、調査をきっかけに精神不安定になる可能性があるため、説明文書に大学内の相談先を記載した。また、調査後に性暴力被害に対する情報提供と教育を目的とした「大学生のための性暴力救援サイトNOSVVA」（https://nosvva.net/ ）と案内カードを作成、調査票に同封した。サイトでは全国の性暴力救援センターについての情報提供とメール相談を行った。

3．調査内容

本調査は、回答者の心身に影響を与える可能性があり、軽微な侵襲を伴うと考えられる。「人を対象とする医学系研究に関する倫理指針」の規定により、文書でインフォームド・コンセントを受けなければならないが、無記名のアンケート調査であるため、調査票に以下の説明文書を同封し、調査票の回答をもって同意とみなした。

1）本研究の目的及び意義、方法及び期間
2）アンケートの回答は任意であり、回答しないことで不利益を受けることはないこと
3）個人情報の取り扱い、情報の保存、保存期間、廃棄の方法
4）相談等への対応

調査票は野坂らの実態調査[6]、精神健康調査票12項目版テスト（General Health Questionnaire-12, 以下GHQ12と略）[7]を参考に作成した。性暴力被害、レイプの定義はそれぞれ、米国司法局による全国犯罪被害調査（National Crime Victimization Survey）の定義である「レイプ既遂または未遂を除く、幅広い被害。被害者の望まない性的接触を伴う攻撃や、攻撃未遂など。被害者の体をつかんだり、なでるといった暴力的行為があったかどうかは問わず、言葉による脅しも性暴力に含まれる」、「身体的、または心理的に強制された性交。性交とは腟、肛門、口腔への加害者による挿入を意味する。性器の挿入だけではなく、物を用いた挿入も含まれる」を用いた[6]。また、性暴力被害は、

1）言語的性暴力被害：体についてからかわれたりいやらしいことを言われた
2）視覚的性暴力被害：相手の体や性器を見せられた
3）身体接触を伴う性暴力被害：無理やり体を触られたり抱きつかれた
4）情報ツールによる性暴力被害：携帯電話・スマホなどで性的に嫌な経験をした
5）レイプ未遂：セックスされそうになった
6）レイプ既遂：無理やりセックスされた

とした[6]。

調査票は以下のとおりである。

1）属性：性別、年齢、学部、国公私立、大学所在地域
2）GHQ12：GHQはGoldberg[7]らが開発した自記式の質問紙で、本研究ではGHQ法により採点し、カットオフ値は平均値から決定する方法[8]に従い、4点以上を精神不健康とした。
3）性暴力被害の実態：性暴力被害経験の有無・種類・回数・時期・加害者・場所、もっとも傷ついた被害、被害の相談先、被害への対処、セカンドレイプの有無
4）性暴力に関する知識：緊急避妊ピル・性暴力救援センター・セカンドレイプについての知識
5）自由記入欄

4．分析方法

1）分類

学生の専攻分野は、学部を基に医療系と医療系以外に分類した。大学所在地域は、総務省20指定都市（地方自治法第252条の19第1項の指定都市の指定に関する政令、平成24年4月1日施行）を都市とし、それ以外を地方とした。

2）性暴力被害強度、重複数の定義

性暴力被害で身体への接触が高くなるほど被害強度が高くなると仮定し、「性暴力被害経験なし」を被害強度0、「言語的性暴力被害」及び「情報ツールによる性暴力被害」を被害強度1、「視覚的性暴力被害」を被害強度2、「身体接触を伴う性暴力被害」を被害強度3、「レイプ未遂」を被害強度4、「レイプ既遂」を被害強度5とした。

また、異なる種類の性暴力被害を重複して受けた経験を性暴力被害重複とした。

3）解析方法

解析の手順はまず、各項目に対する回答における性差を調べるために、性暴力被害経験の有無、被害状況の分類、性暴力に関連する知識の有無に関する判定について、それぞれ性別とクロス集計してカイ二乗検定を行った。次に、被害経験と自覚的健康度や知識との関連を調べるために、被害経験の有無における二群間のGHQ得点平均値についてt検定を行い、被害経験の有無と性暴力に関連する知識の有無に関する判定についてクロス集計し、カイ二乗検定を行った。性暴力被害強度および被害重複数とGHQ得点との関連は、Spearmanの相関係数を求め検討した。続いて、性暴力被害強度および被害重複数について、それぞれの値ごとに群分けし、Kruskal-Wallis検定でGHQ得点の群間比較を行い、さらにGames-Howell検定の多重比較法で解析した。また、学生の医療系区分、国公私立、大学所在地域（都市・地方）、年齢などの項目とGHQ得点との関連について重回帰分析を行い検討した。

分析には統計ソフトIBM SPSS stasistics 21.0 J for Windowsを使用し、有意水準5％未満を有意な差と判定した。

5. 倫理的配慮

本調査は、島根大学医学部医の倫理委員会（No.2672）及び参加研究機関の倫理委員会で承認を得た。

Ⅲ. 結果

1. 対象者の属性

配布、回収したアンケート調査票のうち、有効回答の得られた643部を分析対象とした（回収率19.6％、有効回答率97.7％）。

性別は男子191人（30.0％）、女子452人（70.0％）で、平均年齢は22.6±4.1歳（男子24.3±5.8歳、女子22.2±3.5歳）と、女子に比べ男子で有意に年齢が高かった（p<0.001）。GHQ得点の平均値は3.4±3.0点（男子3.1±3.0、女子3.5±3.1）、専攻分野別では医療系の学部が73.3％（男子72.3％、女子73.7％）で、それぞれ性別における有意差はなかった。国公私立別では国公立が75.9％（男子67.0％、女子79.6％）、地域別では地方が72.8％（男子63.9％、女子76.5％）と、いずれにおいても男子に比べ女子が有意に多かった（それぞれ、p＝0.001）。

2. 性暴力被害経験

性暴力被害経験率は、何らかの性暴力被害（以下、総性暴力被害）経験のある学生が42.5％（273/643）で、「言語的性暴力被害」が27.2％（175/643）、「視覚的性

暴力被害」が13.7％（88/641）、「身体接触を伴う性暴力被害」が23.9％（153/641）、「情報ツールによる性暴力被害」が7.2％（46/643）、「レイプ未遂」が7.8％（50/643）、「レイプ既遂」（17/643）が2.6％であった。総性暴力被害、言語的性暴力被害、視覚的性暴力被害、身体接触を伴う性暴力被害、レイプ未遂において、男子に比べ女子の被害率が有意に高かった［図1］。

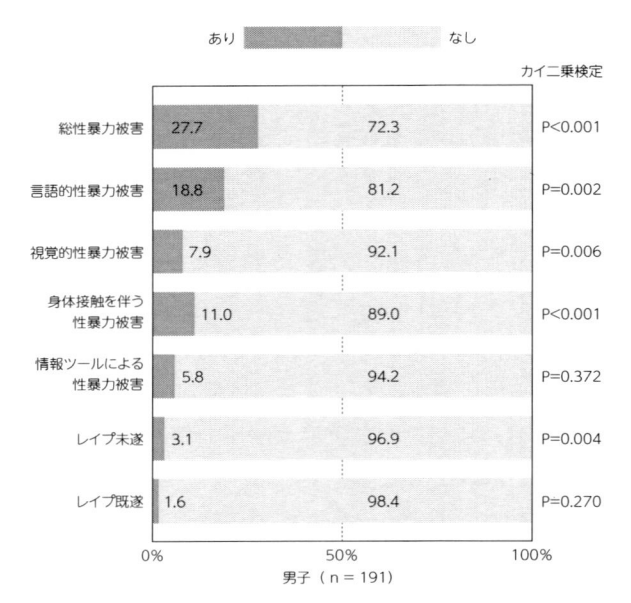

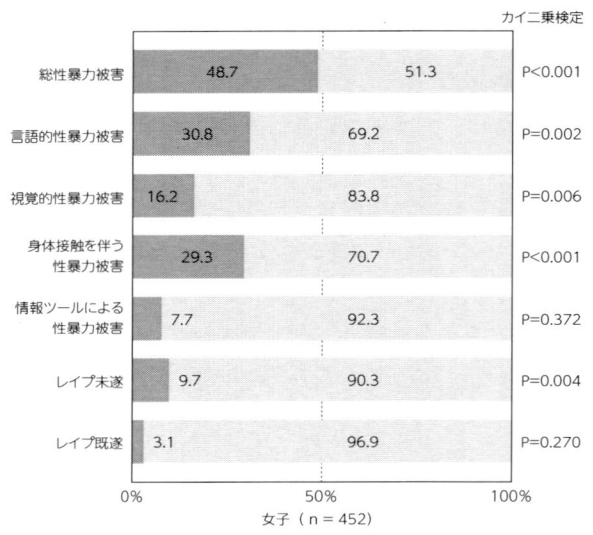

図1. 性暴力被害率

被害経験がある学生で「被害について、どこ（だれ）に相談しましたか」との設問に回答のあった164人のうち、「だれかに相談した」と答えた学生は48.2％（79/164）であった。相談相手を複数回答で尋ねたところ、延べ回答数は111件であり、その内訳は「友人・知人」が43.3％、「家族・親戚」が34.2％、「警察」が11.7％、「学校関係者」が9.0％、「医療関係者」が0.9％、「民間の相談機関」が0.9％であった。

レイプ未遂の相手は、友達40.0％、恋人 32.0％、知

り合い30.0％、知らない人10.0％、教師2.0％で、レイプ既遂の相手は、友達47.1％、恋人35.3％、知り合い23.5％、知らない人11.8％であった（重複あり）。

3．性暴力に関連する知識

緊急避妊ピルについては60.5％（386/643）が「名前も効果も知っている」、性暴力救援センターについては13.7％（88/643）が「名前も支援も知っている」、セカンドレイプについては39.5％（254/643）が「名前も意味も知っている」と答えていた。全項目において、性別における有意差はなかった［図2］。

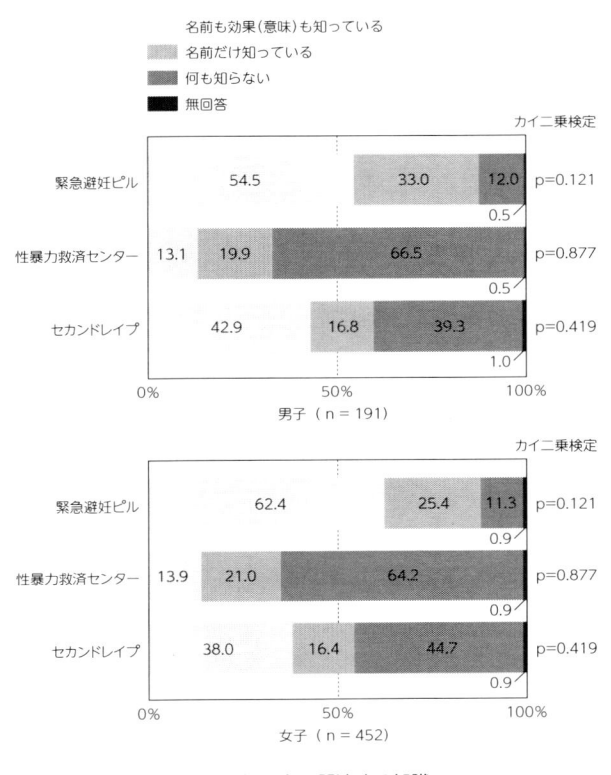

図2．性暴力に関連する知識

4．性暴力被害経験の有無と年齢、
GHQ得点、性暴力に関連する知識

性暴力被害経験と年齢、GHQ得点との関連では、被害経験のない学生と比べ被害経験のある学生で、平均年齢、GHQ得点が有意に高かった［表1］。

表1．性暴力被害経験と年齢、GHQ得点との関連

	被害経験あり（n=273）	被害経験なし（n=370）	p値
	Mean±SD	Mean±SD	
年齢	23.1±4.7	22.3±3.7	0.036
GHQ得点	4.2±3.2	2.7±2.8	<0.001

緊急避妊ピルについては、被害経験のある学生の63.0％（172/273）、被害経験のない学生の57.8％（214/370）が「名前も効果も知っている」、性暴力救

援センターについては、被害経験のある学生の15.0％（41/273）、被害経験のない学生の12.7％（47/370）が「名前も支援も知っている」と答え、いずれにおいても差はなかった。

セカンドレイプについては、被害経験のある学生の44.7％（122/273）、被害経験のない学生の35.7％（132/370）が「名前も意味も知っている」と答え、被害経験のない学生に比べ、被害経験のある学生が有意に高かった（p=0.025）。

また被害経験をだれかに相談したと回答した79人のうち、「実際セカンドレイプを受けた」と答えた学生は5.1％で、75.9％が「受けなかった」、11.4％が「よくわからない」、1.3％が「その他」、6.3％が無回答であった。

5．性暴力被害強度・重複数とGHQ得点

性暴力被害強度において精神健康度（GHQ得点）は、被害強度0と被害強度1、3、5の間に有意差を認めた［図3］。被害強度とGHQ得点との相関係数は0.233（p<0.001）と、弱い正の相関を認めた。

性暴力重複数において精神健康度（GHQ得点）は、性暴力被害重複数0と1、2、3、5種類との間に有意差を認めた［図4］。性暴力被害重複数とGHQ得点

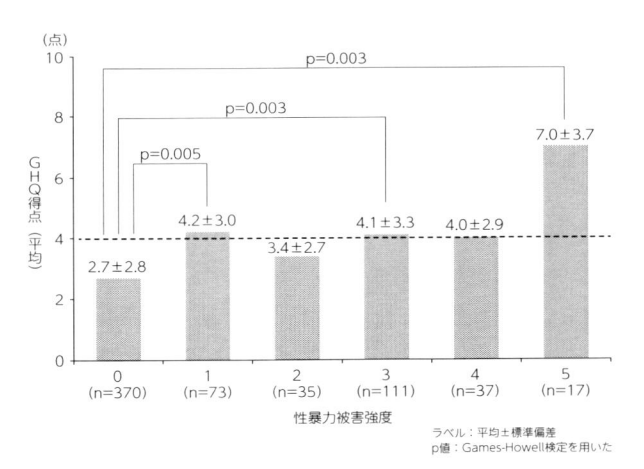

図3．性暴力被害強度別GHQ得点

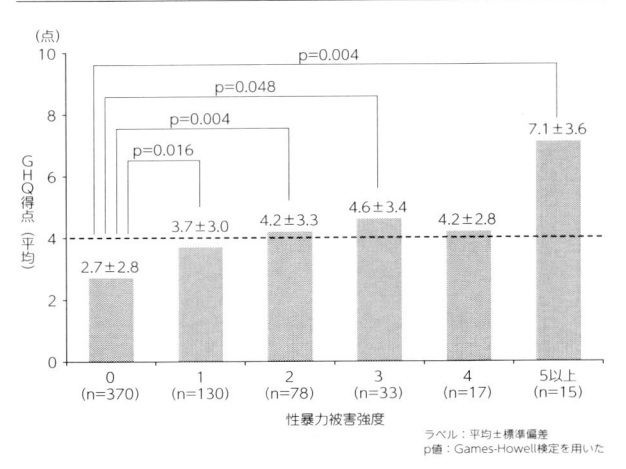

図4．性暴力被害重複数別GHQ得点

との相関係数は0.269（p<0.001）と、弱い正の相関を認めた。

　また、GHQ得点を従属変数とし、年齢、性別、性暴力的被害強度、学部の医療系区分、国公私立、地域を説明変数とする重回帰分析をステップワイズ法で行った。解析の結果、決定係数R^2は0.066と有意に高かった（p＜0.001）。説明変数中、年齢における標準偏回帰係数βは－0.107と有意に高い絶対値を示し（p=0.005）、性暴力被害強度におけるβも0.243と有意に高かった（p<0.001）。同様にGHQ得点を従属変数とし、説明変数の性暴力被害強度に代わり性暴力被害重複数を投入し重回帰分析を行った結果、決定係数R^2は0.087と有意に高かった（p＜0.001）。説明変数中、年齢における標準偏回帰係数βは－0.122と有意に高い絶対値を示し（p=0.001）、性暴力被害重複数におけるβも0.285と有意に高かった（p<0.001）。ただし、性暴力被害強度の場合でR^2=0.066、性暴力被害重複数の場合でR^2=0.087と予測精度は低く、これらの説明変数だけではGHQ得点は予測できない結果となった。

Ⅳ．考察

　2015年にAssociation of American Universities（AAU）はアメリカ27大学 15万人以上による性暴力被害経験調査の結果、大学入学後に23％の女子学生と5％の男子学生が同意のない性行為（接触も含む）、11％の女子学生がレイプ・レイプ未遂を経験していた[9]、と報告した。このような性暴力に関する調査は、侵襲を伴うため倫理審査が必要で、行いにくいのが現状である。本研究では、学生が調査後に不安定になった場合にメールで相談できる態勢を整えた上で、調査を行った。また、「大学生のための性暴力救援サイト」を作成し、性暴力についての心理教育と全国の性暴力救援センターの紹介を行った。内閣府の調査によると、性暴力被害者の56.1％が「誰にも相談しない」と答えており[10]、あらかじめ性暴力にあった時の対処方法等について教えることは重要である。本研究において、性暴力被害についての調査のみならず、性暴力に関する予防教育を行ったことは意義がある。

1．性暴力被害経験について

　本調査の結果、言語的性暴力被害率は男子18.8％（先行研究、以下同じ、4.8～13.3％[3,4,11,12]）、女子30.8％（24.9～34.5％[3,4,11,12]）、レイプ未遂率は男子3.1％（0.0～2.0％[4,11,12]）、女子9.7％（7.9～11.4％[4,11,12]）、レイプ既遂率は男子1.6％（0.0～1.8％[3,4,11,12]）、女子3.1％（1.8～3.9％[3,4,11,12]）と、男子は先行研究より

高く、女子はほぼ同じであった。視覚的性暴力被害率は、男子7.2％（2.4～10.2％[3,4,11,12]）、女子16.2％（31.1～54.3％[3,4,11,12]）と、先行研究に比べ女子の被害が少なかった。身体接触を伴う性暴力被害率は、男子11.0％（3.3～9.6％[3,4,11,12]）、女子29.3％（36.0～64.0％[3,4,11,12]）と、男子は先行研究より高く、女子は低かった。情報ツールによる性暴力被害率は男子5.8％、女子7.7％と、男子高校生被害率の2.4％[6]より高く、女子高校生被害率の10.1％[6]より低かった。これらの総性暴力被害経験率は42.5％（男子27.7％、女子48.7％）で、先行研究の男子25.0％[4]、女子74.0％[4]と比較して、男子は高く、女子は低かった。

　本研究では、どの被害においても先行研究と比べ男子の被害率が高かった。先行研究はいずれも男性の被害が話題に上ることの少なかった2000年以前に行われている。近年、メディアで男性の被害が取り上げられるようになり、2017年の刑法改正で男性の被害に対しても「強制性交等罪」が認められるようになったことなどより、被害として認識されるようになった可能性が示唆される。男子においても性暴力被害への支援や予防教育が必要と考えられる。一方、女子において、言語的性暴力被害率、レイプ未遂率、レイプ既遂率は先行研究とほぼ同じであったが、視覚的性暴力被害率、身体接触を伴う被害率は先行研究に比べて低かった。頻度の多い性暴力として「痴漢」や「性器の露出」があり、見知らぬ人から受けることが多いと報告されている[12]。本調査の対象者は72.8％が地方に在住しており、このような被害が少ないため視覚的性暴力被害率、身体接触被害率が低く、総性暴力被害率も影響されて低くなっていると推測された。

　また、レイプ未遂、既遂の相手は、ほとんどが恋人、知り合いで、従来の報告[4,6]と同様、顔見知りの間で起こるデート・レイプであった。知らない人からの被害と比べてデート・レイプでは、「信じてもらえないのではないか」といった不安から、誰にも相談せず、必要な支援が受けられないことが多い[13]と言われている。大学においてデート・レイプやデートDVについての講義を行うことが肝要である。

2．性暴力に関連する知識について

　緊急避妊ピルについては60.0％が知っていたものの、性暴力救援センターについて知っている学生は13.7％にすぎず、性暴力被害にあった時に適切な支援が受けられない可能性が示唆された。大学に入学してから一人暮らしを始める学生が多いため、新入生に対して性暴力被害にあった時の対処方法について教育することが必要と考えられる。

性暴力被害を受けた人が、支援者や周囲の人からの配慮に欠けた言動により再び傷つけられるセカンドレイプについては、39.5％の学生が知っていた。被害経験のある学生にセカンドレイプの知識が高かったことより、被害を受けたことで、被害の相談に関して敏感になったり相談を躊躇した可能性が示唆される。性暴力被害を相談する相手は友人が最も多い[11]ので、友人など周囲の人がセカンドレイプをせずに被害者を支援することが重要である。欧米の大学においては、一般学生が被害者を支援につなげる「性暴力への介入」が重視されており、レイプ神話の修正、ジェンダーについての教育が効果的と言われている[14]。わが国においても大学生に対して性暴力予防教育を行う必要がある。

3．性暴力被害経験と精神健康度について

性暴力被害経験のある学生は精神健康度が低く、身体への接触が高い被害ほど、あるいは被害の重複が多くなるほど、メンタルヘルスに深刻な影響をもたらすことがわかった。「暴力や脅しによる挿入を伴った重度性被害では、外傷性ストレス症状や不安・恐怖症状がより顕著であり、周囲に気を配り、自己の感情や考えを外に表さずに自己コントロールする傾向がある」[15]という報告や、「被害女性46名対象の調査で、来談時にPTSDと評価された者が69.6％、PTSD生涯診断（外傷的出来事後から最近までの間にPTSDと診断される）と評価された者が89.1％であった」[16]との報告がある。性暴力被害者は、自己を制御したり、「被害事実の過小評価」[4]「解離」[16]などの防衛機制を用いるため、表面上は平静に見える可能性がある。性暴力被害者に出会う可能性のある大学相談機関の支援者は、被害者のメンタルヘルスに留意し、支援につなげていくことが重要であると考えられる。

本研究で明らかになった大学生の性暴力被害に対して、どのような支援が可能かは大学によって差があると考えられるが、大学において性暴力被害直後からの支援体制の整備が必要と考えられる。近年、わが国においても性暴力被害者に寄り添い、治療や心のケア、犯罪捜査等を多方面から支えるワンストップ支援センターが設置されている[17]。わが国においては、社会や大学の性暴力に対する認識が未だ低く、大学で独自に性暴力相談室を作ることは困難と考えられるため、大学の学生相談機関は地域のワンストップ支援センターと連携し、被害者を支援することが必要不可欠と考えられる。

4．今後の課題

本研究の限界として、対象者が調査協力を得られた大学の学生に限られ、サンプルに偏りがあることがあげられる。本来であれば無作為抽出の上、郵送調査を行うのが望ましいが、本調査は軽微な侵襲を伴うため、研究責任者による口頭での説明と調査後の相談体制が必須であった。また、アンケートの回収率が19.6％と低かった。性暴力被害調査はその性質上回答率が低く、一般成人からの無作為抽出標本で実施された調査の回答率は19.1％[18]、AAUの調査の回答率は19.0％[9]と報告されている。以上のような偏りのある集団からの結果ではあるが、大学生の実態として社会に提示することが必要である。そして、このような研究結果をもとに、大学において性暴力被害者支援と性暴力に対する予防教育についての体制整備が進むことが課題である。同時に、教育の普及により、より偏りの少ないサンプルによる実態調査の実施が期待される。

V．結語

今回の調査より、大学生の性暴力被害経験率は、「レイプ未遂」が7.8％、「レイプ既遂」が2.6％、何らかの性暴力被害経験のある学生は42.5％であった。緊急避妊ピルについての知識は60.0％にあったものの、性暴力救援センターについて知っている学生は13.7％にすぎず、性暴力被害にあった時に適切な支援が受けられない可能性が示唆された。

以上より、大学生に対して、性暴力に対する予防教育を行うと共に、大学の相談機関における性暴力被害者に対する支援方法の確立が急務と考えられた。

謝　辞

本研究を実施するにあたり、アンケートの主旨を理解下さりご協力いただいた大分大学 穴井孝信先生、関西大学 多賀太先生、京都大学 高山佳奈子先生、滋賀医科大学 高橋健太郎先生、越田繁樹先生、鳥取大学 原田省先生、山口大学 高瀬泉先生、性暴力救援センター全国連絡会 加藤治子先生を始めとする関係者の皆様に深謝いたします。またアンケート調査に回答してくださった学生の皆様に、心より御礼申し上げます。

付　記

本研究はJSPS科研費 JP16K01759の支援を受けて実施した。

本論文に関しCOI関係にある企業などはない。本論文の要旨は第55回全国大学保健管理研究集会、第39回全国大学メンタルヘルス学会にて発表した。

文　献

1）法務省法務総合研究所.平成29年度版犯罪白書.2017

2）法務総合研究所，第4回犯罪被害実態（暗数）調査について.平成25年度版犯罪白書2012

3）小西聖子.日本の大学生における性暴力被害の調査.日本＝性研究会議会報1996: 8: 28-47

4）岩﨑直子.日本の男女学生における性的被害.こころの健康 2000: 15(2):52-61

5）河野美江，早瀬眞知子，長廻久美子，他，大学生における性暴力被害者支援について．CAMPUS HEALTH 2016:53(1): 328-329

6）野坂佑子，笹川真紀子，吉田博美，他，高校生の性暴力被害実態調査．女性のためのアジア平和国民基金2004

7）Goldberg DP, Hiller VF, A scaled version of the General Health Questionnarire. Psychol Med 1979:9: 139-145

8）島悟，全般的精神状態・精神健康度の評価．臨床精神医学増刊号2004:29-36

9）David Cantor, Hyunshik Lee, Bonnie Fisher, et al, Report on the AAU Campus Climate Survey on Sexual Assault and Sexual Misconduct. AAU（Association of American Universities) report 2015

10）内閣府，男女間における暴力に関する調査2017

11）中嶋一成、宮城由江：心への侵入．本の時遊社．Pp.207-264,1999

12）小西吉呂，名嘉幸一，和氣則江，石津宏，大学生の性暴力被害に関する調査報告−警察への通報および求められる援助の分析を中心に−．こころの健康2000:15（2）:62 - 71

13）Ullman SE, Siegel JM, Victim-offender relationship and sexual assault. Violence and Victims 1993:8:121-134

14）Rape Myth Beliefs and Bystander Attitudes Among Incoming College Students. Sarah McMahon. Journal of American college health 59(1),3-11,2010

15）石井朝子，飛鳥井望，小西聖子，他，性的被害によるトラウマ体験がもたらす精神的影響−東京都女子大学生調査の結果より−．臨床精神医学2002:31（8）:989-995

16）廣瀬小百合，小西聖子，白川美也子，他，性暴力被害者における外傷後ストレス障害：抑うつ，身体症状との関連で．精神神経学雑誌2002:104（6）:529-550

17）内閣府犯罪被害者等施策推進室，性犯罪・性暴力被害者のためのワンストップ支援センター設立の手引．2015

18）性暴力被害少年対策研究会，少年の性暴力の実態とその影響に関する研究報告書．性暴力被害少年対策研究会編．社会安全研究財団助成研究事業:1998

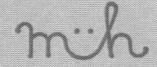

A Study of the Correlation between the Experiences of Sexual Assault Victims and the General Health Questionnaire (GHQ)-12 among Japanese University Students.

Yoshie Kono[1]   Mika Shigyo[1]   Miwako Takeda[2]   Yosuke Orihashi[3]
Nobutaka Okusa[4]   Wataru Kawashima[5]   Yasuko Fuse-Nagase[6]

1) Health Care Center Matsue, Shimane University
2) Center for Community-Based Healthcare Research and Education (CoHRE), Shimane University
3) Graduate School of Social Sciences, Hiroshima University
4) Department of Forensic Dentistry, Osaka Dental University
5) Department of Anatomy, Osaka Dental University
6) University Health Center, Ibaraki University

Keywords   University Students, Sexual Assault Victims, General Health Questionnaire

Abstract

Despite recent reports of sexual violence among university students, few victims seek advice at the counseling center. Urgent reorganization of the system, offering easy access, is needed. We have investigated the correlation between sexual abuse and mental health, and the students' awareness of sexual violence and actual abuse conditions, aiming to demonstrate the need for preventive education and victim support.

Subjects/methods: an anonymous, self-administered questionnaire survey was conducted at 10 universities among 3,357 students over the age of 20 recruited via snowball sampling, and 643 valid responses analyzed (recovery percentage 19.6%).

Results: rape attempts 7.8% (males 3.1%, females 9.7%), completed rapes 2.6% (males 1.6%, females 3.1%). 42.5% had experienced some form of sexual violence. Although 60.0% knew about emergency contraception, only 13.7% knew of the support center. The GHQ score of victims of sexual violence was 4.2 ± 3.2 points and significantly higher (p<0.001) than that of others, showing a weak (p<0.001) correlation with the seriousness or frequency of the abuse and a significant impact on mental health in severe cases.

Establishing support measures for assault victims at counseling centers, and relevant preventive education, is of the utmost importance.

初年次の健康教育を想定した
大学生の生活習慣とメンタルヘルスに関する研究
― 睡眠時間と身体活動量のストレス反応への影響 ―

高梨美奈　山内宏志　清水安夫

国際基督教大学

要旨　現在、大学生の生活習慣を起因とする心身の健康に関する問題が顕在化している。特に、近年、急速に発展しているスマートフォンやソーシャルネットワーク関連のアプリケーションの普及に伴う睡眠の質の低下や睡眠時間の不足問題、また、交通手段やIT機器の発展に伴う身体不活動の問題が重層的に作用し、大学生の健康問題に影響していることが指摘されている。そこで、本研究では、大学生の実態に応じた健康教育を展開するために必要である、基本的な情報を収集するために、大学新入生を対象に、「身体活動量」「睡眠時間」及び「ストレス反応」の各測定指標による調査を実施した。

　大学生496名を対象とした質問紙調査より得られたデータをもとに、各種の分析を実施した。まず、独立サンプルのt検定の結果、女性に比べて男性の方が「身体活動量」が有意に多いことが認められた。また、居住の形態によって「睡眠時間」及び「ストレス反応」に有意差が認められ、寮生活の学生の方が、自宅より通学している学生よりも「睡眠時間」が長く、ストレス反応の「集中力欠如」は、寮生活の学生の方が、独り暮らしの学生よりも得点が高いことが示された。さらに、「ストレス反応」の7つの下位尺度を従属変数とし、「性別」「身体活動量」「睡眠時間」を独立変数とした重回帰分析の結果、「行動抑制」と「抑うつ気分」は、女性の方が男性よりも低いことを示し、「身体活動量」が高くなると「抑うつ気分」及び「慢性的疼痛」が低下することを示し、「睡眠時間」が長くなると、「集中力欠如」「身体的疲労」「抑うつ気分」及び「慢性的疼痛」が低下する結果を示した。

　この結果より、大学生の性別や生活習慣により、異なるストレス反応が示されることが分かった。そのため、これらの基本的属性に応じた特徴を踏まえた上で、健康教育を推進する必要が推察された。また、多くの先行研究では、ストレス反応の性別による比較では、女性の方が男性よりも高い結果が示されているが、本研究では反対の結果が示されたため、今後、他の要因を含め、大学の環境要因等による特徴なのかを検討する必要がある。また、学年が上がるほど、睡眠の状態が悪化することが報告されているため、今後は、初年次の健康教育に加えて、2年次以降の健康教育の継続性についても検討する必要がある。

キーワード　　初年次教育、生活習慣、身体活動、睡眠時間、ストレス反応

I．緒言

　近年、大学生の学習支援・学習相談の件数は、2010年度以降、全国的に増加する傾向が見られる[1]。例えば、都内A大学における過去39年間のカウンセリングセンターへの来談者数を概観すると、2000年度に急増した後、ほぼ横ばいの状態であったが、2010年度以降からは、年度ごとに一定の増減はあるが、緩やかな相談件数の増加傾向が見られるとの報告がある[2]。このような大学生のメンタルヘルスに関する問題の増加に伴い、現在までに、全国の各大学において学生の生活習慣（運動習慣、睡眠時間、ストレス、心身の疲労、食生活など）とメンタルヘルスとの関係を調査した研究が実施されている。ここで言うメンタルヘルスとは、先行研究[3]でも定義されているように、「精神障害やその予防を意味するだけではなく、より良い精神的健康の維持・増進にも重点を置いた広義の概念」を意図している。この現代におけるwell-beingという用語に

著者連絡先：国際基督教大学　〒181-8585　東京都三鷹市大沢3-10-2

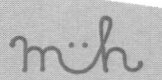

包括される、広義のメンタルヘルスの概念のもとで、学生のメンタルヘルスの実態を把握することにより、問題の深刻化を未然に防ぐための方策を検討し、より効果的な予防的介入を行うことを前提とした研究が進められてきた。このような大学生のメンタルヘルスの維持・増進・予防に関する研究においては、特に、生活習慣との関係についての検討が行われている[3),4)]。

例えば、現在までに、運動習慣に伴う身体活動量が、大学生の健康問題に関係していることが、多くの研究によって示唆されている。しかしながら、厚生労働省（2015）の「国民健康・栄養調査」[5)]によると、20歳代で定期的に運動習慣を持つ者の割合は低く（男性：17.1%、女性：8.3%）、各年代別の比較をした場合、20歳代が最も低いことが報告されている。さらに、大学生を対象とした生活習慣に関する調査では、「運動習慣がない」と回答した学生は、「運動習慣がある」と回答した学生に比べて健康度が低く、運動以外での生活習慣（例えば食習慣等）においても望ましくない傾向にあることが報告されている[4)]。同様に、運動習慣が不足している場合、身体的疲労感・認知的混乱・社会的ストレスを強く感じる傾向にあることも示されている[6)]。その一方で、1週間の平均運動実施量が多いほど、健康度を示す指標の得点が高く、学生生活も充実化するという研究報告も為されている[4)]。

このように、大学生の運動習慣と健康状態についての関連を示す研究報告があるにもかかわらず、1991年の大学設置基準の大綱化以降、体育・スポーツ科学などを専門とする大学・学部以外の多くの大学が、いわゆる教養体育を必修科目制から選択科目制に切り替えるようになった[7)]。そのため、1990年代後半には、必修体育を課す大学は、全国の大学の半数以下となった。その一方で、大学生の健康問題が増加するようになり、その対応策として、現在では、全国の国公私立大学（一部の学科のみの場合も含む）の約66%が必修体育を課す状況になり、一時、急減していた必修体育が復活化する傾向にある[8)]。このような過程を経て、現在の多くの大学生は、初年次の間には、週に1回程度の定期的な運動参加の機会が提供されるようになった。しかし、通常、日本の小・中・高校までの学習課程においては、学習指導要領に基づき、1週間に2－3時間程度の保健体育科目の履修を義務づけ、身体活動量の促進を図っている状況と比較すると、大学に入ると急激に運動参加の機会が減少してしまうのが現実である。発達段階的に見ると、青年期に位置づけられる多くの大学生には、一定の運動量が生理学的にも必要な時期であるため、急激な身体活動量の減少は、メンタルヘル

スを含む健康の維持・増進にも影響する可能性が考えられる。

この運動参加や身体活動と同様に、大学生のメンタルヘルスに影響する生活習慣の1つとして、睡眠が挙げられる。特に、現代の日本人の平均睡眠時間は、約6時間以上7時間未満となっており、年々、睡眠時間が減少していることが、厚生労働省（2015）の「国民健康・栄養調査」によっても報告されている[9)]。現代の日本人の生活は深夜型化する傾向にあり、日本人の慢性的な不眠（入眠困難・中途覚醒を含む）の有症率は、約20%と推定されており、5人に1人は何らかの睡眠に関する問題を抱えていることも報告されている[10)]。さらに、大学生を対象にした睡眠に関する調査においても、日本人全体の平均睡眠時間の変化する状況と同様に減少しており、その要因の1つとしてスマートフォンの利用が挙げられている。大学生のスマートフォンの利用時間帯は、午後10時から午前2時の使用時間が43.8%と最も高く、また、スマートフォンの利用時間に代わり減少した生活時間として、「睡眠時間」の占める割合が最も多いことが報告されている[11)]。この睡眠に関する変化の具体的な内容としては、睡眠時間が不足している者の増加に加え、睡眠不足に伴う「日中の眠気の増加」や「睡眠の質の低下に対する不満の増加」なども報告されている[12)]。また、大学生の睡眠時間の短さは、学業成績の不振とも深く関係していることが示されており[13)]、さらに、大学在学中に、睡眠の問題を自覚していた学生は、将来的に、うつ病を発症させるリスクが高いことを示した研究報告もある[14)]。具体的に、大学生の睡眠時間について調査した研究によると、睡眠時間が7時間未満の学生の場合、睡眠時間が7時間以上の学生と比べて、「怒りの感情」や「身体的疲労感」が有意に高く、さらに、睡眠時間が7時間よりも短い場合、または長い場合、7時間睡眠の学生と比較して、「認知的な混乱」や「引きこもり」になる傾向が高いことも報告されている[6)]。

このように、睡眠や生活習慣（運動・食事など）と生活習慣病をはじめとする、各種の身体疾患及び精神疾患とは、相互に密接に関連していることが、多くの先行研究からも報告されている[10,15,16)]。その中でも、睡眠を障害する各種の問題や不眠状態を促進する要因や睡眠の質を低下させる要因と「運動習慣の欠如」には、深い関係があることが示されている。例えば、運動習慣を持つ学生は、運動習慣を持たない学生に比べて、「寝つきがよい割合」が有意に高いが、その一方で、運動習慣を持つ学生は、「睡眠時間が不足している」と感じている割合が多いことが報告されている[16)]。さ

らに、同研究では、運動量が「多すぎる」と感じている学生は、夜間に中途覚醒する回数が多く、眠りが浅くなる割合も高くなっていることを示している。つまり、運動量が「適当である」と感じている学生の方が、質的にも時間的にも良好な睡眠をとっている可能性が高いと考えられる。このため、運動習慣の有無や運動負荷量の高低が、睡眠の質に影響を及ぼしている可能性が高いことがわかる。

　ところで、現在、国内の多くの大学が、グローバル化による留学生への対応や受験生を獲得するための手段として、学生寮の整備事業を進めている。大学の学生寮には、通学の利便性、経済面や安全面の理由に加え、集団生活における教育的な意義などが謳われている。特に、グローバル化を目指している大学では、外国人留学生との混住型の学生寮を設置し、異文化体験や対人コミュニケーションの教育的な効果を期待する傾向も見られる。しかしながら、キャンパス内に設置された学生寮は、その利便性に反して、学生の身体活動量の低下の要因にもつながることが懸念される。現代の大学生は、急速なIT機器の開発や交通手段の発展により、日常生活における身体活動量が低下し、健康問題への影響が深刻化している。厚生労働省(2012)の「健康日本21（第2次）」[17] では、2022年度までに、成人対象者（20-64歳）の日常生活における1日の歩数を、男性の場合9,000歩、女性の場合8,500歩にまで向上させることを目指しており、身体活動量の増加を健康政策の中核として掲げている。一方で、多くの学生寮が、大学のキャンパス内や大学の近隣に設置されているため、教室までの通学距離が非常に短いなど、寮生活をしている学生の日常生活における歩行距離が減少している可能性が高い。また、普段の生活がキャンパス内ですべて完結してしまうことも多く、日常生活全般における身体活動量の低下も懸念される。さらに、集団生活における夜更かしによる睡眠不足や対人ストレスの問題なども予測される。

　そこで本研究では、大学生活をスタートさせる新入生に対して、初年次教育の一環として、4年間に渡る健康習慣の確立、適切な人間関係の構築、健康と安全に関する知識の獲得と実践を重視した、保健体育科の「体育実技科目／講義科目」だからこそ取り組むことができる授業の実践と、その効果についてエビデンスの蓄積を行うことを目的とした。これは、全国の大学の平均学生相談件数の割合が、約4.9%であるという調査結果[18] に対して、本研究の調査対象者の所属する都内A大学では、約11.0%という高い利用率を示していることが要因である。そのため、本大学では、初

年次教育としての保健体育科のカリキュラムを大幅に改革し、「体育実技科目を通しての身体的・心理的な側面からのサポート」と「知識面でのヘルスリテラシーに関する健康教育」を充実させることを意図した内容に、2017年度より大きく改変を行った。その授業カリキュラムの改革による授業効果を検証するために、まず本研究では、その最初の段階として、新入生の生活習慣（身体活動量・睡眠時間・ストレス反応）及び生活形態（学生寮在住、独り暮らし、家族と同居など）の実態を調査し、その関係性を分析することによる基礎資料を作成することを目的としている。

Ⅱ. 方法

1. 調査対象

　本研究の対象者は、保健体育科の必修科目である講義科目「健康科学」の受講生408名と1年次の必修実技科目の受講生95名の合計503名であった。

2. 調査時期

　新入生が大学での生活に慣れた時期であると見込まれる、2017年の5月下旬-6月初旬の間に、集合調査法による質問紙調査を行った。

3. 調査内容

　基本的属性（年齢、性別、学年）のほか、「生活形態」を選択肢として設定し、①学生寮生活者（学内にある大学寮に住んでいる：以下、「寮生活」と略）、②独り暮らし者（自宅から離れてアパートやマンションで生活している等：以下、「独り暮らし」と略）、③自宅生活者（自宅にて家族と同居：以下、「自宅生活」と略）、④親戚と同居者（家族から離れて東京もしくは東京近郊の親戚と同居：以下、「同居」と略）、⑤その他（友人と共同で生活している等：以下、「その他」と略）の5種類の「生活形態」を尋ねる項目を作成し、現在の生活形態の状況を尋ねた。それに加えて、大学新入生の身体的・精神的健康状態を調べる第1段階として、「身体活動（頻度・強度・時間より構成）」「睡眠時間」「ストレス反応」を調べるため、以下の各測定指標を用いて調査を行った。

1）身体活動評価尺度

　身体活動量を評価する測定指標として、「運動する頻度（Frequency）」「運動時の強度（Intensity）」「運動する時間（Time）」を基本に、身体活動量を測定することを目的として開発されたFIT Index[19] の日本語版を用いた。このFIT Indexの日本語版は、日本人を対象として標準化された測定指標である[20]。測定の具体的な内容は、測定時における過去1週間の期間内に

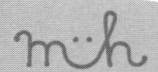

おける身体活動の「実施頻度（Frequency）」を6段階（やっていない：0点－ほぼ毎日：5点）、「身体活動強度（Intensity）」を4段階（低強度：1点－高強度：4点）、「身体活動の継続時間（Time）」を5段階（15分未満：1点－90分以上：5点）で測定し、頻度、強度、時間を乗算し、0－100の範囲で算出して数量化する測定尺度である。なお、本尺度におけるリッカートスケールへの判定は、回答者自身が行うものである。

2）睡眠時間

学生生活における日常的な睡眠習慣を時間で測定するために、日常的な学生生活を送る上での平均的な睡眠時間（「時間」と「分」を単位として実数にて直接記入）の記入を求めた。なお、分析の際には、すべて「分」に換算し直した数値を用いた。

3）ストレス反応評価尺度

本研究で活用した「ストレス反応評価尺度（Stress Response Evaluation Scale）」[21]は、全部で7つの下位尺度で構成されている測定指標である。第1因子（不快感情）、第2因子（集中力欠如）、第3因子（食欲不振）、第4因子（身体的疲労）、第5因子（行動抑制）、第6因子（抑鬱気分）、第7因子（慢性的疼痛）の7つの因子で構成され、各3項目（合計21項目）を5段階評価で評定する測定指標である。

4．分析方法

「身体活動評価尺度（FIT Index）」は、頻度・強度・時間を乗算して、身体活動量得点を算出した。また、「ストレス反応評価尺度」は、各下位尺度の合計得点（各因子3項目の得点を加算：3点－15点）を用いて分析を行った。「睡眠時間」は、分単位に換算し直した上で分析に用いた。以上、2つの「生活習慣（運動・睡眠）」にもとづく測定指標及び「ストレス反応」の各下位尺度を測定指標とした上で、以下の分析方法にて検討を行った。

1）性別における各指標の比較検討

本学の学生の基本的属性における特徴を知るために、「身体活動量」及び「睡眠時間」の平均値、「ストレス反応評価尺度」の各下位尺度（不快感情、集中力欠如、食欲不振、身体的疲労、行動抑制、抑うつ気分、慢性的疼痛）における各尺度得点の平均値の差の検討を独立サンプルのt検定（Welch's t-test）にて実施した。

2）生活形態における各指標の比較検討

本学の学生の生活の形態別の特徴を知るために、「身体活動量」「睡眠時間」「ストレス反応評価尺度」の7因子の下位尺度得点を従属変数、「生活形態（5形態別）」を独立変数とした一元配置分散分析（one-way ANOVA）及び多重比較検定（post-hoc comparison）

をTukey法にて実施した。

3）身体活動量と睡眠時間との関係の検討

「身体活動量」と「睡眠時間」との関係性を検討するために、相関分析（Pearsonの積率相関係数の算出）を行った。

4）性別、身体活動量、睡眠時間のストレス反応評価尺度への影響の検討

「ストレス反応評価尺度」の7因子の下位尺度得点を従属変数とし、「性別」「身体活動量」「睡眠時間」の3つの変数を独立変数とした重回帰分析（強制投入法）を実施した。なお、多重共線性の診断については、VIF値（Variance Inflation Factor）の算出を行った。なお、統計的な分析は、統計パッケージソフトであるIBM社製のSPSS 20.0にて実施した。

5．倫理的配慮

本研究における倫理的な配慮として、研究への参加者に対しては、事前に質問紙のフェイスシートにて調査の内容を説明し、また、調査時に口頭においても同様の説明を行った。調査を実施するにあたっては、無記名式であることを説明し、1）回答の自由が保障されていること、2）回答を拒否しても一切の不利益を被ることがないこと、3）回答を途中で止めることができること、4）個人を特定して分析をすることは一切無いこと、5）回答後の調査用紙は厳重に保管し分析終了後は破棄すること、6）回収した調査用紙は、研究以外には一切使用することがないこと、以上の説明を行い、本人から同意を得られた上で回答を得た調査用紙のみを分析の対象とした。

Ⅲ．結果

調査によって得られた503名より、講義科目と実技科目の両方の科目にて重複して回答していた7名は、講義科目のみでの回答をカウントし、実技科目にて回答した質問紙は分析の対象とはせずに除外した。その結果、496名（男性139名、女性349名、未記入8名、平均年齢：18.6歳、標準偏差：1.7）の回答を有効回答として分析の対象とした。また、生活形態の集計の結果、①寮生活：137名、②独り暮らし：76名、③自宅生活：262名、④同居：5名、⑤その他：7名、未記入：9名であった。

1．性別による比較

性別による「身体活動量」「睡眠時間（分）」「各種ストレス反応（下位尺度得点）」の平均値の差を検討するために、独立サンプルのt検定を行った［表1］。表1の結果に示されたように、「身体活動量」におい

ては、男性の「身体活動量（*Mean*：72.89、*SD*：44.78）」は、女性の「身体活動量（*Mean*：45.94、*SD*：40.88）」に比べて、統計学的に有意に高い値であることが示された（*t* =6.34、*df* =476、*p*<0.001）。

また、「睡眠時間」においては、男性の「睡眠時間（分）（*Mean*：390.22、*SD*：74.97）」と女性の「睡眠時間（*Mean*：377.89、*SD*：68.20）」には、統計学上の有意な差は認められなかった。

さらに、「ストレス反応」においては、「第5因子（行動抑制）」の平均得点に統計学的に有意な差が認められ、男性の「行動抑制」の得点（*Mean*：5.57、*SD*：2.90）が、女性の「行動抑制」の得点（*Mean*：4.65、*SD*：2.42）」よりも、有意に高い値であることが示された（*t* =3.28、*df* =217、*p*<0.001）。しかし、その他のストレス反応測定指標の下位尺度においては、性別における有意な差は認められなかった。

表1．性別における各種指標の平均得点の比較（独立サンプル *t*-test）

独立変数	男性（*n* =139）		女性（*n* =349）		自由度	*t* 値	*p* 値
従属変数	*Mean*	*SD*	*Mean*	*SD*			
生活習慣関連指標							
身体活動量	72.89	44.78	45.94	40.88	476	6.34	*p* <0.001
睡眠時間	390.22	74.97	377.89	68.20	486	1.75	
ストレス反応測定指標							
不快感情	6.46	3.22	6.20	2.97	473	0.84	
集中力欠如	8.88	3.25	8.80	3.38	472	0.26	
食欲不振	5.43	2.86	5.04	2.69	471	1.41	
身体的疲労	8.52	3.41	8.51	3.44	470	0.01	
行動抑制	5.57	2.90	4.65	2.42	217	3.28	*p* <0.001
抑うつ気分	6.58	3.46	6.10	3.35	470	1.40	
慢性的疼痛	7.72	3.59	8.30	3.46	471	-1.63	

2．生活の形態による比較

生活形態（「寮生活」「独り暮らし」「自宅生活」「同居」「その他」）の違いによる「身体活動量」「睡眠時間」「各種ストレス反応」の各平均値の差を検討するために、一元配置分散分析及び多重比較検定（Tukey 法）を実施した [表2]。その結果、「睡眠時間」においては「生活形態」における群間の有意な主効果が認められ、多重比較の結果、「寮生活」をしている学生は、「自宅生活」をしている学生よりも統計学的に有意に「睡眠時間」が長いことが示された [*F* (4,482)=3.15、*p*=0.014]。

また、「ストレス反応」においては、第2因子「集中力欠如」の尺度得点においてのみ、「生活形態」による有意な主効果が認められたため、多重比較を行った結果、「寮生活」をしている学生は、「独り暮らし」をしている学生よりも統計学的に有意に高い結果を示した [*F* (4,469)=4.07、*p*=0.003]。

表2．生活形態における各指標の平均得点の比較（One-way ANOVA）

独立変数	寮生活（*n* =137）		独り暮らし（*n* =76）		自宅生活（*n* =262）		親戚と同居（*n* =5）		その他（*n* =7）		*F* 値	*p* 値	多重比較
従属変数	*Mean*	*SD*	*Mean*	*SD*	*Mean*	*SD*	*Mean*	*SD*	*Mean*	*SD*			
生活習慣関連指標													
身体活動量	21.57	20.68	22.28	21.59	24.11	23.70	17.60	24.14	23.71	33.28	0.38		
睡眠時間	397.66	63.13	383.09	79.08	372.33	70.05	366.00	80.50	364.29	65.79	3.15	*p* =0.014	寮生活＞自宅生活
ストレス反応測定指標													
不快感情	6.06	2.91	5.85	3.23	6.53	3.06	7.25	2.06	6.33	2.88	1.08		
集中力欠如	9.66	3.24	7.81	3.28	8.73	3.29	9.50	2.89	9.50	3.39	4.07	*p* =0.003	寮生活＞独り暮らし
食欲不振	5.24	2.95	4.82	2.06	5.17	2.78	7.50	4.66	5.83	3.31	1.11		
身体的疲労	8.86	3.15	8.30	3.85	8.45	3.42	10.50	3.70	9.67	3.45	0.91		
行動抑制	5.01	2.54	4.75	2.59	4.87	2.60	7.50	2.08	6.00	4.69	1.37		
抑うつ気分	6.51	3.37	6.23	3.77	6.07	3.24	8.50	3.87	8.17	4.88	1.30		
慢性的疼痛	7.81	3.34	8.45	3.69	8.22	3.56	8.50	1.73	8.00	2.97	0.48		

3．身体活動量と睡眠時間との関係

「身体活動量」と「睡眠時間」との関係を知るために相関分析を行ったところ、両変数間に統計的に有意な相関係数は認められなかった（r =0.03、ns）。

4．性別、身体活動量、睡眠時間のストレス反応への影響

「性別」「身体活動量」「睡眠時間」の各変数が「ストレス反応」への影響を検討するために、「ストレス反応」の7下位尺度の尺度得点を従属変数、「性別」「身体活動」「睡眠時間」を独立変数とした重回帰分析を強制投入法にて実施した。なお、多重共線性の診断としてVIF値（Variance Inflation Factor）の算出を行った。その結果、表3に示すように、各ストレス反応の下位尺度を従属変数とした重回帰式の有効性を示す重決定係数（R^2）は、「集中力欠如」「身体的疲労」「行動抑制」「抑うつ気分」「慢性的疼痛」の5つの下位尺度において統計学的に有意な数値であることが示された。また、多重共線性の診断の結果、VIF値は1.01－1.10の範囲での値を示した。統計学的に有意な標準偏回帰係数（β）は、「性別」では、「行動抑制」「抑うつ気分」において負の値を示し、「身体活動量」では、「抑うつ気分」と「慢性的疼痛」において負の値を示し、「睡眠時間」では、「集中力欠如」「身体的疲労」「抑うつ気分」及び「慢性的疼痛」の各従属変数において負の値が示された[表3]。一方、各分析における決定係数（R^2）の数値は、約0.02－0.03であった。

表3．ストレス反応尺度の各下位尺度と性別および生活習慣との関係

	不快感情	集中力欠如	食欲不振	身体的疲労	行動抑制	抑うつ気分	慢性的疼痛
R	-	0.15*	-	0.13**	0.19***	0.16**	0.15**
R^2	-	0.02*	-	0.02**	0.03***	0.03**	0.02**
標準偏回帰係数（β coefficients）							
性　別	-	-	-	-	-0.18***	-0.11*	-
身体活動量	-	-	-	-	-	-0.10*	-0.10*
睡眠時間	-	-0.12*	-	-0.13**	-	-0.11*	-0.12*

*p< 0.05, **p< 0.01, ***p< 0.001

Ⅳ．考察

1．性別による比較検討

本研究では、新入生を対象に、「身体活動量」「睡眠時間」「ストレス反応」の各指標の統計量の基本的属性による相違及び各測定指標間の関係を検討した。その結果、「身体活動量」は、男性の方が女性よりも統計学的に有意に高く、先行研究の報告[4]、[23]と同様の結果を示した。大学生を対象としたこれらの先行研究では、男性の方が女性よりも、「肯定的結果予期」及び「運動有能感」とも高い結果を示したことを報告している[24]、[25]。そのために、男性と比べ身体活動量が少ない女性の身体活動量を増加させるためには、「肯定的結果予期」や「運動有能感」の向上を意図した、大学体育の授業内容の工夫、大学の運動施設の充実化、大学構内の歩道・自転車道の整備による日常生活活動量の増進など、ソフト面とハード面からの両面からのアプローチが可能であると考えられる。例えば、体育の授業では、女性に人気種目であるヨガやピラティス、ダンスなどの選択科目の導入は、主体的な運動参加を促す可能性がある。さらに、体育関連の科目（講義科目を含む）において、美容・健康・ダイエットと生活習慣との関係について教養を高めることにより、身体活動を促進する行動変容が見込まれる可能性がある。大学体育の授業で可能なことは、「自主的に好きな活動・興味のある活動種目を選択可能にする」[26]、「小・中・高校時代の体育の授業では経験できない種目を履修可能にする」[27]、「技能の差が成績に直接関係しないことを周知する」[28]、「クラスの中で技能による序列化が起きにくいように工夫する」[29]、「行動変容理論を用いた認知の転換を図る」[30]などにより、運動の苦手な学生が容易に履修することが出来るようになり、運動する機会を教育の中で働きかけられることである。また、中学や高校の保健体育科目のように、学習指導要領の制約の中での種目設定や授業目標の設置などがないことによる授業内容の自由度と柔軟性を活用すべきである。

大学体育の場合、中学や高校の保健体育科教育のように、生活指導とリンクさせた規範教育の役割や使命などに縛られる必要がないため、履修している学生のニーズに応じた授業内容や目標を設定した授業展開が可能である。このような自由裁量的な要素を最大限に活用し、身体活動に対する内発的な動機づけを高めるための工夫が可能である。大学生を対象とした身体活

動量促進のための取り組みは、単位取得の制度に紐づく授業である必要はない。例えば、市民講座や市区町村主催のスポーツ教室の開催など、大学の施設を利用した課外活動を誘致することなども可能であり、一般開放されているスポーツ・健康教室に、地域住民と共に学生を自主的に参加させることなども可能である。そのため、今後は、大学生の課外活動にも視点を置いた調査により、学生の運動習慣や身体活動量との関係を検討する必要がある。

　また、睡眠時間については、性別による比較検討を行った結果、男性の方が女性よりも平均値は高いものの、従来の研究結果[23]のような統計学上の有意な差は認められなかった。

　先行研究では、スマートフォンの夜間使用による睡眠不足の問題が取り上げられており、1日の平均使用時間は女性の方が長く、女性全体の51.6％が1日平均3−5時間使用していることが報告されている[11]。特に、若年女性の就寝前のスマートフォン利用率が高い傾向にあることが知られており、睡眠時間の減少に影響している可能性が推察される。また、女性の方が、朝食や外出前に身支度にかける時間が長いことからも、睡眠時間を削って起床していることなども推察される。そのため、大学における健康教育を実施する際には、性別による意識の違いや置かれている環境的・文化的コンテクストなどの特徴を理解した上で、教育内容に反映させると有効な可能性がある。一方、女性の方が男性よりも「睡眠の質」に不満を感じている割合が多いという研究報告もある[23],[31]。そのため、今後は、「睡眠時間」だけでなく、「睡眠の質的要素」を測定する指標を合わせて分析を行う必要がある。

　次に、性別による、「ストレス反応」の7つの下位尺度間での分析を行った結果、「行動抑制」にのみ、統計学上の有意な差が認められた。このため、男性の方が女性よりも、「行動抑制」を高く認知していることが認められた。この「行動抑制」を構成している項目は、「教室にいるのが辛い」「学校に行きたくない」などであるため、従来から、「5月病」や「スチューデント・アパシー」と言われた「学生の無気力症候群」などとの関係が想定される。この場合、特に、男性の「行動抑制」の得点が、女性よりも有意に高いことから、初年次における男子学生の学校適応が女子学生よりも遅いことが想定され、ゴールデンウィーク前後の男子学生への心のケアや適応促進のためのサポートなどが重要であることが示唆された。

2．生活形態による比較検討

　生活の形態別による「睡眠時間」を比較した結果、「寮生活」をしている学生の方が、家族と同居している「自宅生活」の学生よりも、有意に長い睡眠時間を取っていることが示された。この結果は、研究当初に想定していた、「学生寮で生活している学生の方が、寮内での各種イベントや友人との付き合いなどが多く、また、同室の友人と夜中まで話し込むことなどが多いことが予測される」という仮説とは、異なる結果を示した。この結果より、今回の調査対象者となった「寮生活」をしている者の場合、一定の規律を持って、学生寮内の友人たちと交流していることが推察された。また、学生寮が大学のキャンパス内にあるという立地的な利点が活かされており、寮から教室へのアクセスの良さ、それに伴う通学時間の短縮化が図られ、自宅から通学して来る学生よりも、睡眠時間を有意に長く確保している可能性が示されたと考えられる。一方で、当初、懸念されていた「身体活動量」の統計学的な有意な差は、「生活形態」の違いによっては認められなかった。そのため、「寮生活」の学生の身体活動量が低いという仮説は棄却され、課外活動や自主的な運動などにより、この問題点が解消されていることが推察された。ただし、本研究では、質問紙法による身体活動量の調査を行っているため、自ずと測定には限界がある。今後は、歩数計や加速度計を用いた行動指標による測定方法も加えて実施することにより、さらに実態を把握する必要がある。これらの結果を総合すると、学生寮が教育寮として意図している、他者との共同生活を通して得られる人間的な成長促進という教育効果だけでなく、「身体活動増加の機会や睡眠時間の確保」という副次的な効用があることも想定され、学生生活における健康の維持・増進のための基本的な要素に対しても大きく寄与している可能性が示唆された。

　一方で、本研究の結果からは、大学近隣に住む「独り暮らし」の学生と保護者と同居している「自宅生活」の学生との間、また、「寮生活」をしている学生との間には、睡眠時間に有意な差は認められなかった。通常、「独り暮らし」の学生の場合、家族やルームメイトに気を遣わずに、遅い時間までテレビや動画を見続ける、マンガや書籍を読み耽る、インターネットやスマホやゲームに没頭する、ということが可能な生活環境に置かれている可能性が高く、生活習慣も崩れやすいことが予測される。同居者への気遣いや生活時間の配分を考慮する必要がない上に、身近に節度のある生活リズム守るようなモデルとなる人物（親や上級生など）が存在しないなど、自主的な規範を保つことが難しいと考えられる。しかし、本研究の結果では、寮生と自宅生との間には有意差が認められたが、独り暮ら

しと自宅生及び寮生との間には、有意な差が認められず、予測とは異なる結果となった。そのため、「睡眠時間」と「生活形態」についての分析には、セルフ・コントロールやセルフ・マネジメントといった、個人の規律・規範に影響する要因を加えて検討する必要がある。

さらに、生活形態の違いによるストレス反応について分析した結果では、「寮生活」している学生は、「独り暮らし」をしている学生に比べて、「ストレス反応」の第2因子である「集中力欠如」の得点が有意に高いという結果が示された。学生にとって寮での生活は、常に周囲に先輩や友人がいる環境であるため、集中して物事を進めることを阻害されている可能性がある。そのため、寮の自習室の確保やプライバシーを守るためのスペースの有無が、寮生の「ストレス反応」に影響する可能性がある。今後は、寮の生活環境や規律などの条件の相違による比較検討を行い、寮生活者のメンタルヘルスの維持・増進に必要な学生寮の運営方法や環境設定に言及出来ればと考える。

3．身体活動量と睡眠時間との関係

「身体活動量」と「睡眠時間」の2変量間の相関分析を行ったところ、有意な相関係数は認められなかった（r =0.03、ns）。このため、「ストレス反応」の各下位尺度を従属変数及び「性別」「身体活動」「睡眠時間」を独立変数とした重回帰分析を行う際に、独立変数間の高い相関関係がもたらす多重共線性の問題の発生に影響する可能性が低いことが示された。

4．性別及び生活習慣（「身体活動量」「睡眠時間」）とストレス反応との関係

本研究では、重回帰分析を行うに先立ち、独立変数として投入する「身体活動」と「睡眠時間」の2つの変数間においての相関分析を行った。その結果、有意な相関関係は認められなかった（r =0.03、ns）。このため、「ストレス反応」の各下位尺度を従属変数とし、「性別」「身体活動量」「睡眠時間」の3つの変数を独立変数とした重回帰分析の際に、独立変数間の高い相関関係により発生する、多重共線性の問題については考慮する必要が無いと判断した。これは、それぞれの重回帰分析の際に示されたVIF（多重共線性診断として使用される指標：10.0以上の場合、多重共線性の発生の可能性がある）においても、1.01－1.10の範囲の数値を示したことからも、標準偏回帰係数（β）のプラスマイナスの逆転現象などの問題がないと判断した。

次に、重回帰分析の結果により、「ストレス反応」の各下位尺度である、「集中力欠如」「身体的疲労」「行動抑制」「抑うつ気分」「慢性的疼痛」と「性別」「身体活動量」「睡眠時間」の3つの独立変数との関係において、統計学的に有意な重決定係数（R^2）が得られた。そのため、各独立変数との間の標準偏回帰係数（β）の解釈を行った。

まず、「性別」では、「行動抑制」及び「抑うつ気分」との間に、統計学的に有意な負の標準偏回帰係数（β）が得られた。そのため、男性よりも女性の方が「行動抑制」及び「抑うつ気分」の認知が低いことが示された。多くの先行研究では、ストレス反応は女性が高いことが多く、特に抑うつ気分は男性よりも女性が高いことが知られている。しかし、今回の結果では、女性の方が男性よりも「ストレス反応」の下位尺度が低い結果を示したため、本学においては、男性へのメンタルヘルスの対応が必要であることが推察された。

次に、「身体活動量」は「抑うつ気分」と「慢性的疼痛」に対して統計学的に負の標準偏回帰係数を示した。この結果より、「身体活動量」の増加により、「抑うつ気分」と「慢性的疼痛」の認知が低下することが示された。同様の結果が、適度な有酸素運動が抑うつ気分を下げ[23]、免疫力に影響するNK細胞の増加につながる[32]、[33]という研究や下肢筋群の筋力を維持・向上させる可能性があるという研究[34]において報告されている。さらに、運動療法による慢性疼痛患者の疼痛改善効果[35]が示されていることから、身体活動が慢性的な身体の痛みの要因となる体力や筋力低下を軽減し、むしろ筋力や持久力などの体力全般を増幅させることにより、「抑うつ気分」の低下にも影響していると考えられる。

最後に、「睡眠時間」と「ストレス反応」との関係をみると、「睡眠時間」が長いほど「集中力欠如」「身体的疲労」「抑うつ気分」「慢性的疼痛」に対する認知が統計学的に有意に低下することが認められた。この結果から、「睡眠時間」が短い学生の方が「ストレス反応」の認知が高く、各種のストレス問題を引き起こしやすいことが示唆される。一方、大学新入生に限定してみると、睡眠のパターンと精神的健康との間には、有意な関係が見られないという研究報告もある[36]。本研究の対象者は、ほとんどが新入生であり、調査時期は大学入学後の生活に慣れた時期である約2カ月後を目途に調査を行っているが、睡眠時間のストレス低下への有効性を示している。そのため、大学入学以前の生活習慣やストレス暴露の影響性などを考慮する必要も考えられる。ただし、睡眠とストレスや成績との関係を示す報告、うつ病の発症との密接な関係があるという報告など、多くの先行研究[12]、[37]、[38]では、睡眠とストレスとの関係性を示している。そのため、大学

初年次における睡眠時間の確保及び睡眠の質を高めるための要素などを健康教育の中に取り入れ、また、個人個人の生活環境にどのように応用することが可能かなど、知識面の学習だけでなく、自主的に考えるようなシミュレーションを交えた授業展開などが効力を発揮する可能性がある。今後は、時期的な要素（夏休みや冬休み後、上級学年になった後など）を包括した調査を実施し、大学生の生活習慣が崩れやすい時期などの特定を解明することが、学生のメンタルヘルス改善のための効果的な介入時期の特定につながるものと考える。

Ⅴ．本研究の限界と今後の展望

本研究では、大学生の生活形態や生活習慣とストレス反応における各関係性を分析することにより、今後、初年次教育としての大学体育が担うべき健康教育の方略について検討を行った。各分析において、性別及び生活形態による有意な相違や生活習慣によるストレス反応への影響が示された。そのため、大学における健康教育の実践について、一定の知見が得られたと考えられる。しかし、重回帰分析においては、R^2 の数値が約 0.02 − 0.03 であることから、独立変数による従属変数の説明には限界がある。今後は、大学生のストレス反応に強く寄与する生活習慣や健康行動について、効果量を用いての定量的な評価による詳細な検討を行い、効果的な健康教育を推進するために必要な方法を探りたいと考える。

現在、日進月歩でインターネットやスマートフォンの開発・普及が進んでおり、また、オンデマンドによる動画配信などが加速的に若者文化に取り入れられている。そのため、自分の都合のよい時間に、場所を選ばず、好きなことが当然のようにできる社会環境が作り上げられている。このような生活環境の中において、いかに自分自身の欲求をコントロールして、時間を有効に活用できるかを気づかせることが、今後、ますます大学教育の中に求められることが予測される。本研究の結果から、身体活動増進及び一定の睡眠時間の確保が、各種ストレスの低減に深く関わっていることが示された。そのため、今後は、大学の初年次教育の中において、如何に学生生活を送る中で、「身体活動量」と「睡眠時間」を確保することが大切かということを、健康教育の中で強調し、どのように実際の学生の行動変容に影響を及ぼせるかを具体的に検討する必要がある。この点については、今後、授業介入による縦断的な検討を引き続き実施した上で、社会的に還元をした

いと考える。また、授業内に留まらず、課外活動や学内の講習会、大学が持つリソースである保健管理センター、学生相談室、学生部などとの連携により、医師、看護師、保健師、臨床心理士など、各領域の専門職員による包括的な健康づくりを目指した取り組み等も必要である。今後は、各大学における取組等を調査し、より効果的な介入の方策も視野に入れた上で、学生のメンタルヘルスの向上を目指した実践的な研究を行いたいと考える。

Ⅵ．引用文献

1）独立行政法人日本学生支援機構．大学教育の継続的変動と学生支援－大学等における学生支援の取組状況に関する調査（平成27年度）より－、2017年2月15日

2）国際基督教大学カウンセリングセンター．カウンセリングセンター活動報告：東京：2017：26：8-9.

3）松井三枝、田中邦子、加藤 奏、倉知正佳．大学生のメンタルヘルス－6年間の新入生の MMPI の動向－．富山大医学会誌 2006：17（1）：9-12.

4）徳永幹雄、岩崎健一、山崎先也．学生の運動及び修学状況と健康度・生活習慣に関する研究．第一福祉大学紀要 2004：1：59-73.

5）厚生労働省．平成27年度国民健康、栄養調査報告、54. 2017年3月．

6）高橋恵子、田名場美雪、阿部 緑、工藤誓子、高梨信吾．ストレスと健康：大学新入生の生活習慣からみた疲労感およびストレス反応．弘前大学保健管理概要 2012：33：5-10.

7）学制百二十年史．文部科学省：株式会社ぎょうせい：東京：1992．大学審議会答申「教育内容の改善」.

8）公益社団法人全国大学体育連合．2016年度大学・短期大学保健体育教育実態調査結果ダイジェスト、2017年10月1日．

9）厚生労働省．平成27年度国民健康、栄養調査報告、42 - 43. 2017年3月．

10）西村美八、壇上和真、松坂方士、津谷亮佑、倉内静香、古川照美、高橋一平、梅田孝、兼板佳孝、大井田隆、中路重之．一般住民における睡眠障害と生活習慣の関連について．弘前医学 2011：62（1）：34-43.

11）伊熊克己．学生のスマートフォン使用状況と健康に関する調査研究、北海学園大学経営論集 2016：13（4）：29-42.

12）三宅典恵、岡本百合、神人 蘭、永澤一恵、矢式寿子、内野悌司、磯部典子、高田 純、小島奈々恵、二本松美里、吉原正治．大学生を対象とした睡眠調査について．総合保健科学 広島大学保健管理センター研究論文集 2015：31：7-12.

13）福田一彦、浅岡章一．大学生における睡眠覚醒リズムの問題点について．江戸川大学紀要 2012：22：43-49.

14）Chang, P. P., Ford, D. E., Mead L. A., Cooper-Patrick, L., & Klag, M. J. Insomnia in young men and subsequent depression -The Johns

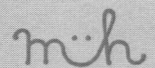

Hopkins Precursors Study-. American Journal of Epidemiology 1997：146（2）：105-114.

15）松本悠貴、内村直尚、石田哲也、豊増功次、星子美智子、久篠奈苗、森美穂子、森松嘉孝、石竹達也．3次元型睡眠尺度（3 Dimensional Sleep Scale：3DSS）―日勤者版―のカットオフ値について：ピッツバーグ睡眠質問票（Pittsburgh Sleep Quality Index：PSQI）による睡眠障害判定を用いた検討．産業衛生学雑誌 2015：

16）小田史郎、清野 彩、森谷 絜．大学生における夜間睡眠と運動習慣の関連についての実態調査．体力科学 2001：50：245-254.

17）厚生労働省．健康日本２１（第２次）の推進に関する参考資料 厚生科学審議会地域保健健康増進栄養部会、次期国民健康づくり運動プラン策定専門委員会 2012年7月：108.

18）岩田淳子、林潤一郎、佐藤 純、奥野 光．2015年度学生相談機関に関する調査報告．学生相談研究 2016：36：209-262.

19）Kasari, D. The effect of exercise and fitness on serum lipids in college women. In Sharkey, B. J.（Ed.）Physiology of fitness 3rd、Human Kinetics Books．Champaign Illinois 1976：7‐8.

20）橋本公雄．Kasariの身体活動指標修正版の信頼性と妥当性．九州スポーツ心理学研究 2005：17（1）：28‐29.

21）清水安夫、山内宏志、北見由奈、八田直紀、高橋 伸．初年次教育として体育科教育がもたらす心理・社会的効果の研究－準実験的研究手法にもとづく授業効果の検証－．国際基督教大学教育研究 2017：59：17‐29.

23）佐々木浩子、木下教子、高橋光彦、志渡晃一．大学生における睡眠の質と関連する生活習慣と精神的健康．北翔大学北方圏学術情報センター年報 2013：5：9-16.

24）塚本茂博、筒井清次郎．運動部の活動形態別にみた心理的特性の違いについて．愛知教育大学体育教室研究紀要 1995：20：79-84.

25）岡沢祥訓、北真佐美、諏訪祐一郎．運動有能感の構造とその発達及び性差に関する研究．スポーツ教育学研究 1996：16（2）：145-155.

26）小泉直子．体育実技の必要性と課題－体力からの検討－．大手前女子短期大学・大手前栄養文化学院・大手前ビジネス学院研究集録 1994：164‐180.

27）平木宏児、木谷織信．大学生の運動に関する意識について．追手門学院大学社会学部紀要 2011：5：167‐179.

28）奈良雅之、小原 昇、加藤純一、本間玖美子、寺山由美、錦織由紀．一般教育における必修としての大学保健体育科目の授業目標と成績評価に関する調査検討－実技科目を中心に－．大学体育 2001：28（1）：25‐28.

29）Jere Brophy. In：やる気を引き出す教師：学習動機づけの心理学．金子書房：東京：2011.

30）清水安夫、内田若希、上野雄己、雨宮 怜．Health Action Process Approachによる運動行動モデルの検討 行動科学 2013

：52（1）：15-27.

31）松田春華、小川智子、塚田理奈、児玉友紀、山崎亜希子、小迫由佳、宮本啓代、森本美智子．女子大学生における睡眠の質に影響する要因の検討．日本看護研究学会雑誌 2012：35（4）：47-55.

32）DiPenta, J. M., Green-Johnson, J. G., & Murphy, R. J. Natural killer cells and exercise training in the elderly：A review. Canadian Journal of Applied Physiology 2004：29（4）：419-443.

33）高橋珠実、新井淑弘、原 美智子、大島喜八、小屋佐久次、山西哲郎．レジスタンストレーニングが女子大学生の体力、筋力およびNK細胞活性に与える影響．日本衛生學雑誌 2008：63（3）：642-650.

34）沢井史穂、実松寛之、金久博昭、角田直也、福永哲夫．日常生活動作における身体各部位の筋活動水準の評価―姿勢保持・姿勢変換・体重移動動作について－．体力科学 2004：53：93-106.

35）宇野彩子、城 由起子、松原貴子．慢性疼痛患者に対する運動療法による疼痛改善効果に関与する精神心理社会的因子の検討、第49回日本理学療法学術大会 抄録集 2013：4.

36）Asaoka, S., Fukuda, K., & Yamazaki, K. Effects of sleep-wake pattern and：residential status on psychological distress in university students．Sleep and Biological Rhythms 2004：2：192-198.

37）浅岡章一、福田一彦、山崎勝男．子供と青年における睡眠パターンと睡眠問題．生理心理学と精神生理学 2007：25（1）：35-43.

38）友田貴子、泉 一茂．大学生の睡眠と精神的健康の関連について．埼玉工業大学人間社会学部紀要 2015：13：23-30.

初年次の健康教育を想定した大学生の生活習慣とメンタルヘルスに関する研究

The Relationship between University Students' Lifestyle and Mental Health:

Effects of Sleeping Hours and Physical Activity Level on Stress Reactions.

Mina TAKANASHI　　**Hiroshi YAMAUCHI**　　**Yasuo SHIMIZU**

International Christian University

Keywords　First-year experience, Lifestyle, Physical activity, Sleeping hours, Stress reaction

Abstract

Lifestyle factors are associated with university students' mental health. Recently, university students' exercise levels are decreasing, and sleeping hours are reducing potentially due to the pervasiveness of new technologies (smartphones and SNS for example). Mental health issues may potentially increase as a consequence of such disturbances associated with lifestyle behaviors. This study examines the relationship between undergraduate university students' lifestyle, including physical activity level and sleeping hours, and stress reactions.

Research participants included 496 undergraduate university students who answered a questionnaire comprised of socio-demographic questions (age, sex, and resident type), physical activity levels, sleeping hours, and responses to a stress reaction scale. To analyze the potential relationship between study variables, independent t-tests, Pearson's correlation, one-way ANOVA and multiple regression analyses were used.

The results of inferential analyses showed that there are significant differences in the average values of physical activity levels between the sexes, with male students showing significantly higher physical activity levels. Sleeping hours were significantly longer among students in dormitories than those living in their parents' house. Furthermore, higher physical activity level was negatively associated with two stress reaction factors out of seven, and longer sleeping hours were negatively associated with four out of seven stress reaction factors. Prior research has shown how sleep deteriorates as students advance in academic year level, necessitating a discussion of further health education for students in higher year levels who have no required physical education course participation.

Correspondence to : Mina TAKANASHI, Hiroshi YAMAUCHI, Yasuo SHIMIZU

International Christian University,　181-8585　3-10-2 Osawa Mitaka Tokyo, Japan

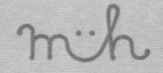

集団特性としてのコミュニケーションパターン

― ある大学の学生、留学生、教育系・技術系職員、事務系職員の場合 ―

清水幸登　福永美加　岩﨑良章

岡山大学保健管理センター

要　旨

大学構成員間のコミュニケーションを少しでも円滑にすることが大学のメンタルヘルスの喫緊の課題と捉え、そのアクションリサーチを展開してきた。本論文では、無記名アンケートを利用して、学部新入生、留学生、教育系・技術系職員、事務系職員の各集団におけるコミュニケーションパターンを、「理屈型」と「実感型」、「視覚情報優位型」と「聴覚情報優位型」、「規則型」と「証拠型」の6タイプで分析した予備的研究の結果を報告する。アンケートの有効回答者は、学部新入生2016年度2,004名（有効回答率91.6％：この有効回答率は、全学部新入生に対しての割合、以後同様）、2017年度2,051名（有効回答率90.4％）、2018年度2,033名（有効回答率94.2％）であり、留学生の有効回答者は107名（有効回答率72.9％：2018年度春季新規渡日新入生全員に対しての割合）であった。自由参加のメンタルヘルス研修会参加者での有効回答者は、教育系・技術系職員103名、事務系職員138名であった。調査結果から、留学生は「聴覚情報優位型」が多い可能性と、教員教育系・技術系職員は「理屈型」、「証拠型」が多い可能性が示唆された。これらのコミュニケーションパターンの相違が、コミュニケーショントラブルの誘因の一つになっている可能性がある。これらの結果を、日常のメンタルヘルスの一次予防活動に活用することが重要であると考える。

> キーワード　　大学、メンタルヘルス、一次予防、コミュニケーションパターン、集団特性

Ⅰ．はじめに

平成26年度に我々が実施した無記名アンケート調査[1]（3大学で回答者428名）によると、大学教職員の職場のメンタルヘルス悪化の要因として、メンタルヘルス関係では、人間関係が良くないが60.2％、コミュニケーションが不得手33.9％、ハラスメント27.7％であった。一方、管理業務関係では、人員が少ない59.5％、業務量の配分が適切でない52.8％、業務上のスキルが不足しているが29.2％であった。これらの結果から、大学のメンタルヘルス系産業医として、大学構成員間のコミュニケーションを少しでも円滑にすることが喫緊の課題と捉え、そのアクションリサーチを展開してきた。

本論文では、すでに著者が発表している「大学教員のためのコミュニケーションのコツ」[2]で述べたコミュニケーションタイプ（Ⅱ．対象と方法のAにて詳述）を、著者が所属する大学の学部新入生、留学生（春季の新規渡日新入生、以後同様）、教育系・技術系職員、事務系職員という集団ごとについて予備的調査を実施

し、それぞれの集団の特性としてのコミュニケーションパターンを大まかに把握した。その結果をもとに学内のメンタルヘルスの一次予防を行う上での留意点について論じる。

Ⅱ．対象と方法

A．コミュニケーションタイプ

筆者が所属する保健管理センターが、一次予防活動の一環として実施をしている学内のメンタルヘルス講義・研修会において、コミュニケーションがうまく取れないと感じている時の工夫の仕方について、以下の6つのタイプを紹介している。

1）情報内容への親和性―

　「理屈型」か「実感型」か

（例）極めて重要なレポートの提出を致し方ない理由で締め切り日より遅く提出した学生が、教員に謝罪するとき、学生から適切な状況説明をされることで怒りが減じる教員のタイプを「理屈型」とし、学生に素直に頭を下げられることで怒りが減じるタイプを「実感型」とする。

著者連絡先：岡山大学保健管理センター　〒700-8530　岡山市北区津島2-1-1

仮に「理屈型」の教員に「実感型」の学生が謝罪に訪れたとき、学生が「実感型」の謝罪をすれば、頭を下げれば済むと思っているのかと「理屈型」の教員は怒りを増加させ、その怒りの増加を「実感型」の学生は謝り方（頭の下げ方）が足りないからだと判断し、さらに頭を深く下げると、教員はさらにわかっていないと怒りを増すという悪循環が生じる。

教員は、話のわからない学生だと怒り、学生は、怒りっぽい教員だと嫌になる。このような状態が長く続くとハラスメントの事例になりうる。この場合、学生が教員に合わせて「理屈型」の対応（丁寧な状況説明）をしていれば、ここまでの感情的軋轢は生じにくい。一方、適切な状況説明をその場でできない学生が多いのも事実であり、教員が「実感型」の謝罪の受け入れをすべき時があることを自覚しておく必要もある。

どちらの型が良いかではなく、型を合わせることが重要である。学生、教員ともに、このタイプの違いによるトラブルと自覚していないときは、第三者がタイプの相違の説明をするという介入が有効なこともある。

2）情報の伝わり方—
「視覚情報優位型」か「聴覚情報優位型」か

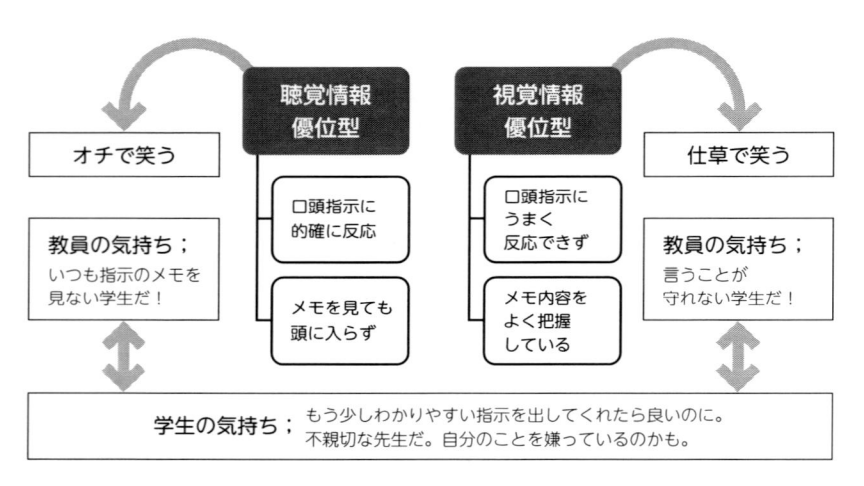

図1．情報の受け渡しにおいて得意なルートは？

実感型と理屈型を合わせてもうまくいかない時には、情報の伝わり方の問題と考える。⇒ 聴覚情報優位型か視覚情報優位型か、自分の得意な型で指示を出しやすいことを自覚しておくことが重要。

[図1]を利用して説明する。前述の「実感型」と「理屈型」を合わせてもコミュニケーションがうまくいかない時には、情報の伝わり方の問題と考える。すなわち、「聴覚情報優位型」か「視覚情報優位型」かを判断する。「聴覚情報優位型」の学生は、教員の口頭指示にうまく対応できるが、書類などで掲示してある指示にはうまく対応できない。教員は、いつも掲示してある指示を見ない学生だと怒る。「視覚情報優位型」の学生は、教員の口頭指示にはうまく対応ができない

が、書類などで掲示してある指示にはうまく対応できる。教員は、私の口頭指示が守れない学生だと怒る。

学生は、教員から自分の不得意な情報伝達方法が続くと、もう少しわかりやすく指示を出してくれたら良いのに不親切な先生だ、自分のことを嫌っているのではないかと関係念慮に発展することもある。当然ながら、両方の感覚が得意の学生もいれば、苦手な学生もいる。両方の感覚が苦手な学生は、早く周囲に気付かれ配慮も受けやすいが、片方の感覚が苦手な学生は、逆に周囲には気付かれにくく、不適応やハラスメント被害の誘因になることもある。

このようなトラブルが発生することを防ぐには、自分の得意な型で指示を出しやすいことを自覚していることが重要である。また、このタイプを把握する自然な方法として、お笑い番組を見ている時、仕草で笑うか（「視覚情報優位型」）、オチで笑うか（「聴覚情報優位型」）ということで判断できることもある。なお、この優先感覚を把握する定型的な質問集は、NLP（神経言語プログラミング）[3] の専門家であるRobert DiltsのFrom Coach to Awakener[4] に詳述してある。

3）情報を受けてからの行動原理—
「規則型」か「証拠型」か

（例）車があまり通らない狭い道路の赤信号に、「規則型」と「証拠型」の二人が一緒に居れば、急いでいるとき必ず渡るかどうかで口論になる（なお、講義等では、赤信号で渡ってはいけない旨の注意をしている）。

行動の原理を証拠に求めるか、規則に求めるかで、それぞれ「証拠型」あるいは「規則型」とする。たとえ規則があっても、客観的事実が違えば、その事実に基づいて行動する「証拠型」の人に、「規則型」の人が規則を拠り所として説得しても無駄になり、「規則型」の人は「証拠型」の人を、規則を守らないいい加減な人だと非難する。逆に、「証拠型」の人が事実に基づいて説明しても、「規則型」の人が規則にないとして聴く耳を持たなければ、「証拠型」の人は「規則型」の人を頭の固い人だと幻滅する。個人レベルでは、この食い違いが続くとハラスメント事例に発展する可能性が高い。会議において、実はこのタイプの感情的対立が見受けられることも多い。「規則型」にはより上位の規則か、新しい規則の提示をして説得する。「証拠型」には事実を提示して説得することが有用で

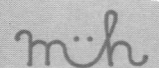

ある。

　これら１）～３）の６タイプ（全ての組み合わせは、２タイプ×２タイプ×２タイプの計８パターン）は、その人にとって固定的ではなく、状況により変化しうる。コミュニケーションがうまく取れなくて困っているときに、相手と自分がどのタイプの組み合わせになっているのかを考えることで、その問題の解決に役立つことが期待される。

B．無記名アンケートの実施方法

　学内でコミュニケーションに係る内容（前述）を含むメンタルヘルス講義・研修会の終了時に無記名アンケートを実施した。アンケートでは、コミュニケーションに係る項目として、コミュニケーションの６つのタイプのどれに自分が当てはまるかを、回答者が主観的にチェックするという方法をとった。具体的には、「該当する□を塗りつぶしてください。　１．自分はどちらかというと　□実感型　□理屈型　２．自分はどちらかというと　□聴覚情報優位型　□視覚情報優位型　３．自分はどちらかというと　□規則型　□証拠型」とした。

　学部生については、2016、2017、2018年度の全学部新入生を対象とした大学入門講座のメンタルヘルスの講義終了時（各年度の５月）に、無記名アンケートを実施した。留学生は、2018年度の４月に行った英語によるメンタルヘルス講義終了時に、日本人学生と同じ内容の英語による無記名アンケートを実施した。質問は「Please select the response which most closely matches you.　1. Which statement best describes you？　□ I am the feeling type rather than the reasoning type.　□ I am the reasoning type rather than the feeling type.　2. Which statement best describes you？　□ I am auditorily dominant rather than visually dominant.　□ I am visually dominant rather than auditorily dominant.　3．Which statement best describes you？　□ I am rule-based rather than evidence-based.　□ I am evidence-based rather than rule-based.」とした。

　留学生には、新入生ではあってもいろいろな経歴（例えば日本の他大学で学んだ後に本学へ新入生として入学）を持つ学生がいる。そのため、学部新入生との属性をそろえる目的で、春季の新規渡日新入生を無記名アンケートの対象とした。教育系・技術系職員、事務系職員については2017年度のメンタルヘルス研修会終了時に無記名アンケートを実施した。この研修会は、対象を指定していない自由参加であった。

　本論文における無記名アンケートは、岡山大学研究倫理審査専門委員会（研1703－057）で承認を受けている調査の一環で行われた。

Ⅲ．結果

A．無記名アンケートの有効回答者は、学部新入生2016年度2,004名（有効回答率91.6％：この有効回答率は、全学部新入生に対しての割合、以後同様）、2017年度2,051名（有効回答率90.4％）、2018年度2,033名（有効回答率94.2％）であった。留学生の有効回答者は、107名（有効回答率72.9％：春季新規渡日新入生全員に対しての割合）であった。自由参加のメンタルヘルス研修会参加者での有効回答者は、教育系・技術系職員103名、事務系職員138名であった。研修会への教育系・技術系職員、事務系職員の学内全体から見た出席率、出席者における有効回答率は不明である。

B．2016、2017、2018年度の学部新入生における「実感型」と「理屈型」、「視覚情報優位型」と「聴覚情報優位型」、「規則型」と「証拠型」の割合を［図２］に示す。

　各タイプの割合を2016年度、2017年度、2018年度の順に記すと、「実感型」52.5％　47.1％　51.7％、「理屈型」47.5％　52.9％　48.3％、「視覚情報優位型」82.2％　78.9％　77.1％、「聴覚優位型」17.8％　21.1％　22.9％、「規則型」45.1％　45.4％　44.9％、「証拠型」54.9％　54.6％　55.1％であった。このようにほぼ３年間を通して同じ特徴の傾向を学部新入生は呈していた。

C．学部新入生、留学生、教育・技術系職員、事務系職員の各集団における「実感型」と「理屈型」、「視覚情報優位型」と「聴覚情報優位型」、「規則型」と「証拠型」の割合を［図３］に示す。

　主な結果としては、学部新入生の78.9％、留学生の39.3％が「視覚情報優位型」であり、学部新入生の21.1％、留学生の60.7％が「聴覚情報優位型」であることと、教育系・技術系職員の35.9％が「実感型」であり、64.1％が「理屈型」であった。

Ⅳ．考察

　［図２］が示すように、ほぼ３年間を通して同じ特徴の傾向を学部新入生が呈していることから、本調査における無記名アンケートで、本大学における集団の特徴をある程度把握できるのではと推測する。

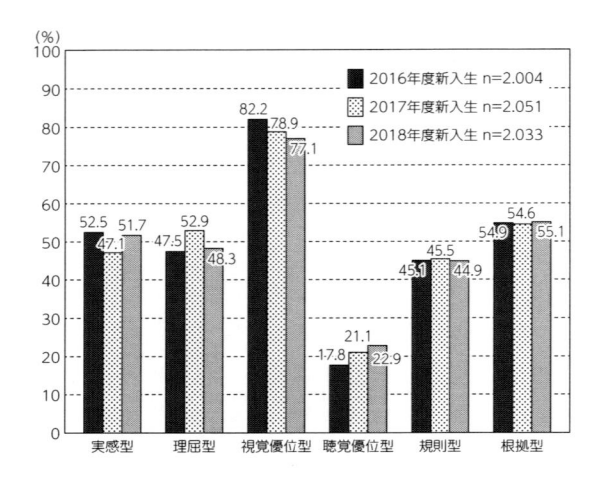

図2．2016、2017、2018年度学部新入生における実感型・
理屈型・視覚優位型・聴覚優位型・規則型・証拠型の割合

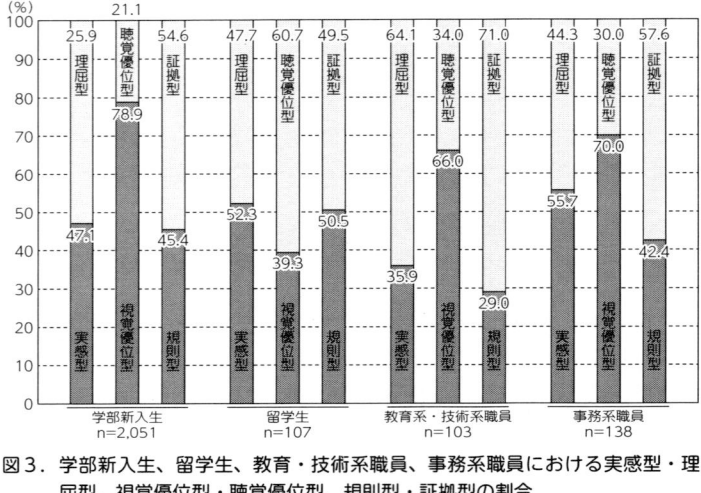

図3．学部新入生、留学生、教育・技術系職員、事務系職員における実感型・理屈型・視覚優位型・聴覚優位型・規則型・証拠型の割合

　また、[図3]では各集団の有効回答者数が大きく違うことや、有効回答率等が教育系・技術系職員、事務系職員では不明であることから、各集団のデータをそのまま比較することはできない。したがって、その点を考慮しつつ、本学における各集団のコミュニケーションパターンの特徴を大まかに推測し、メンタルヘルスの一次予防を講じるときの留意点について考察する。

A．今回の調査結果で目立つのは、「視覚情報優位型」か、「聴覚情報優位型」かという点である。

　学部の新入生は、おおよそ約80％が「視覚情報優位型」である。したがって、情報伝達は視覚的に行うことが有用であると推測される。保健管理センターであれば、定期健康診断の際に受診手順などの必要な情報は、掲示物を用意しておくのみでも、健診がある程度スムーズに行われるであろう。約20％の「聴覚情報優位型」の学生は、約80％の多数の流れに乗っておけばあまり大きな支障はないと思われる。一方、約60％の留学生は「聴覚情報優位型」である。したがって、留学生の健康診断実施時は、必要な情報を掲示しているだけでは、留学生に対して情報不足になる怖れがある。掲示のみならず、音声によるアナウンスを繰り返すことが、留学生健診をスムーズに行うコツになるのではと考える。健診現場においても、日本人学生より、留学生の方がより頻回にいろいろと質問をしてくる。質問内容については英語で掲示してあることを指摘しても、「見ていません。」という返事が多いという実感がある。

　このような状況は、学部運営や研究室運営においても起こっているのではないだろうか。著者が行っている大学院留学生へのメンタルヘルスの講義における課題レポートで、指導教員とのコミュニケーショントラブルを尋ねると、「もっと、口頭で説明して欲しい。」という希望が少なからず見受けられる。英語を母国語のように話すことができないという課題が根底にはあるが、音声による情報伝達に努力することが留学生の不適応を防ぎ、メンタルヘルスのサポートにつながることも多いのではと思われる。

　当然のことながら、同じような配慮は、少数派である「聴覚情報優位型」の日本人学生にも必要である。それぞれの組織・集団や、授業・研究指導において、情報伝達の知覚経路がどのようになっているかを確認し、改善すべきことは改善することが大学におけるメンタルヘルスの一次予防になると考える。

　このような情報伝達における知覚経路は、前述のNLP[3]では、聴覚、視覚の他に身体感覚を加えた3つの感覚を用いて臨床場面で利用している。また、Carla Hannaford は、The Dominance Factor[5] で、左右の脳・目・耳・手・足の優位性の評価をして各人の情報処理特性（32の優位パターン）を明らかにする方法を述べている。一次予防として実施する講義・研修会で扱うコミュニケーションスキルとしては、シンプルなものが良いと思われることから、前述のように、「聴覚情報優位型」・「視覚情報優位型」の2型の説明を実際には行っている。しかし解決困難な事例・事象については、治療者・援助者として、この32の優位パターンを駆使できるレベルになるのが、一つの目標となるのではないかと考えている。

　今回の調査では、留学生を一つの集団として結果の集計をしたが、実際には、その留学生の背景にある文化や母国語による優位型の相違もあることが予想される。調査対象者数を増やすことで、留学生に対してよりきめ細かな対応ができるような結果を得ることが今後の大きな課題である。

　また、学部生、留学生ともに新入生を対象として調

査を実施したが、上級生を対象とした調査も実施して、学年による変化の有無についても把握する必要がある。

B. 本調査では［図3］が示すように、教育系・技術系職員は「実感型」が少なく（「理屈型」が多い）、「規則型」が少ない（「証拠型」が多い）傾向があるかもしれない。特に、「規則型」が29.0％、「証拠型」71.0％であることに着目したい。今後の厳密な調査が必要にはなるが、このデータからすると、教員会議における議論は、規則に基づく指示よりは、事実の積み上げにより同意を得るスタイルのほうがスムーズに運営されるのではと推測される。このような傾向がある可能性について、研修会などで大学構成員にあらかじめ伝えておくことは、部局や研究室の運営において、タイプのミスマッチに気づかないことで起こるコミュニケーショントラブル（個人レベル～集団レベルまで）を少しでも防ぐことに役立つかもしれない。

また、Barnlund and Yoshioka[6]によると、日本人大学生とアメリカ人大学生に対して実施した「謝罪」の調査では、謝罪のメッセージにおいて「状況の説明」を選択する頻度は、日本人学生はアメリカ人学生の約半分であったとしている。この結果を本調査に置き換えると、日本人大学生はアメリカ人大学生より「理屈型」が少ないと理解しても大きくは間違えていないと思われる。本調査では、学部新入生と留学生の「理屈型」の割合は、それぞれ47.1％と52.3％であり、大きな差は認められない。この点についても、やはり、留学生の文化的背景や使用言語の違いを踏まえたデータの蓄積が必要と考えられる。

なお、この「実感型」と「理屈型」のタイプ分けは、2つの側面から説明できるかもしれない。1つは、The Dominance Factor[5]で述べられている生物学的側面で、脳のロジック半球とゲシュタルト半球である。前者が「理屈型」で後者が「実感型」に近いと思われる。そして、ストレスにさらされているときは、優位半球により強く依存すると指摘されている。したがって、「理屈型」と「実感型」のタイプ分けは、まさにコミュニケーショントラブルに直面化（ストレスにさらされた状況）したときに行うことでより明確かつ有用になるのかもしれない。

もう一つの側面は、文化人類学者のHall,E.T.[7]の高文脈社会（非言語情報が重要）と低文脈社会（言語情報が重要）という概念である。高文脈社会には日本、中国、韓国、地中海地域などがあり、低文脈社会には、米国、ドイツ、スイス、北欧などがあるとしている[7]

[8]。内容からすると、高文脈社会は「実感型」に近く、低文脈社会は「理屈型」に近いと思われる。留学生へのよりきめ細かな対応・配慮にはこの視点からのデータ蓄積も必要と考えられる。

なお、個人レベルにおける文脈（コンテクスト）の測定には、西田の尺度[9]がある。研修会などの講義では、「実感型」と「理屈型」といったシンプルな説明が受け入れられやすいが、対応が困難な事例などについては、治療者・援助者としてこの尺度を活用することが有用かもしれない。

V. 結語

学部新入生、留学生、教育系・技術系職員、事務系職員の各集団におけるコミュニケーションパターンを「規則型」と「実感型」、「視覚情報優位型」と「聴覚情報優位型」、「規則型」と「証拠型」の6タイプで分析し、メンタルヘルスの一次予防における留意点について述べた。今後は、学部上級生のデータ、留学生の文化的背景・使用言語とコミュニケーションパターンの関係、教育系・技術系職員、事務系職員の統計処理に耐えうるデータ収集が必要である。また、他大学のデータを加えることができるように、調査の方法の精度を高めることが課題である。

本論文の一部は第39回全国大学メンタルヘルス学会で発表した。また特定非営利活動法人全国大学メンタルヘルス学会助成金により研究を実施した。また、本論文に関連して開示すべき利益相反はない。

VI. 参考・引用文献

1）清水幸登，妹尾明子，河原宏子，兒山志保美，大西　勝，小倉敏郎．職場のメンタルヘルス悪化要因に対してメンタル系産業医がかかわれること．第36回全国大学メンタルヘルス研究会報告書 2014:73-75.

2）清水幸登，高野舞子，安藤節子，兒山志保美，河原宏子，大西　勝，小倉敏郎．学内における教員のためのコミュニケーションのコツ－「実感型と理屈型」あるいは「規則型と証拠型」の2軸について－．第35回全国大学メンタルヘルス研究会報告書　2013:99-105.

3）山崎啓支．In:NLPの基本がわかる本．日本能率協会マネジメントセンター：東京:2007.

4）Robert Dilts（佐藤志緒　訳，田辺秀敏　監訳）In:NLPコーチング．ヴォイス出版事業部：東京:2006.

5）Carla Hannaford（杉田義郎,守山敏樹　訳）．In:ドミナンス ファ

クター．永井書店：大阪：2014.

6）Barnlund,D.C. ,Yoshioka,M. Apologies-Japanese and American styles-. International Journal of Intercultural Relations.14.193-206.1990.

7）Hall,E.T.（岩田慶治，谷　泰訳）. In：文化を超えて．TBSブリタニカ：東京：1993.

8）Hall,E.T,Hall,M.R.（國広正雄訳）. In：摩擦を乗り切る―日本のビジネス、アメリカのビズネス：文藝春秋：東京：1987.

9）西田　司，小川直人，西田順子．In：グローバル社会のヒューマンコミュニケーション．八朔社：東京：2017. 63 - 64.

Communication Pattern as a Group Characteristic : A Case of Students, International Students and Faculties of a Certain University

Yukito SHIMIZU　　Mika FUKUNAGA　　Yoshiaki IWASAKI

Health Service Center, Okayama University

Keywords　University, Mental health, Primary prevention, Communication pattern, Group characteristic

Abstract

Action researches have been conducted based on the recognition that any smoother communication among the university members is an urgent task in their mental health. In this paper, using an anonymous questionnaire, the communication patterns in respective groups of incoming freshmen, international students, academics and officials of the university departments were analyzed by classifying them into the six communication types such as the pairs of feeling type and reasoning type, auditorily dominant type and visually dominant type, rule-based type and evidence-based type.

The number of incoming freshmen validly responding to the questionnaire was 2,004 for 2016 (valid response rate was 91.6%, for those of all departments and the same applies hereafter), 2,051 for 2017 (90.4%) and 2,033 for 2018 (94.2%). That for international students was 107 (valid response rate was 72.9%, the rate against all new international students for spring terms). Those for academics and officials at a non-mandatory mental health training session were 103 and 138 respectively.

It was consequently suggested that there were possibly many auditorily dominant type international students as well as many reasoning type and evidence-based type academics. Such differences in their communication patterns might cause a communication problem. It is thought to be important to use such outcome in daily primary prevention cares for mental health.

Corresponding author : Yukito SHIMIZU.
Health Service Center, Okayama University, 2-1-1 Tsushima-naka, Kita-ku,　Okayama, 700-8530, Japan

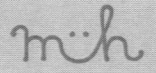

大学教員の学生対応への認識に関する調査

執行三佳　河野美江

島根大学保健管理センター松江

要　旨

　学生のメンタルヘルスに関する指導・支援の充実が求められる中、支援を要する学生を支援につなげるための様々な工夫や各種研修が行われてきている。A大学においても学生相談に関するFD研修の実施や、教職員が「気になる学生」を保健管理センターに紹介し、連携して支援にあたる体制を構築してきた。

　本研究では、教員の学生対応での困り感や学生対応についての認識、研修へのニーズについて現状を把握することを目的に、2016年2月にWebアンケートシステムを利用して教員を対象としたアンケートを行った。特に、不登校・ひきこもり学生については望ましいと考える対応についても尋ねた。その結果、8割の教員が学生対応に困った経験を持っていることが分かった。また、多くの教員は、学生の話を傾聴する、学科で相談をする、保健管理センター等へ相談するなど複数の対応方法を適宜選んで対応しているにもかかわらず、学生対応への自信はあまりないことが分かった。教員が支えられ、自信を持って支援に向かえるような研修やコンサルテーションの工夫が求められていると考えられた。

> キーワード　　教員アンケート、学生対応、教員の困り感、研修ニーズ

I．はじめに

　2000年に文部省高等教育局（当時）の大学における学生生活の充実に関する調査研究会の「大学における学生生活の充実方策について―学生の立場に立った大学づくりを目指して―（報告）」[1] を受け、各大学は研究者中心から学生中心の大学へと転換を迫られることになった。2000年に大学全入時代を迎えて以降、各大学は多様な学生の多様なニーズに対応することが求められるようになってきた。2007年には、独立行政法人日本学生支援機構の「大学における学生相談体制の充実方策について―『総合的な学生支援』と『専門的な学生支援』の『連携・協働』―」[2] において、学生支援に携わる教職員と指導教員をはじめとする他の教職員との学内連携・協働の重要性が示された。岩田ら（2016）[3] によると、この間、学生相談部署においては相談件数の漸増傾向が続き、指導教員や学生の家族との連携件数も一定の割合を維持していること、大学、短期大学、高等専門学校の28.8％が保護者を対象とした活動を実施していることが報告された。すなわち大学は、学生が指導・支援・相談へアクセスしやすい環境を整えること、学生のメンタルヘルスに対する教職員の意識を向上させることを求められ続けている。

　ベネッセ教育総合研究所（2012）[4] の調査によると、女子学生と比較して男子学生は保護者に相談をすることが少ないという結果が得られている。また、不登校・ひきこもりで連絡の取りづらい学生など、相談行動を起こすまでに長い時間や周囲からの適切で密な働きかけを要する学生が少なからず存在する。そのような状況の中、多くの大学の学生相談部署では、「支援を要する学生を支援につなげる」ためのさまざまな工夫、調査、研究がなされてきた。例えば、高野ら（2014）[5] は「学生相談機関が援助資源の選択肢として認識される」必要があり、そのためには学生相談機関の具体的な情報提供が重要であるとしている。そして「他者の勧めがきっかけとなることもある」ため、教職員だけでなく周囲の学生も含めた支援のネットワークを充実させていくことの重要性を指摘している。また、大学組織としては学生生活支援センター、保健管理センター、学生相談室、障がい学生支援室などの部門をもつ「何でも相談室」「総合相談センター」などの総合部署を立ち上げる例が散見される。さらに、アクセスの方法も情報発信の工夫、メール相談やメール受付など広がりを見せている。このように、数々の取り組み

著者連絡先：島根大学保健管理センター松江　〒690-8504　島根県松江市西川津町1060

がなされているにも関わらず、「支援を要する学生を確実に支援につなげる」ことは、依然として学生支援において重要な課題である。

　A大学では、2007年度文部科学省学生支援GPの支援を受け、教員から「気になる学生」を紹介してもらうシステムを構築した[6]。教員への調査の依頼の際「気になる学生」の例としては「欠席しがちな学生、成績がかんばしくない学生、対応に困難を感じる学生など」を挙げ周知した。その結果、相談された学生の相談理由は、欠席過多63%、研究室に来ない16%、病気が心配9%、コミュニケーションが心配6%、学力不足3%、その他3%であった。またこの調査及び引き続く支援を発端に、A大学では、メンタルヘルス不調学生への二次予防（早期発見・早期対処）として欠席過多の1年生を指導教員へ報告する制度が2009年度、三次予防（再発・再燃防止）として休学中の学生の様子を復学前に確認し必要に応じて支援につなげる制度が2010年度に開始された。その後、2013年度には学部および指導教員との連携体制の維持・発展、情報交換を目的に、各学部において学生相談連携会議の実施を開始した。

　これら10年間の取り組みを振り返ると、教員から紹介される「気になる学生」は学生相談連携会議開始の2013年度より大幅に増加し、この数年は年平均約80名が新規に紹介されている。また、河野ら（2017）[7]において「気になる学生」の転帰とカウンセリングの有無について検討を加えたところ、カウンセラーとの面接を実施した学生は、教員とのコンサルテーションのみの場合より有意に卒業した人数が多いことが示された。カウンセラーとの面接は「気になる学生」の卒業に寄与すること、教員との連携が卒業の如何に関わらず状況を一歩先へ進める役割を果たしてきたこと、しかし教員との連携体制は継続的な会議やFD研修会の実施により維持・発展を図る必要があることが示唆された。

　一方では、2016年度より紹介件数が大幅に増加しており、限られたマンパワーで受けることのできる件数としては余裕がなくなりつつある。学生対応に関する教員の困り感や、教員が実際に行っている対応の在り方を調査し、大学全体の学生支援力を高める取り組みを行うこと

で、より効果的な学生支援の方向性を見出していく必要が生じてきた。そこで、以下の点を明らかにすることを目的としてアンケート調査を実施した。
① 教員が行っている学生対応の現状
② 教員は学生のどのような問題に対し困り感を持っているのか
③ 教員の学生対応に関する自信の程度

Ⅱ．対象と方法

1．対　象：A大学専任教員で、Bキャンパス532名、Cキャンパス341名の計873名を対象とした。
2．期　間：2017年2月3日から2017年2月27日。
3．方　法：A大学のWebアンケートシステムを利用して無記名での回答を求めた。
4．内　容：調査内容は以下のとおりであった［表1］。
・基本属性（所属学部、役職）
・学生対応で困った経験の有無、内容、対応について
・問題ごと（不登校・ひきこもり、発達障がい、精神障がい）の学生対応への自信の程度

表1．学生支援に関するアンケート　質問項目

1	あなたの所属名称をお答えください。（学部・学科・センター等） 　1．法文学部　　　2．教育学部　　　3．医学部 　4．総合理工学部　　5．生物資源科学部　　6．その他（　　　　　）
2	あなたの役職をお答えください。 　1．教授　2．准教授　3．講師　4．助教　5．その他（　　　　）
3	あなたは、これまで学生対応で困ったことがありましたか？ 　1．ある　　　2．ない
4	それはどのようなことでしたか？あてはまる項目すべてを選択してください。 　1．不登校・ひきこもり　　　2．取得単位が少ない 　3．コミュニケーションがとりづらい　　4．発達障がいに関すること 　5．精神障がいに関すること　　　6．対人関係の悩み 　7．就活・就職に関する悩み　　　8．その他（　　　　　）
5	5の問題を解決するために、どのような対処をされましたか？あてはまる項目すべてを選択してください。 　1．学生の話を傾聴した　　　　2．より丁寧な研究・学習指導を行った 　3．保健管理センター・学生支援センター・障がい学生支援室に相談した 　4．保護者に連絡した　　　　5．学科・学部の会議で相談した 　6．何もしなかった　　　7．その他（　　　　　）
6	あなたは、不登校・ひきこもりの学生への対応に自信がありますか？あてはまる項目1つを選択してください。 　1．とてもある　2．少しある　3．どちらともいえない　4あまりない　5．ない
7	あなたは、発達障がいを有する学生への対応に自信がありますか？あてはまる項目一つを選択してください。 　1．とてもある　2．少しある　3．どちらともいえない　4あまりない　5．ない
8	あなたは、精神障がいを有する学生への対応に自信がありますか？あてはまる項目一つを選択してください。 　1．とてもある　2．少しある　3．どちらともいえない　4あまりない　5．ない
9	不登校で連絡がつかない学生に対し、指導教員はどう対応すればよいと思いますか？あてはまる項目すべてを選択してください。（複数回答可） 　1．何もしない　　　2．学科会議で相談する 　3．保健管理センター・学生支援センターに相談する 　4．保護者に連絡する　　　5．その他（　　　　　）
10	学生対応について、具体的に知りたいこと、困ったこと（心配なこと）はありますか？あてはまる項目すべてを選択してください。（複数回答可） 　1．不登校・ひきこもり　　　2．発達障がい　　　3．精神障がい 　4．LGBT（性的マイノリティ）　5．（不祥事にかかる）被害学生・加害学生への対応 　6．ハラスメント防止　　　7．その他（　　　　　）

・学生対応について知りたいこと、困ったこと

5．**倫理的配慮**：アンケートは無記名で実施した。得られた調査データは、個人を特定できないよう統計的に処理し、個人情報保護に配慮した。

Ⅲ．結果

1．分析対象

対象873名のうち、162名より回答が得られ有効回答率は18.6％であった。回答者の職名は教授58名（35.8％）、准教授42名（25.9％）、講師19名（11.7％）、助教36名（22.2％）、その他7名（4.3％）であった [表2]。

表2．対象者の役職と人数

役　職	人　数（％）
教　授	58（35.8）
准教授	42（25.9）
講　師	19（11.7）
助　教	36（22.2）
その他	7（4.3）
計	162（100）

2．学生対応で困った経験の有無

学生対応で困った経験について、「ある」「ない」の2件法で尋ねたところ、回答者の80％（128人）が困った経験があると回答した [図1]。

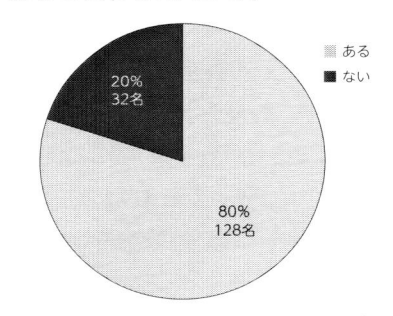

図1．学生対応で困った経験（n-160）

3．学生対応で困った内容

学生対応で困った経験のある教員に対して困った内容について複数回答での回答を求めたところ、回答の多い順に「不登校・ひきこもり（73名）」、「コミュニケーションがとりづらい（76名）」、「取得単位数が少ない（58名）」、「発達障がいに関すること（56名）」、「対人関係の悩み（47名）」、「精神障がいに関すること（37名）」、「就活・就職に関する悩み（29名）」、「その他（19名）」であった [図2]。「その他」の自由記述からは、学習意欲の低下した学生への対応、保護者への対応、経済的問題、治療と修学の両立といった回答が得られた。

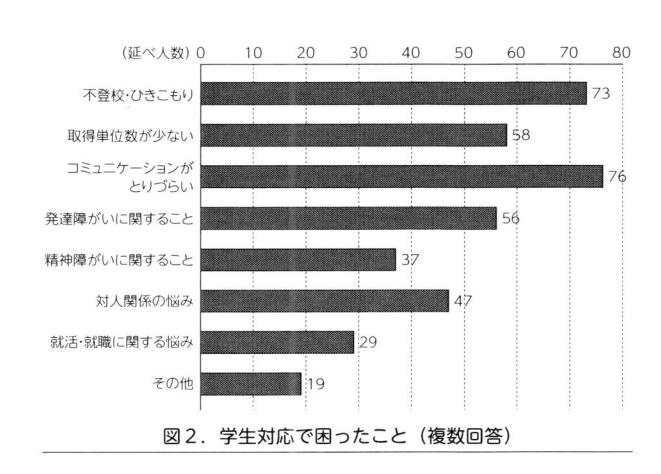

図2．学生対応で困ったこと（複数回答）

4．学生対応で困ったとき 問題解決のために取った対処行動

学生対応で困った経験のある教員を対象に、学生対応での困りごとを解決するために取った対処行動について「学生の話を傾聴した」「より丁寧な研究・学習指導を行った」「保健管理センター・学生支援センター・障がい学生支援室に相談した」「保護者に連絡した」「学科・学部の会議で相談した」「何もしなかった」「その他」から複数回答での回答を求めた。その結果、「学生の話を傾聴した（105名）」が最も多く、次いで「保健管理センター・学生支援センター・障がい学生支援室に相談した（77名）」「より丁寧な研究・学習指導を行った（72名）」「保護者に連絡した（64名）」「学科・学部の会議で相談した（44名）」の順に多かった [図3]。「その他」の自由記述からは、授業を工夫した、アパートを訪問した、友人学生から情報を得た等の回答が得られた。

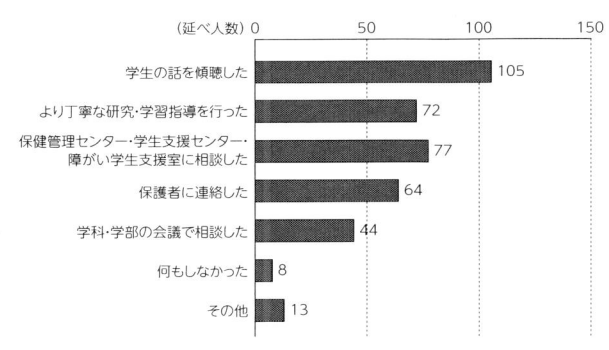

図3．問題解決のために取った対処方法（複数回答）

5．学生対応への自信

「不登校・ひきこもりの学生」「発達障がいを有する学生」「精神障がいを有する学生」への対応に自信があるかを「1．とてもある」から「5．ない」の5件法で尋ねた。その結果、「精神障がい（3.9点）」「発達障がい（3.7点）」「不登校・ひきこもりの学生（3.6点）」の順に点数が高く、いずれの平均点も自信が「あまりない」から「どちらとも言えない」の範囲にあった [図4]。

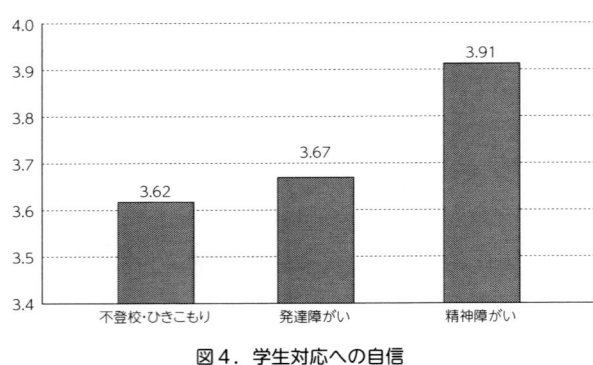

図4．学生対応への自信

6．不登校学生への対応

　「不登校で連絡がつかない学生に対し、指導教員はどう対応すればよいと思いますか？」という質問に対し「何もしない」「学科会議で相談する」「保健管理センター・学生支援センターに相談する」「保護者に連絡する」から複数選択で回答を求めた。その結果、「保健管理センター・学生支援センターに相談する」が最も多く、次いで「保護者に連絡する」「学科会議で相談する」が多かった［図5］。「その他」の自由記述からは、「他の学生からの情報を求める」「友人や教員が学生のアパートを訪問する」「学内に対応部署を作る」などの他の対応案が得られた。自由記述も含め、何らかの対応をすべきと回答した教員は96.1％であった。また、「大学においては不登校への対応は必要ない」とする回答も少数あった。

7．研修ニーズについて

　学生対応について具体的に知りたいこと、困ったことを複数選択で尋ねたところ、「不登校・ひきこもり（97名）」、「発達障がい（100名）」、「精神障がい（198名）」、

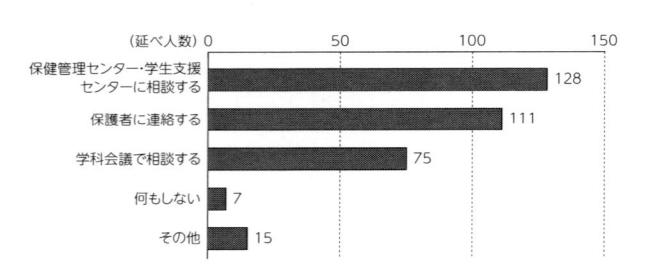

図5．不登校・ひきこもり学生への望ましい対処方法（複数回答）

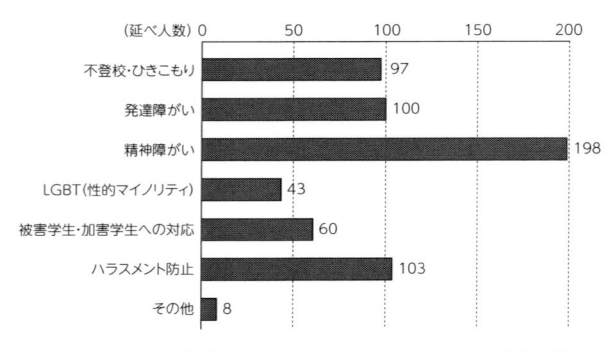

図6．研修ニーズ「学生対応について知りたいこと」（複数回答）

「LGBT（43名）」、「被害学生・加害学生への対応（60名）」、「ハラスメント防止（103名）」、「その他（8名）」であった［図6］。

IV．考察

1．教員の困り感の実態

　回答した教員の80％が学生対応で困った経験を持っており、実際に行った対処方法や不登校・ひきこもり学生へどのように対応するとよいと思うかを尋ねたところ、「保健管理センター等に相談する」「保護者に連絡する」「学科会議で相談する」という回答が多く、教員の連携やコンサルテーションに対する高いニーズを持つ教員が一定数いることが確認された。河野ら（2009）[8]の教員アンケートにおいても、学生の相談でメンタルヘルス上の問題があると考えられる場合、まずどうするかを尋ねたところ、「学生に保健管理センターに相談するよう勧める」と回答したものが最も多く、次いで「教職員自らが保健管理センターに相談する」が多かったことからも、この10年間変わらず、教員は連携による学生対応を期待してきたと考えられる。同時に、「学生の話を傾聴した」「より丁寧な研究・学習指導を行った」という回答も多かった。教員として必要な指導や支援を行うことと一人で抱え込まずに連携して対応することの両方が重要であると認知されていると推察される。

　一方で、学生対応への自信はあるとは言えず、悩みながら不安を抱えながら学生に対応している教員が多いと考えられる。

　河野ら（2013）[6]において、紹介された「気になる学生」の相談理由は、欠席過多（63％）と卒業論文時期の4年生を中心とした研究室に来ない（16％）という不登校関連が80％を占めていた。今回の調査でも、不登校・ひきこもり学生に加え、不登校との関連がある程度想定される取得単位が少ない学生への対応に、困難を感じた経験を持つ教員が多いことが示された。一方で、精神障がいや発達障がいに関すること、コミュニケーションの取りづらさや対人関係の問題への対処に困難を感じた経験のある教員はそれぞれ9％から19％おり、多様な学生の抱える多様な問題への対応が求められる中、教員の困難を感じる経験も多様化していると考えられる。このような教員の困り感の在り方や自信があると言えない状況は、多様な学生が入学していることの反映とも考えられるが、多様な学生の多様なニーズに対して、各教員が試行錯誤しながら対応しようと努力をしていることの表れでもあるとも考え

られる。例えば、不登校・ひきこもりの学生について「教員が介入するべきことではない」とするコメントも少数寄せられたものの、96％の教員が１つ以上の対応をした方がよいと回答している。保護者への連絡と保健管理センター等学内センターとの連携を望ましい対応と考えているほか、選択肢にない対応策を複数の教員が挙げていることからも、教員が日々工夫しながら対応にあたっている姿が想像される。

以上のことから、学生の支援も指導教員の役割の一つであるとの認識が広がり、多くの教員が様々な学生への対応に前向きに取り組んでいると考えられる。よって、例えば「発達障がいとは」といった知識を得ること以上に、教員の実践例を共有するなど具体的実践的なスキルや連携の仕方に関する研修などを通して、教員が「一人ではない」「これでよかったのだ／こうしてみよう」と安心して学生対応を行えるようサポートすることが、途切れることなく必要な学生支援を続けていくためにも重要であると考える。

２．不登校学生への連携による支援

不登校の状態にある学生の中には、サークルやアルバイトをしておらず孤立状態にある学生も存在する。また、うつ病や社交不安障害などの疾患のため授業への出席が困難であり、医療機関での治療を要する状態である可能性もある。A大学では学生の約７割が県外出身で、その多くがアパートで独り暮らしをしている。そのため、学生の安全と心身の健康状態の確認が必要であり、その上で、修学支援や自分自身に向き合う作業等を行っていくことになる。したがって、教員とのコンサルテーションのみで本人は相談に訪れていない「気になる学生」の多くは、教員とカウンセラーが学生を見立て、学生やその保護者への連絡の仕方や教員－学生間の信頼関係を作るための方策を検討しているものと考えられる[9]。しかしながら、教員の声掛けで不登校状態をあっさり終える学生は多くなく、教員からすると、学生にとっての大学卒業を目指す意味などを思い心配しているにもかかわらず、急に連絡が途切れたり、体調不良による欠席を伝えるメールが連続して届く時期があるなど、「手の出しようがない」あるいは「手を出していいのかわからない」状況で、待つことや定期的な声掛けが求められることになる。河野ら（2017）[7]において、退学・除籍した学生に「欠席過多」だった者が多く、卒業・修了した学生にカウンセラーとの面接を行った者が多かった。不登校が長期化すると退学・除籍の可能性が高まるため、不登校・ひきこもり学生に対応するということは、人として、研究者としての成長を促進して卒業させることを本来業務に持つ教員にとって、自信のなさや不安を感じやすい仕事であると考えられる。

A大学保健管理センターでは、カウンセラーが、「気になる学生」への支援の一環として、紹介された全学生についてのカンファレンスを定期的に行い、連絡が途切れている学生やコンサルテーションのみだった学生について、本人への声掛けや教員へのコンサルテーションを適宜行っている。教員が学生を一人で抱え込まず、また、自信を持って学生に声をかけ指導をできるようなサポートは今後も重要であろう。

３．教員の研修ニーズについて

A大学では各学部に研修で取り上げてほしいテーマを尋ね、その内容とA大学の現状を反映したテーマで毎年FD研修を実施してきている。特に発達障がいやその疑いのある学生への対応は常にニーズの高いテーマであるため、障がい学生支援室との共催で研修会を開催するなどの取り組みも行ってきた。今回も、「発達障がい」「不登校・ひきこもり」「精神障がい」の順で、学生への対応についての研修ニーズが高いという結果であった。しかしながら、教員は個人の努力、学科会議等での相談、学内連携など、様々に工夫をして対応していることが推察されている。教員にとっての困った事態がどのような状況を指すのか、より具体的に明らかにすることが必要であると考えられる。例えば、小池ら（2012）[10]の調査では、他者とのトラブルを起こすことが多い学生やじっとしていることが苦手な学生などへの対応に困難を感じている教職員が多いことが示されている。また、髙野ら（2016）[11]の調査では、教員は、学生への対応だけでなく教職員との連携や指導教員個人への精神的支えも求めていることが示された。教員が困難を感じる学生の特性を整理するとともに、研修では連携の仕方を具体的に話し合い意見交換を行うなど、教員が連携の意義や自分自身の不安や負担感を支えてもらえることを実感できる工夫も必要であると考える。

Ⅴ．今後の課題

今回の調査により、多くの教員が悩みながら工夫をして学生対応にあたっていることが推察された。その一方で、自信持って対応できてはいない現状も示唆された。これは、教員の学生対応へのモチベーションや教員自身のメンタルヘルスにも影響を与えうるものであるため、今後は、教員の持っている力を認めエンパワメントできるようなコンサルテーションおよび研修を行っていくことが課題である。同時に、今回十分に

触れられなかった具体的な困り感および研修ニーズの詳細についても今後調査検討し、実践に生かしていく必要があると考える。そのためには教員の声をより的確にとらえるための質問紙の改定が必要であり、その信頼性および妥当性を検証することも含め、さらに検討していきたい。

付記

本論文に関連して開示すべきCOIはありません。

引用・参考文献

1）文部省高等教育局. 大学における学生生活の充実方策について―学生の立場に立った大学づくりを目指して―（報告）. 2000.

2）独立行政法人日本学生支援機構. 大学における学生相談体制の充実方策について―「総合的な学生支援」と「専門的な学生支援」の「連携・協働」―. 2007.

3）岩田淳子、林潤一郎、佐藤純 他. 2015年度学生相談機関に関する調査報告. 学生相談研究2016:36（3）:209-262.

4）ベネッセ教育総合研究所. 大学生の保護者に関する調査. 2012: http://berd.benesse.jp/up_images/research/data_all4.pdf

5）高野明、吉武清實、池田忠義 他. 学生相談機関への来談学生の援助要請プロセスに関する研究. 学生相談研究2014:35（2）:142-153.

6）河野美江、早瀬眞知子、寺脇玲子.「気になる学生」調査をきっかけとした学生支援―教員と連携した学生相談の取り組み―. 学生相談研究2013:34（1）:23-35.

7）河野美江、執行三佳、早瀬眞知子 他.「気になる学生」調査の意義～10年間のまとめ～. 第57回中国四国学生相談研究集会抄録集2017:p31.

8）河野美江、寺脇玲子.「学生のメンタルヘルス」のアンケート調査報告. 学生の自主的活動の評価と教育効果の向上―中間報告書2009:31-37.

9）教職員ハンドブック2016. 島根大学学生委員長会議発行.

10）小池有紀、若井雅之. 発達障害およびその疑いのある学生に対する大学教職員の意識調査. 中央学院大学人間・自然論叢2012:34:25-42.

11）高野恵代、石田弓、服巻豊 他. 大学教員の発達障害に対する認識および発達障害傾向のある学生への対応に関する研究. 広島大学大学院教育学研究科共同研究プロジェクト報告書2016:14:45-54.

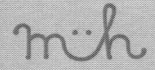

A Survey on the Perception of Student Support among University Faculty.

Mika SHIGYO   Yoshie KONO

Shimane University Health Care Center Matsue

Keywords   University faculty, Student support, Embarrassing experiences, Training programs

Abstract

Various schemes and a range of training programs related to student support are being conducted at universities. At A University, we have also established a cooperative structure in charge of supporting "Students of Concern".

In this paper, we present the results of a research survey on the faculty member's experiences with, and perception of student support, and on the needs for training programs. In the survey, we have also particularly raised and inquired into the issue of what kind of support we deem desirable towards school refusal students. The survey was carried out in February 2016, by means of a web survey system.

Results revealed that 80% of the responding faculty members have had embarrassing experiences when providing student support. Moreover, although many faculty members support their students in a number of ways by listening attentively to student concerns and providing counseling within the department or at the healthcare center, they feel less than confident in providing this support. This suggests that schemes, such as training programs and consultations supporting the faculty members and allowing for a confident approach towards student support, are required.

Correspondence to: Mika Shigyo,
Shimane University Health Care Center, 1060 Nishikawatsu-cho, Matsue-shi, Shimane, 690-8504, Japan

発達にアンバランスを有する学生に対する
デイケアプログラムの有効性

— 2事例へのサポートを振り返って —

西谷崇[1]　森麻友子[2]　別所寛人[1]

1）和歌山大学保健センター　2）和歌山大学障がい学生支援部門

要　旨

　和歌山大学保健センターでは、キャンパスデイケア室を用いたメンタルサポートシステムを構築し、様々な困り感や悩み、精神障害、発達障害、発達にアンバランスを抱えながら大学生活の継続を余儀なくされている学生に対して、本システムを用いたサポートに取り組んでいる。今回、発達にアンバランスを有する学生2名に対し、メンタルサポートシステム内の医師や保健師によるデイケアプログラムと個別面接を提供したところ、認知面や行動面の成長という肯定的変化がみられた。そこで本稿では、この2事例に対する経過を検証することにより、デイケアプログラムの有効性を検討した。その結果、デイケア室利用が大学内における安心感等を得られる居場所かつ基盤となり、さらにグループミーティングやソーシャルスキルトレーニング、グループ活動等の多様なデイケアプログラムと個別面接を提供することが、学生に「認知の柔軟化」「他者への意識の芽生え」「解決志向型の認知」「自己への気づき」「自尊感情の向上」「心地良さ」といった認知面と「社会スキルの向上」「自己の表出」といった行動面に変化をもたらし、修学上や人間関係上の困り感の解決に良い影響がみられた。発達にアンバランスを有する学生に対して、個々の特性とニーズに合わせた柔軟なデイケアプログラムと個別面接の提供は、学生の認知面や行動面の成長をもたらし、大学生活における困り感の軽減に寄与するものと考えられる。

> キーワード　　キャンパスデイケア室、デイケアプログラム、発達のアンバランス

I．はじめに

　我が国では、高等学校卒業者の大学・短期大学進学率は5割を越え、高等専門学校を含めた高等教育機関の進学率も8割を超えている[1]。またJASSO（独立行政法人日本学生支援機構）の平成28年度の調査によると、大学、短期大学及び高等専門学校における障害学生数は精神障害6,775人（平成27年度5,889人）、発達障害（診断書有）4,150人（平成27年度3,442人）と障害学生数の増加は著しく[2]、発達障害においてはグレーゾーン（未診断の学生及び明確な診断は付与されないが発達にアンバランスを有する学生）も含めると、その数はさらに増加する。

　和歌山大学保健センター（以下「保健センター」）では、キャンパスデイケア室（以下「デイケア室」）[注1]を用いたメンタルサポートシステム [図1] を構築し、様々な困り感や悩み、精神障害、発達障害、発達にアンバランスを抱えながら大学生活の継続を余儀なくされている学生に対して、本システムを用いたサポート

に取り組んでいる。保健センターにおけるデイケア室は、学生にとって安心感と対人交流の場を与える居場所としての役割を有すること、またデイケアプログラムのグループミーティング（以下GM）と個別面接がひきこもり学生に様々な肯定的影響を与える可能性があることを我々は過去に報告してきた[3]。

　今回、発達にアンバランスを有する学生2名に対し、メンタルサポートシステム内の医師や保健師によるデイケアプログラムと個別面接を提供したところ、認知面や行動面の成長という肯定的変化がみられた。そこで本稿では、この2事例に対する経過を検証することにより、デイケアプログラムの有効性を検討した。

（注1）デイケア室は、1日あたり10名程度の学生が利用する居場所であり、漫画を読む、ギターを弾く、学習する等各々が自由に過ごしながら、「生の人間関係を構築する」[4] 場所である。本稿における「デイケア室利用」とは、このような自由な過ごし方と、精神科医による指導の下、保健師が進行役となるボードゲームや調理等の集団活動への参加を意味している。

著者連絡先：和歌山大学保健センター　〒640-8510　和歌山県和歌山市栄谷930

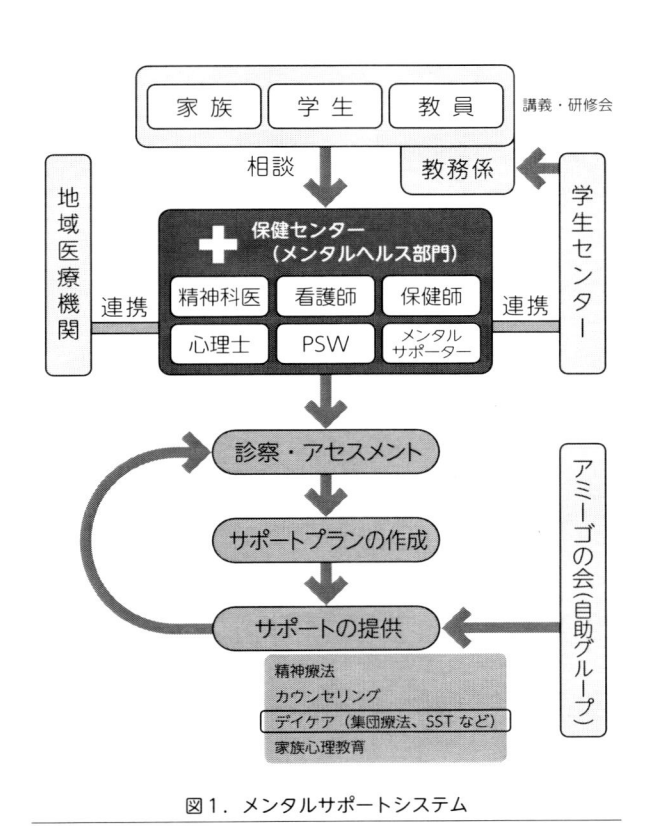

図1．メンタルサポートシステム

Ⅱ．方法

A．対象者

　対象は保健センター利用中の男子学生2名である。学年、年齢、精神医学診断、相談経路、投薬の有無を表1に示す。

表1．対象者一覧（X年4月時点）

	学年	年齢	精神医学診断 （DSM-5）	相談経路	投薬
A	4	22	確定していない	キャリアセンターより紹介	無
B	3	21	社交不安障害	外部医療機関より紹介	有

B．方法

1．デイケアプログラムの提供

　X年度前期よりX+1年度の後期まで（X年5月〜X+2年1月）、対象者2名を含む学生数名の小グループに、保健師が進行役となりデイケアプログラムを提供した。プログラムに参加する学生は、自助グループ「アミーゴの会[注2]」に所属し、将来に対する不安や明確な目標をもてずに悩む学生やA、Bのような発達にアンバランス等を持つことで日々様々な困り感や悩みを抱えながら大学生活を続けている学生である。またメンタルサポーター2名はアミーゴの会OBであり、自身の悩んだ経験を語る先輩役としてグループに加わった。デイケアプログラムでは日々の困り感の解決

表2．デイケアプログラム内容

X年度前期

	回数	1回あたりの時間	学生参加人数	内容
GM	全9回 （週に1回程度）	1時間	3名程度 （A、B両方とも参加）	大学生活上の困り事の解決をロールプレイも交えて行う。 ※AやBの困り事も取り上げて実施。

X年度後期

	回数	1回あたりの時間	学生参加人数	内容
GM	全7回 （週に1回程度）	1時間	3名程度 （Aが参加）	毎回一つのテーマ（最近の出来事、趣味、アルバイト、将来の夢について等）を決めて語り合う。 ※Aが希望したテーマも実施。
グループ活動	全9回 （週に1回程度）	1時間30分	4名程度 （A、B両方とも参加）	ボードゲーム、学内外散策、スポーツ、調理活動、創作等を行う。 ※A、Bが希望した卓球も実施。

X+1年度前期

	回数	1回あたりの時間	参加人数（スタッフ除く）	内容
SST	全9回 （週に1回程度）	1時間	3名程度 （A、B両方とも参加）	「相手の言うことに耳を傾ける」「自分の言いたいこと要点を伝える」等の課題に対して場面設定し、ロールプレイを行った。 ※AやBの困り事にも対応して実施。
グループ活動	全7回 （週に1回程度）	1時間30分	5名程度 （A、B両方とも参加）	ボードゲーム、学内外散策、スポーツ、調理活動等を行う。 ※Aが希望した散策やBが希望したキャッチボールも実施。

X+1年度後期

	回数	1回あたりの時間	参加人数（スタッフ除く）	内容
GM＆SST	全7回 （週に1回程度）	1時間	3名程度 （Aが参加）	テーマを決めて語り合う。 就職活動対策として「障害者職業センター」と協力し面接練習等を行う。 ※Aが希望したテーマも実施。
グループ活動	全9回 （週に1回程度）	1時間30分	5名程度 （A、B両方とも参加）	ボードゲーム、学内外散策、スポーツ、調理活動、創作等の体験を行う。 ※Bが希望したテニスも実施。

や一つのテーマを決めて語り合うGMやソーシャルスキルトレーニング（以下SST）、スポーツや調理活動等を行うグループ活動を実施した [表2]。デイケアプログラムの内容は参加学生のニーズに合わせ柔軟に設定し、参加学生自らが希望するプログラムは積極的に取り入れて実施した。またデイケアプログラムに並行してA、Bには保健師による個別面接も適宜実施した。

（注2）アミーゴの会はデイケア室利用者の自助グループ。名前の由来は、スペイン語で友だちを意味する「アミーゴ」から。

2．尺度の測定

各年度前後期のプログラム実施前後（X年5月、X年7月、X年10月、X＋1年1月、X＋1年5月、X＋1年7月、X＋1年10月、X＋2年1月）の計8回、ローゼンバーグ自尊感情尺度[5]及び社会スキル尺度のKiss-18[6]の測定を行った。

3．倫理的配慮

対象者A、Bにはプログラム実施前に、研究の趣旨とデータの活用について口頭及び文書で説明し研究参加の同意を文書で得た。

Ⅲ．結果

A．社会的コミュニケーション力の弱さに発達障害の特性をもつA

1．経過概略

Aはインターンシップ中に客の前で堂々と携帯電話を触る等のトラブルがあり、キャリアセンターからの紹介で保健センターをX−1年11月来所となった。インターンシップ中のトラブルに対して「なぜそれ（お客さんの前で携帯電話を触ること）が悪いことなのか理解できない、これまで習ってきていない」と指導されている内容が理解できないとの旨を話した。また家族や友達関係でのトラブルが多いこと、過去にいじめられた経験を思い出して困るとも訴えた。これらの困り事の背景には社会的コミュニケーション力の弱さ等の発達障害的特性が考えられた。

そこで筆者（保健師）は医師と相談のうえデイケア室を大学内における居場所として活用することを勧め、また対人交流の促進や社会スキル向上を目的にデイケアプログラムへの参加を促しつつ、保健師が困り事の解決を適宜サポートした。

当初は卒業論文作成等の修学上や日々の人間関係上のトラブルに対し「なぜこうなってしまったのか」「どうしたらいいんだ」と声をあげてパニックを起こして

いたが、徐々に自身で考え行動できるようになり、困り事を抱えながらもパニックを起こすことはなくなった。またデイケア室を居場所として活用するなかで、他学生とも打ち解けて一緒に旅行や音楽活動を行う等の交流も増えた。大学院進学後は初めてのバイトを体験し、その後一般企業に就職が決まり、卒業した。

2．サポート前後の発言や行動、表情の変化

当初Aは、様々なトラブルに対しての嘆きや困惑の発言以外に「両親や妹に行動をよく注意されるが何が問題かよく分からないし、自分の特性を理解してほしい」「自分の特性を理解してくれる場所がほしい」等の発言も多く、常に困っている表情であった。

しかし、サポートを提供する中でA-1やA-2の「認知の柔軟化」やA-3の「他者への意識の芽生え」「対処スキル」、A-4、A-5、A-6の「解決志向型の認知」や「自己への気づき」が生じつつあることを示唆する肯定的な発言がみられるようになり、表情も次第に明るくなっていった [表3]。またプログラム進行中の行動も、当初は「自分は〜」からはじまる自己を中心とした内容を、一人で延々と発言し続ける場面も多々あり、グループ活動の散策では単独行動も目立っていた。

表3．Aの肯定的発言内容

「（X年度前期プログラム後の振り返り）色々な経験をつめて良かった。全体的に物事をマイルドに考えることができるようになった。（A-1）」

「（X年度後期プログラム後の振り返り）極端に悪く自身のことを捉えることがなくなった。（A-2）」「一人で考えるとどう対処して良いかわからないが、他の人の協力があれば解決できることを学んだ（A-3）」

「（X年度後期の個別面接）親や妹に自分の気持ちを理解してもらえないが、最近は『あきらめる』ことで腹の立つ気持ちをおさえることができるようになった。（A-4）」

「（X＋1年度前期プログラム後の振り返り）デイケア室に通う中で自分の特徴をみつけることができた。ストレスの量は以前と比べてそこまで変化はないが、ストレスに対しての見方、どう向き合っていくかを考えるようになった。（A-5）」

「（X＋1年度後期プログラム後の振り返り）ストレスに対しての見方や、付き合い方が変化してきた。以前は様々なストレスに対して拒否反応しかできず、その結果しんどくなっていた。今はそのストレスを受け入れて、どう向き合い、関わっていくかについて考えるようになった。（A-6）」

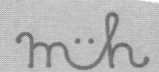

しかし次第に「自分は〜だが、○○さんは〜」といった発言や、他のメンバーの意見を聞いた後で発言する場面も増え、グループ活動の散策では後ろを振り返る、他のメンバーに声をかけ交流を図る等の変化もみられるようになった。

3．尺度の測定結果 [図2、3]

測定間隔が2〜4ヵ月と比較的短い間隔での測定という条件ではあるが、ローゼンバーグの自尊感情尺度の数値が1回目と比較し、2回目で大幅に上昇し、その後も上昇がみられた。Kiss-18の数値も1回目と比較し、2回目で大幅な上昇、その後も上昇がみられた。

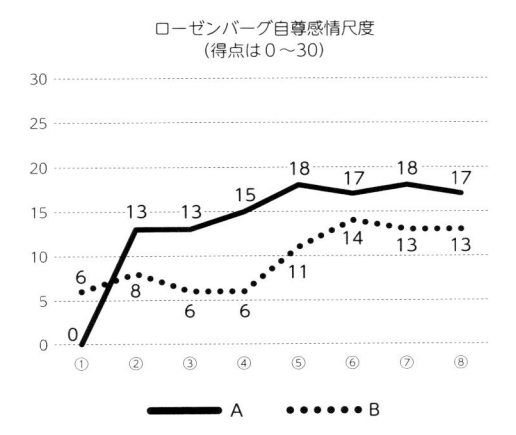

図2．尺度測定結果（ローゼンバーグ自尊感情尺度）

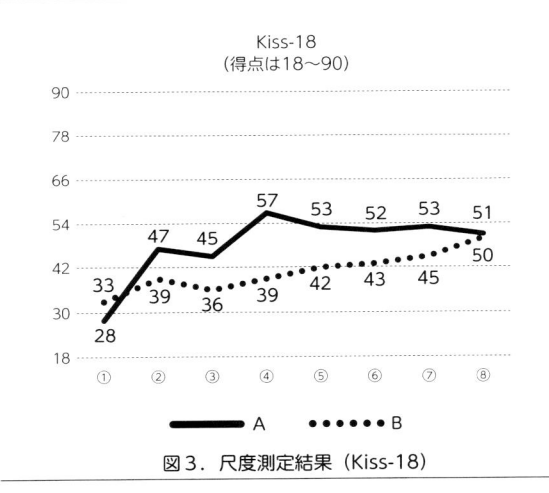

図3．尺度測定結果（Kiss-18）

※測定時期は①X年5月、②X年7月、③X年10月、④X＋1年1月、⑤X＋1年5月、⑥X＋1年7月、⑦X＋1年10月、⑧X＋2年1月である。

B．社交不安症の診断でクリニックに通いながら卒業・就職にむけて取り組むB

1．経過概略

BはX−2年3月精神科医院で社交不安症の診断と生来の社会的コミュニケーション力の弱さを指摘され、X−2年5月保健センターを紹介され来所となった。来所当初Bは、表情が非常に硬く目線も合わず手の震えもみられ、自身の意見を言語で表出することや

アイコンタクトの苦手さ等からグループ討議のある授業への参加が難しい状態のうえ、さらに大学内における友人関係も希薄で、自宅にて一人でゲームをすることが常であった。その結果、大学を辞めることも考えている状態であった。そこで紹介元の医院の医師とも相談のうえ、当センターの医師がBに継続的に当センター医師の支持的精神療法を受けることと、デイケア室を居場所として活用することを促した。しかしBは、当センター医師の継続的な受診は続けたがデイケア室を利用することはなく、その後ゼミ活動での発表や教員とのやりとりに関して修学上で新たな困り事が生じてきた。

そこで筆者（保健師）は当センター医師と相談のうえ、Bに対人交流の促進や社会スキルの向上を目的としたデイケアプログラムをBに提案・提供した。

するとBは徐々にではあるが目を合わせての会話が可能になり、声の大きさや震えも緩和し、デイケア室の利用も増えていった。また課題となっていたゼミ活動でも教員とのやりとりを自身で行えるようになり、単位取得の代替案を見出して卒業することができ、その後、障害者職業センターを利用し就職することができた。

2．サポート前後の発言や行動、表情の変化

当初Bは、終始うつむき加減で医師の診察が終わるとすぐに帰っていた。それはX年度前期のコミュニケーションを主としたGMの頃も変わらず続き、プログラム中にBに話題を振っても言葉につまり、そのまま沈黙してしまう時間がしばしばみられ、「（X年度前期プログラム後の振り返り）自分はコミュニケーション力が低い」と発言していた。

しかし、後期の調理活動やスポーツ等の身体を動かして遊ぶことを主としたグループ活動を始めると、Bはぎこちなさはありながらも他学生と協力し笑顔を見せる機会が増え、スポーツをした後には「遊び疲れました」と発言するまで楽しむようになった。するとコミュニケーションを主としたGMやSSTのプログラム中に話題を振られても答えることが徐々に可能となり、他学生の前でも自身の趣味や好きなことについて話すことが可能となり、B-1、B-3、B-4、B-5等の「積極性の表出」やB-2、B-6等のプログラムや他学生との交流での「心地良さ」を示唆する肯定的発言もみられるようになった [表4]。そして声も大きくなり震えの程度も緩和し、発言する回数も増加していった。また、プログラム欠席についての連絡をプログラム開始初期には全くできなかったが、徐々に可能となった。

表4. Bの肯定的発言内容

「(X年度後期プログラム後の振り返り）料理や体を動かしたり、普段あまりしないことを体験できてよかった。もっとからだを動かしたプログラムもやってみたい。(B-1)」「(プログラムを一緒に行ったメンバーに対して）溶け込みやすいメンバーになった。溶け込んでいきたい。(B-2)」「できるなら卒業したい。(B-3)」
「(X+1年度前期グループ活動）みんな上手だった。久しぶりにキャッチボールできて楽しかった。(B-4)」
「(X+1年度前期プログラム後の振り返り）デイケア室との距離は以前よりも近づいた。色々な技術を教わり、実践でも使いたいと思った。新たな発見もありよかった。SSTよりもグループ活動の方が来やすかった。(B-5)」
「(X+1年度後期プログラム後の振り返り）参加できた活動は楽しくできた。外に出て運動するのが良かった。(B-6)」

3. 尺度の測定結果 [図2、3]

　測定間隔が2～4ヵ月と比較的短い間隔での測定という条件ではあるが、ローゼンバーグの自尊感情尺度の数値は1回目から4回目まで変動はあまりみられなかったが、5回目以降で上昇がみられた。Kiss-18の数値は多少の変動はありながら、徐々に上昇していった。

Ⅳ. 考察

　上記2例の結果を踏まえデイケアプログラムの有効性について検討し、さらに本プログラムの特徴と課題についても考察する。なお、A、Bともに発達障害の特性は有するが、生育歴の聴取が不十分であるだけでなく、特性の程度も軽度であるため、発達障害の診断は付与されないと当センター医師に判断されている（WAIS・AQ等の検査は実施していない）。

A.デイケアプログラムの有効性

1. Aのケースより

　当初Aは、「社会的コミュニケーション力の弱さ」という発達障害の特性に加え、過去における数々の人間関係上のトラブル体験等が加わり、人間関係を構築することが非常に困難である状態と思われた。

　しかし、デイケア室という居場所、個別面接、デイケアプログラムの提供等が、Aに認知面や行動面等に様々な肯定的変化をもたらしたと考えられる。

　自身の特性を受け入れてくれる居場所を求めていたAにとって、デイケア室は「安心感」と「対人交流」の機会を与えてくれる場所となった。さらに個別面接により、落ち着いて自己を振り返る機会、困り感に対しての解決方法を理解・納得する機会が安定して確保された。そして、デイケアプログラムでは同じ学生という立場の他者との交流が展開されたことが、Aにとって有効的にはたらき、A自身の「認知の柔軟化」「他者への意識の芽生え」「解決志向型の認知」「自己への気づき」といった認知面及び、他学生との交流や困り事に対する自己解決といった「社会スキルの向上」という行動面での肯定的変化、自尊感情尺度や社会スキル尺度得点の上昇にもつながったと考えられる。

2. Bのケースより

　当初Bは、自身の意見を言語で表出することやアイコンタクトの苦手さ等から、大学内において人前での発言がほとんどできない状態であり、それは当初のデイケア室の利用時にも、コミュニケーションを主としたプログラム活動での言語表出が困難であるという状態をもたらしていたと考えられ、尺度得点もAと比較してすぐに影響はみられなかった。

　しかし、グループ活動という言語ではなく「身体」を介したプログラムの交流がきっかけとなり、対人緊張が和らいだと考えられる。そしてグループ活動での経験がデイケア室利用やコミュニケーションを主とするプログラムにも影響した結果、徐々にデイケア室利用の増加と、コミュニケーションが主のプログラムにおける自身の思いの表出が可能となり、声の震えも緩和し、自尊感情尺度得点の上昇も徐々にみられるようになった。

　その後、Bは様々な困り事を抱えている学生との交流を重ねる中で、交流の「心地良さ」を感じ、「積極性の表出」を示すようになり、また「社会スキル」尺度得点の上昇も徐々にみられ、ゼミの教員とのやりとり等、修学上の困り事の解決も可能となっていった。なお「自己の表出」ができるようになり、卒業したいという将来への展望を発言できたことは大きな成長であったと考えられる。

B.デイケアプログラムの特徴と課題

　他大学においても学生を対象としたグループ活動は存在するが、本大学におけるデイケアプログラムの特徴の一点目としては、デイケア室という居場所で実施している点があげられる。デイケア室は、社会的コミュニケーション力が弱い、あるいは社交不安傾向を

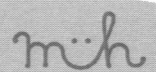

持つ学生にとって安心感と対人交流の場を与えうる場所であるので、このような学生にとって慣れた場所でプログラムが実施されることは、慣れない場所での実施に比べ、参加への不安・緊張感が軽減されうると思われる。二点目としては、参加学生のニーズに合わせて、プログラム内容を柔軟に設定することもあげられる。たとえば本稿のデイケアプログラムでは、Bが希望する「身体」を介したプログラムを取り入れた。学生との個別面接で拾い上げたニーズをふまえ、参加学生たちと相談しながらプログラムの内容を決めることは、学生の参加の継続に寄与すると思われる。さらには、学生一人一人がプログラムを決めている意識をもつことで、責任感や達成感も生まれると考えられる。

一方、課題の一点目としては、自らは来所しないが発達にアンバランスのある学生へのデイケアプログラム参加の働きかけがあげられる。この点については、本学では平成26年度に当センターと隣接する場所に障害学生を支援する目的で「障がい学生支援室」が設置され、入学早期から発達障害学生（グレーゾーン学生を含む）を支援する体制整備を進めている。現状でも、保健センタースタッフと障がい学生支援室スタッフは連携を心がけているが、平成30年度からは心理士も含めた保健センタースタッフと障がい学生支援室スタッフが参加するケース検討会を定期的に開催する予定である。これにより、スタッフそれぞれの役割を確認しつつ、発達にアンバランスのある学生へのプログラム参加の促進を進めたい。二点目としては、今後、対象人数が増えた場合のプログラム実施方法である。その場合、マンパワーの問題はあるものの、保健センターでの8名以内の参加者からなるこれまでのプログラム実践を踏襲しつつ、ニーズが似た学生を同じグループとして複数グループを設定する方法が一つの選択肢と考えられる。今後、保健センターでの知見を蓄積していきたい。

V. まとめ

今回、発達にアンバランスを有する学生2事例に対する経過を検証することにより、保健センターにおけるデイケアプログラムの有効性を検討した。

その結果、デイケア室利用が大学内における安心感等を得られる居場所かつ基盤となり、さらにGMやSST、グループ活動等の多様なデイケアプログラムと個別面接を提供することが、学生に「認知の柔軟化」「他者への意識の芽生え」「解決志向型の認知」「自己への気づき」「自尊感情の向上」「心地良さ」といった認知面と「社会スキルの向上」「自己の表出」といった行動面に変化をもたらし、修学上や人間関係上の困り感の解決に良い影響がみられた。

発達にアンバランスを有する学生に対して、個々の特性とニーズに合わせた柔軟なデイケアプログラムと個別面接の提供は、このような学生の認知面や行動面の成長をもたらし、大学生活における困り感の軽減に寄与するものと考えられる。

付記

本論文に関連して開示すべき利益相反はない。

【文献】

1）文部科学省. 学校基本調査. http://www.mext.go.jp/b_menu/toukei/chousa01/kihon/1267995.htm

2）独立行政法人日本学生支援機構. 平成28年度（2016年度）大学、短期大学及び高等専門学校における障害のある学生の就学支援に関する実態調査結果報告書. 2017.

3）西谷崇, 山本朗, 池田温子, 別所寛人：ひきこもり学生のサポートにおけるキャンパスデイケア室の意義についての検討― 2事例へのサポートを振り返って, CAMPUS HEALTH, 52（2）：131-136, 2015

4）宮西照夫. ひきこもりと大学生 和歌山大学ひきこもり回復支援プログラムの実践. 東京：学苑社：2011.

5）堀洋道（監修）, 山本眞理子（編集）. 心理測定尺度集I. 東京：サイエンス社：2001.

6）菊池章夫. 社会的スキルを測る：KiSS - 18ハンドブック. 東京：川島書店：2007.

The Effectiveness of Day Care Program for Students in Campus Day Care Room Manifesting Developmental Imbalance.

Takashi NISHITANI[1]　　**Mayuko MORI**[2]　　**Hiroto BESSHO**[1]

1) Health Support Center, Wakayama University

2) Student Accessibility Support Room, Wakayama University

Keywords　　Campus Day Care Room, Day Care Program, Developmental Imbalance

Abstract

We have developed a mental support system in Campus Day Care Room (CDCR) to support university students with mental health problems. In this study, we investigated the effectiveness of using CDCR and Day Care Program (DCP) for those students. At DCP, we have provided group meeting, social skills training and group activity by doctor and public health nurse for two students manifesting developmental imbalance. We conducted interviews and scale measurements with them before and after group meeting. As a result, we affirmed that a sense of safety has been provided by using DCP in CDCR. Additionally, we concluded that DCP and the individual consultation have positive effects on cognition and behavior of such students.

Correspondence to：Takashi NISHITANI,

Health Support Center, Wakayama University, Sakaedani 930, Wakayama-city, 640-8510, Japan

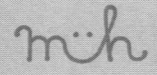

大学のメンタルヘルス
（ 特定非営利活動法人 全国大学メンタルヘルス学会誌）

投稿規定 2017.7.28／2018.10.04改定

１．投稿資格

筆頭著者および責任著者は特定非営利活動法人全国大学メンタルヘルス学会員とする。ただし、依頼原稿はその限りではない。

２．内容

投稿論文は未掲載の論文とする。

内容は、主に投稿論文（原著論文、資料論文、症例研究、臨床経験）と本総会発表論文とする。

３．投稿論文の受付・受理および掲載

１）原稿は、図表を含め原稿１部の送付とあわせて電子原稿を本学会事務局に添付送信すること。使用ファイルは原則としてテキストファイル、Microsoft Wordファイル、Excelまたはパワーポイント（表、グラフ）とすること。

２）別掲の「承諾確認書」と「投稿論文倫理規定チェックリスト」を付し原稿送付時に同封すること。

３）対象者からの同意、および著者の所属機関等の倫理委員会の承認を得たものは、その旨を方法のところに明記すること。また症例記述については匿名性を最大限に配慮すること。詳しくは、別掲の「投稿論文倫理規定」に従うこと。

４）利益相反について明記すること。

５）論文記載の採否は２名以上の審読者の審査結果に基づき編集委員会が決定する。

６）論文掲載の採択が本学会から通知されたら、最終原稿を編集委員会に送付すること。

７）本誌ならびに本学会インターネットホームページ、電子媒体上に掲載した論文の著作権は本学会に帰属する。

４．年次総会発表論文

１）総会長が取りまとめを行う。

２）他誌に投稿する場合は、抄録を本誌に掲載する。

３）「投稿論文倫理規定」等に反する場合は、編集委員会から内容の変更などを求める。

５．論文の形式

《原著論文・資料論文・症例研究》

原則として「要旨」600文字以内、「キーワード」５語以内、「はじめに」、「対象と方法」、「結果」、「考察」、「結語」、「文献」の順に記載すること。英文抄録には「表題」、「著者名」、「所属および所在地」、「Keywords」（日本語のキーワードに対応する英語）、「Abstract」200語以内をこの順に記載すること。英文抄録はnative speakerによるチェック、もしくはそれに準ずるチェックを受けること。

《臨床経験》

は、形式を問わないが、原著論文などに準ずることが望ましい。

《発表論文》

投稿論文に準じる。

６．論文記載の順序・形式

原則として刷り上がり10頁以内とする。ただし発表論文は２頁以上で可とする。Ａ４版で横書きとし、本文、図表、文献、等を含めた全体として、字数12,000字以内とすること（図、表１枚は400字に換算する）。

《表紙》

表題、著者名、ランニングタイトル（25字以内）を記し、下段に所属および所在地、筆頭執筆者の連絡先住所・電話番号・FAX番号・電子メールアドレスを記すこと。

《章、節などの区分》

原則として、下の形式で記述のこと。

【Ⅰ、Ⅱ、Ⅲ・A、B、C・1、2、3・a、b、c】

《略　語》

略語については、本文中の最初に出たところでフルネームを入れる。専門用語の解説についても同様とする。

《文　献》

文献は、引用箇所の右肩に上付きで１）、２）のように引用順に番号で示し、原稿末尾に下記の形式で番号順にまとめて記載すること。文献数は20件以内とする。雑誌の略号は INDEX MEDICUS の表記に従い、それにないものはフルネームで記載する。

著者は３名までとし、それ以上の場合は以降を省略し、英文では「et al.」、和文では「他」を付する。原則として、インターネットホームページは文献として認めない。

（雑誌の場合）

執筆者名, 論文名, 雑誌名, 発行年：巻数：引用開始頁―終了頁.

Alessandrini P,MaRae J,Feman S,et al. Thromboxane biosynthesis and platelet function in type I diabetes mellitus. N Engl J Med 1988:319:208-212.

岡山太郎，岡山桃子．大学職員のコミュニケーションの特徴，大学のメンタルヘルス 1973:21:397- 409.（架空）

（単行本の場合）

著者名, 論文名.In：書名, 編集者名, 出版社名：所在地：発行年. p. 引用開始頁―終了頁.

Abbound CN, Lichiman MA. Structure of the marrow and the hematopoietic microenvironment. In:Williams Hematology 6th ed. edited by Beutler E , Lichiman MA, Coller BS,et al. McGraw- Hill ;New York: 2001. P.29-58.

岡山太郎, 岡山桃子. 大学生の発達障がい. In：メンタルヘルス 第６版. 岡山次郎, 岡山花子編. ○○書店：東京：1995. p.1036-1039（架空）

《図（写真）、表》

図、表、写真はそのまま印刷できる鮮明なものに限り、カラー印刷やトレーシングは採用しない。挿入箇所を明瞭に原稿欄外に指示すること。編集委員会の判断で、図表を見えやすく校正することがある。

7．校正

１）著者の校正は初校１回のみとし、以降は編集委員会において行う。原稿の変更は初校時までとし、軽微にとどめること。

２）正誤表は、刷り上がりの論文が著者の校正と異なる場合のみ、これを作成する。

8．別刷り

掲載論文の著者は別刷りを作成する事ができる。これに要する実費は著者の負担とする。別刷り希望部数は著者校正時に記載されている料金・依頼方法を参照し、各自で印刷会社に依頼すること。

9．原稿の提出締切

年次総会が12月開催の時は、発表論文は毎年１月31日（必着）、投稿論文は毎年２月末日（必着）とする。投稿された原稿は原則として返却しない。

10．別掲

「承諾確認書」、「投稿論文倫理規定チェックリスト」、「投稿論文倫理規定」は、学会ホームページの投稿規程覧に掲載してあるものを利用すること。

11．原稿送付先

〒560-0043　豊中市待兼山町1-17
キャンパスライフ健康支援センター内
特定非営利活動法人全国大学メンタルヘルス学会
事務局編集委員会
（電　話）090-6235-2181
（F A X）050-3737-8928
（E-mail）sec@jacmh.org

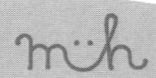

編集委員会

編集後記

　一つの学術雑誌を新たに作り上げるというのは、思ったよりは難儀な作業である。本雑誌は大きく分けて2つの部分により構成される。一つは、全国大学メンタルヘルス学会が研究会だった頃の報告書に相当するもの、もう一つが投稿される論文から構成される部分である。前者は、基本的に研究会時代を踏襲すればよいだけである。問題は後者である。どのような内容の論文をどのように修正し得れば受理するのかしないのか、新たに雑誌を作ることの根幹にかかわる。雑誌の特性というのは、当たり前なのであるが、予め決定されているわけではなく、多分に手探りで作り上げていかなければならない。というわけで、しばらくはいろいろとブレがあるかもしれないが、読者諸氏には前向きにお付き合い願いたい。

編集委員会　丸谷 俊之

大学のメンタルヘルス
Japanese Journal of College Mental Health
VOL.2

2018年10月31日発行
定　価　2,500円（税別・送料込み）

編集者　特定非営利活動法人 全国大学メンタルヘルス学会編集委員会
発　行　特定非営利活動法人 全国大学メンタルヘルス学会
　　　　〒560-0043 大阪府豊中市待兼山町1-17　キャンパスライフ健康支援センター内
　　　　電話／090-6235-2181　FAX／050-3737-8928　E-mail／sec@jacmh.org
発売元　萌文社
　　　　〒102-0071 東京都千代田区富士見1-2-32-202
　　　　電話／03-3221-9008　FAX／03-3221-1038　E-mail／info@hobunsya.com

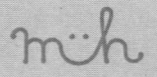